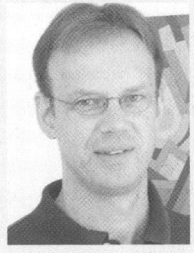

Gerold-Mohr

- 1984–1986 Ausbildung zum Physiotherapeuten in Ulm
- 1987–1991 Ausbildung zum Instruktor für Funktionelle Bewegungslehre Klein-Vogelbach
- 1995 Nachdiplomstudium »Graduate Diploma in Advanced Manipulative Physiotherapy« an der University of South Australia/Adelaide
- 1991-2001 Lehrer an der Physiotherapieschule Schaffhausen/Schweiz
- Seit 1999 Dozent an der Physiotherapieschule Schinznach Bad/Schweiz
- Seit 2007 eigene Praxis in Baden(Schweiz)

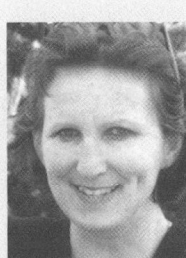

Irene Spirgi-Gantert

- Ausbildung zur Physiotherapeutin in Basel (1980–1983)
- 1987 Abschluss der Instruktorenausbildung bei S. Klein-Vogelbach
- Mehrere Jahre Gemeinschaftspraxis mit S. Klein-Vogelbach in Bottmingen (Schweiz) und Tätigkeit als Lehrerin für Funktionelle Bewegungslehre an der Physiotherapieschule in Basel
- Seit 1996 Leitung des Forschungsprojekts für Musikerkrankheiten FBL Klein-Vogelbach
- Seit 2001 Dozentin für Bewegungsphysiologie, Hochschule der Künste Bern und Zürich

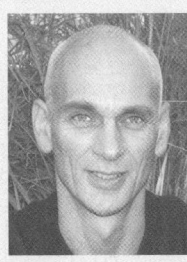

Ralf Stüvermann

- Geb. am 09.05.1956 in Düsseldorf
- 1979–1981 Ausbildung zum Physiotherapeuten an der Schule für Physiotherapie in Wittlich
- 1987–1991 Instruktorenausbildung bei S. Klein-Vogelbach
- Seit 1986 in eigener Praxis in Radolfzell am Bodensee tätig
- Mitinhaber des Fort- und Weiterbildungsseminars am Bodensee
- Lehrtätigkeit in der Funktionellen Bewegungslehre Klein-Vogelbach: Von 1987–1994 an der Schule für Physiotherapie in Konstanz
- Seit 1989 als Kursleiter in der Weiterbildung im In- und Ausland
- Seit 2006 Instruktor für Myoreflextherapie

FBL Klein-Vogelbach

Functional Kinetics:

Behandlungstechniken

Herausgegeben von Irene Spirgi-Gantert und Barbara Suppé

Gerold Mohr, Irene Spirgi-Gantert, Ralf Stüvermann

FBL Klein-Vogelbach Functional Kinetics: Behandlungstechniken

- Hubfreie Mobilisation
- Widerlagernde Mobilisation
- Mobilisierende Massage

2. Auflage

Mit 498 Abbildungen

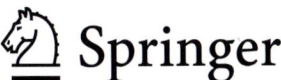
Springer

Herausgeber

Irene Spirgi-Gantert
Haasenbergstrasse 6
6044 Udligenswil
Schweiz

Barbara Suppé
(ehemals Werbeck)
Schule für Physiotherapie an der Stiftung
Orthopädische Universitätsklinik
Schlierbacher Landstraße 200a
69033 Heidelberg

Autoren

Georg und Susanne Klein-Vogelbach-Stiftung
Frau Walti
Seestr. 127
8027 Zürich
Schweiz

Gerold Mohr
Luxmattenstrasse 21
5452 Oberrohrdorf
Schweiz

Irene Spirgi-Gantert
Haasenbergstrasse 6
6044 Udligenswil
Schweiz

Ralf Stüvermann
Erzbergerstraße 20
78315 Radolfzell

ISBN 978-3-642-01825-1
Springer Medizin Verlag Heidelberg

Bibliografische Information Der Deutschen Bibliothek
Die Deutsche Bibliothek verzeichnet diese Publikation in der Deutschen Nationalbibliografie; detaillierte bibliografische Daten sind im Internet über <http://dnb.ddb.de> abrufbar.

Springer Medizin Verlag.
springer.de
© Springer Medizin Verlag Heidelberg 2005, 2009
Printed in Germany

Planung: Marga Botsch, Heidelberg
Lektorat: Angela Wirsig-Wolf, Wolfenbüttel
Projekt Management: Claudia Bauer, Heidelberg
Druckerei: Stürtz, Würzburg
Layout: deblik Berlin
Umschlaggestaltung: deblik Berlin

SPIN: 12560530
Satz: TypoStudio Tobias Schaedla, Heidelberg

Gedruckt auf säurefreiem Papier 22/2122/CB – 5 4 3 2 1 0

Vorwort zur 2. Auflage

In diesem Jahr findet anlässlich des 100. Geburtstages von Susanne Klein-Vogelbach ein Symposium mit dem Titel »Wer bewegt gewinnt« statt. Dieser Titel spiegelt den Leitgedanken von Susanne Klein-Vogelbachs Arbeit wider. Ihr Interesse und ihre Freude an der Bewegung haben sie stets vorangetrieben, Bewegungsabläufe zu analysieren, zu beschreiben, neue Wege zu suchen, um Bewegung vermitteln zu können und so auch bei anderen wieder Lust und Freude an Bewegung zu wecken. Neben der Bewegungsanalyse und Bewegungsschulung hat sie die manuellen Behandlungstechniken entwickelt, die aus der Praxis nicht mehr wegzudenken sind und die auch teilweise in andere Konzepte integriert wurden.

Auch in der 2. Auflage des Buchs über die FBL-Behandlungstechniken finden Sie die klassischen Techniken der hubfreien Mobilisation, der widerlagernden Mobilisation und der mobilisierenden Massage. Sie wurden mit neuem Bildmaterial und Heimübungen ergänzt. So wurde einerseits auf eine Verknüpfung der Techniken untereinander geachtet und andererseits auf einen fließenden Übergang von der Behandlungstechnik zur Heimübung.

In Kapitel 2 wurden die einzelnen Arbeitsgänge der hubfreien Mobilisation der Wirbelsäule ergänzt. Neue Bilder zeigen verschiedene Anpassungsmöglichkeiten der Techniken im therapeutischen Alltag. Neu ist auch, dass die hubfreie Mobilisation sich nicht mehr nur auf die Mobilisation der Wirbelsäule beschränkt, sondern dass exemplarisch gezeigt wird, wie das Prinzip der hubfreien Mobilisation in Kombination mit der Widerlagernden Mobilisation auch für die Mobilisation der Extremitätengelenke angewendet werden kann. Dies ermöglicht dem Patienten die Bewegungsmuster, die er innerhalb der Behandlungstechnik erlernt hat, mit Heimübungen zu vertiefen und zu automatisieren. Dank einer sorgfältigen Anpassung der Ausgangsstellung an die jeweiligen Möglichkeiten des Patienten kann die Belastung immer wieder neu dosiert und angepasst werden.

Auch in Kapitel 3 und Kapitel 4 wurden die einzelnen Arbeitsgänge mit Tipps zu Heimübungen und mit neuen Bildern ergänzt. Das Buch dient sowohl Therapeuten als ideales Nachschlagewerk in der täglichen Arbeit wie auch Studierenden als gute Grundlage für den Unterricht, mit der sie die einzelnen Arbeitsschritte leicht nachvollziehen können.

Wir bedanken uns bei M. Botsch, C. Bauer und A. Wirsig Wolf vom Springer Medizin Verlag, die uns jederzeit mit Rat und Tat zur Seite standen und für einen speditiven Ablauf der Überarbeitung gesorgt haben; bei S. Stucki, Ch. Mohler und K. Rigter, die sich für die neuen Fotos zur Verfügung gestellt haben, bei all unseren Kollegen und bei unseren Familien für ihre Unterstützung.

Udligenswil 2009

I.Spirgi-Gantert
R.Stüvermann
G.Mohr

Vorwort zur 1. Auflage

Das Lehr- und Praxisbuch »Behandlungstechniken« ergänzt die Reihe der FBL-Bücher und vervollständigt das Therapiekonzept der Funktionellen Bewegungslehre (FBL).

Am Anfang der Entwicklung der FBL stand die Beobachtung und Analyse des Bewegungsverhaltens im Vordergrund. Der Therapieansatz gelang mit Hilfe von therapeutischen Übungen einschließlich der Ballübungen. Damit sollte der Patient veranlasst werden, Änderungen in seinem Bewegungsverhalten zu erwirken.

Die »hohe Kunst« der FBL besteht in der Instruktion und der individuellen Anpassung der Übungen an den Befund des jeweiligen Patienten. Schmerzen, Bewegungseinschränkungen, Hypermobilitäten, konditionelle Schwächen und konstitutionelle Abweichungen machen häufig eine Anpassung notwendig, bei der die Übungen vereinfacht werden müssen und der Patient manipulative Hilfen seitens des Therapeuten benötigt. So entwickelte sich innerhalb des Konzeptes die Strategie der lokalen Behandlung, und damit entstanden die Behandlungstechniken.

Die von Susanne Klein-Vogelbach entwickelten drei Behandlungstechniken **hubfreie Mobilisation, Widerlagernde Mobilisation und Mobilisierende Massage** betonen jeweils einzelne Strukturen, wirken aber in der Bewegungsfunktion übergreifend. Oft ist der Übergang von einer Technik zur anderen fließend, z.B. baut die Mobilisierende Massage auf der Instruktion der hubfreien Mobilisation auf, und umgekehrt helfen die manipulativ didaktischen Unterstützungen der mobilisierenden Massage beim Erlernen der hubfreien Bewegungen.

Das **gemeinsame (perzeptiv-manipulativ-didaktische) Konzept** stellt dabei eine wesentliche Grundlage für das Bewegungslernen dar. Der Therapeut begleitet und unterstützt den Patienten solange, bis dieser selbständig zu einem möglichst schmerzfreien Bewegungsverhalten zurückfindet.

Die in den Büchern vorgenommene didaktische Trennung von Therapeutischen Übungen und Behandlungstechniken ist in der klinischen Praxis nicht vorhanden. Hier gehen die beiden Therapieansätze Hand in Hand und verschmelzen teilweise miteinander. Je weniger Hilfe der Patient benötigt, umso mehr geht eine Behandlungstechnik in eine therapeutische Übung über und wird bei weiteren Fortschritten des Patienten durch Übungen mit höheren koordinativen Ansprüchen bzw. Belastungen abgelöst.

Wie schon in den überarbeiteten Therapeutischen Übungen sind nun auch in dem vorliegenden Buch alle Techniken zusammengefasst und um viele weitere ergänzt worden. Die Beschreibung der einzelnen Arbeitsgänge wie auch die Nomenklatur wurden vereinfacht und **nach einem gemeinsamen Muster beschrieben**, eine Vielzahl von Abbildungen erleichtern dem Leser die Erarbeitung der einzelnen Arbeitsgänge. Die Bilder dokumentieren die einzelnen Arbeitsgänge und zeigen verschiedene Varianten der Grifffassung. Es versteht sich von selbst, dass diese Abbildungen wie auch die Beschreibung der Arbeitsgänge jeweils eine Möglichkeit der Ausführung darstellt, dass es aber jedem selbst überlassen ist, die Griffe an die jeweilige Situation anzupassen.

Therapeuten dient dieses Buch als Unterstützung in der täglichen Arbeit am Patienten, Lehrern und Studenten dient es als Nachschlagewerk im Unterricht.

Wir bedanken uns herzlich bei M. Botsch, C. Bauer und C. Nobel vom Springer-Verlag, bei M. Büttner, J. Bentlage und M. Stüvermann, dass sie sich mit viel Geduld für die Fotos zur Verfügung gestellt haben, bei Herrn Urech und Herrn Grzebellus für die Fotografien, bei Barbara Suppé für das Korrekturlesen, bei allen anderen Kollegen für ihre Unterstützung und bei unseren Familien für ihre Geduld, die wir so lange strapaziert haben.

Udligenswil Oktober 2004

I. Spirgi-Gantert
R. Stüvermann
G. Mohr

Inhalt

4   Mobilisierende Massage **119**

Ralf Stüvermann

Glossar

Distanzpunkte

Distanzpunkte sind gut erkennbare Punkte an den Gelenkpartnern. Sie haben eine große Distanz zum Drehpunkt/Gelenk und sind gut beobachtbar, wenn die Gelenkpartner ihre Stellung zueinander verändern. Distanzpunkte dienen dem Physiotherapeuten zur Analyse und Instruktion von Bewegung. Für den Patienten sind sie eine große Hilfe bei der Wahrnehmung und Ausführung von Bewegungen.

Drehpunkt, Drehpunktverschiebung

In der Funktionellen Bewegungslehre bezeichnen wir ein Gelenk als **Drehpunkt, Bewegungsniveau oder Schaltstelle der Bewegung**. Eine Drehpunktverschiebung ermöglicht den Extremitäten geradlinige Bewegungen; wenn der Drehpunkt fixiert wird, bewegen sich die Distanzpunkte kreisförmig.

Ebenen

Die 3 Körperebenen heißen: Frontalebene, Sagittalebene und Transversalebene. Senkrecht auf den Körperebenen stehen die Bewegungsachsen.

Funktionelles Problem

Aus den gesammelten Einzelergebnissen der Untersuchung leitet der Therapeut das funktionelle Problem ab. Die Störung auf der Ebene der Aktivität (Funktionsstörung) lenkt den Therapeuten bei der Erstellung der Arbeitshypothese.

Hubbelastung

Hubarm: Die Muskulatur arbeitet als Beweger, hebt oder senkt körpereigene Gewichte bei reduzierter Belastung.

Hubfrei: Die Bewegung findet in der Horizontalen statt, die Muskulatur arbeitet konzentrisch, ohne Gewichte gegen die Schwerkraft zu heben oder zu senken.

Training unter Hubbelastung: Der Patient lernt in verschiedenen Übungen, mit seinen körpereigenen Gewichten umzugehen, die Belastung wird zunehmend gesteigert.

Hubvoll: Die Muskulatur hebt oder senkt körpereigene Gewichte

Körperabschnitte (KA)

Es gibt 5 Körperabschnitte: KA Beine, KA Becken, KA Brustkorb, KA Arm, KA Kopf. Jeder Körperabschnitt bildet eine funktionelle Einheit mit typischen Aufgaben im Bewegungsverhalten. Jeder Körperabschnitt steht in enger Wechselbeziehung zu seinen benachbarten Körperabschnitten.

Körperlängsachse (KLA)

Sie ist die Schnittlinie zwischen Symmetrieebene und mittlerer Frontalebene. Die virtuelle Körperlängsachse verläuft in enger Beziehung zur Wirbelsäule und existiert nur, wenn sich die Wirbelsäule in ihrer Nullstellung befindet und die Körperabschnitte Becken, Brustkorb und Kopf eine gemeinsame Rotationsachse haben.

Manipulation (im Sprachgebrauch der FBL)	In der Funktionellen Bewegungslehre wird »Manipulation« in seiner ursprünglichen Bedeutung als »Handhabung«, »Verfahren« »Hantieren« verstanden. »Manipulation« wird hier nicht verwendet wie der in der »Manuellen Therapie« spezifisch definierte Begriff.
Ökonomische Haltung	Bei einer beliebigen Haltung ist die Intensität der geleisteten Muskelaktivität weder zu hoch noch zu gering.
Orientierungen des Individuums (insgesamt 3)	▬ **Orientierung am eigenen Körper**: Bei funktionierender Tiefensensibilität nimmt man die Stellung der Gelenke oder deren Veränderung wahr. Durch Selbstpalpation können Abstände oder Abstandsveränderungen zwischen 2 Körperpunkten ertastet werden.
Orientierungen des Individuums (insgesamt 3) (Forts.)	▬ **Orientierung vom Körper aus im Raum: Sie** funktioniert vor allem bei aufrechter Haltung als Bezugssystem; man unterscheidet folgende Richtungen: – vorn-hinten – rechts-links – zur Seite / zur Mitte ▬ **Orientierung im Raum: Sie** ist geprägt durch den Einfluss der Schwerkraft. Daraus resultiert das Bezugssystem oben-unten.
Submaximale Stellung des Gelenks	Das Gelenk wird nicht bis in die maximale Endstellung bewegt bzw. mobilisiert, z.B. auf Grund von Schmerzen oder einer Pathologie.
Weiterlaufende Bewegung (WB)	Wenn ein beliebiger Punkt des Körpers durch einen Bewegungsimpuls in eine bestimmte Richtung geleitet wird und in den benachbarten Gelenken Bewegungsausschläge stattfinden, die der Verwirklichung dieser gerichteten Bewegung dienen, entsteht eine weiterlaufende Bewegung.
Widerlagerung	Das Begrenzen einer weiterlaufenden Bewegung in einem bestimmten Drehpunkt nennt man Widerlagerung. Man unterscheidet zwischen der Begrenzung der weiterlaufenden Bewegung durch Gegenaktivität und durch Gegenbewegung.
Zeiger	Zeiger sind gut erkennbare Linien oder Längs- bzw. Querachsen an den Gelenkpartnern bzw. Körperabschnitten, mit deren Hilfe Rotationsbewegungen beobachtet werden können. Im günstigsten Fall verlaufen sie rechtwinklig zur Rotationsachse.

Einleitung

Ralf Stüvermann

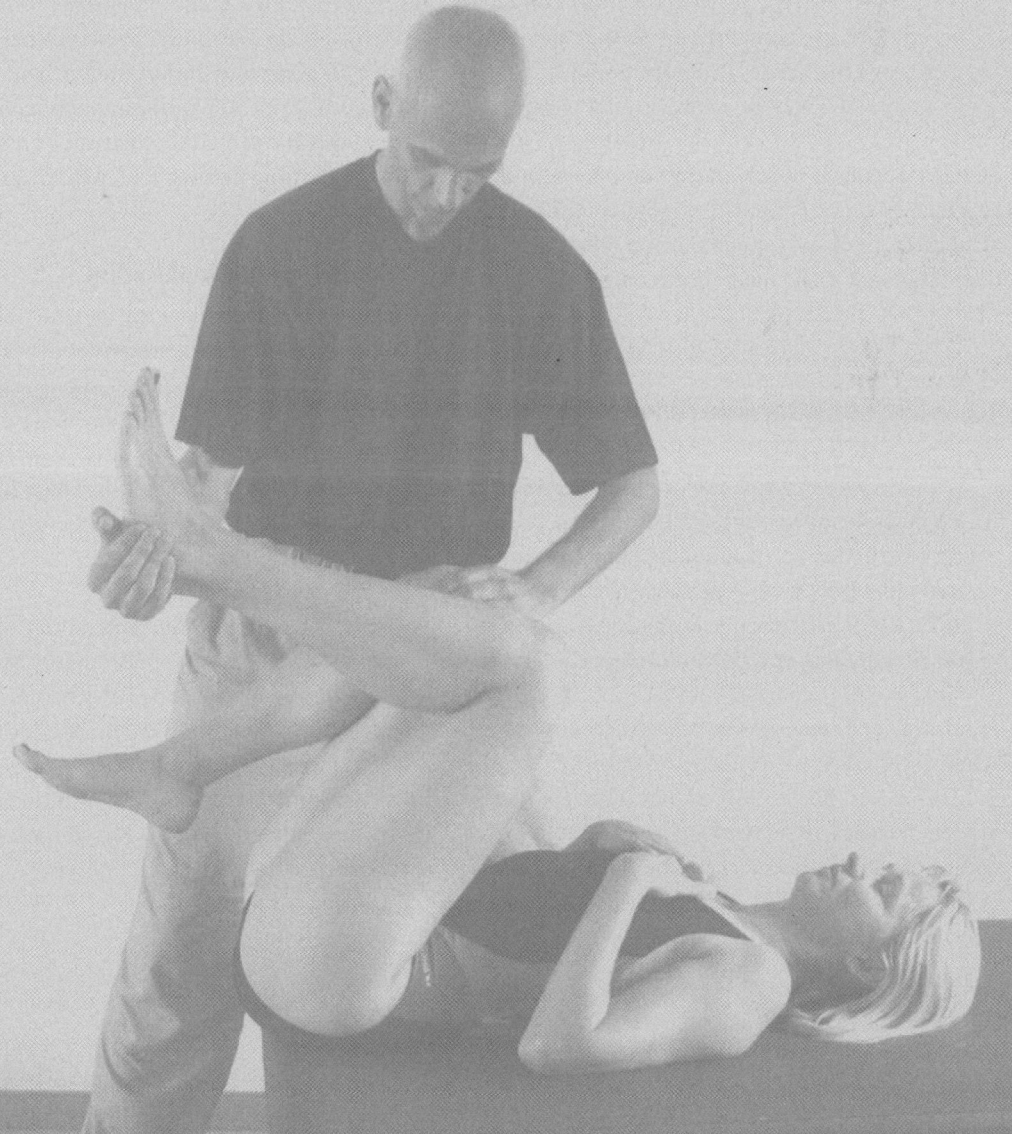

1.1   Bewegung und Belastung

Grundlage und Leitmotiv des physiotherapeutischen Handelns ist **Bewegung**. Die Aufgabe des Therapeuten besteht darin, den Patienten zu Bewegungen zu veranlassen, die an seine momentane **Belastbarkeit** angepasst sind:

- Eine **zu frühe oder zu hohe Belastung** nach einer Verletzung stört den Heilungsverlauf. Sie würde im ungünstigsten Fall die Traumatisierung weiter verstärken.
- Dagegen fehlen bei einer **Immobilisierung** die für den Heilungsprozess notwendigen Bewegungsreize, wodurch die Körperwahrnehmung des Patienten sich verschlechtert. Das hat zur Folge, dass bei einer Wiederaufnahme der Bewegung das Bewegungsverhalten des Patienten undifferenzierter und damit die Belastung lokal erhöht wird.

Der Therapeut hat in Absprache mit dem Arzt zu entscheiden, ob zum Zeitpunkt der Behandlung verletzte Strukturen geschont werden müssen oder ob eine weitere Schonung nicht mehr notwendig ist und in der Therapie mit Belastung begonnen werden darf.

1.2   Die Funktionelle Bewegungslehre

Die Funktionelle Bewegungslehre Klein-Vogelbach ist ein **Konzept der Bewegungsschulung**. Es beinhaltet:

- **die Instruktion von therapeutischen Übungen mit und ohne Ball** (Klein-Vogelbach u. Eicke-Wieser 2005, Klein-Vogelbach u. Bürge 2003) und
- die **Anwendung von Behandlungstechniken,**

durch die der Therapeut versucht, Änderungen im Bewegungsverhalten des Patienten zu bewirken.

Ziel dieses Buches ist es, das Konzept der von S. Klein-Vogelbach entwickelten **Behandlungstechniken** verständlich zu machen und durch die ausführliche Beschreibung und Illustration der Arbeitsgänge seine praktische Umsetzung in der Therapie zu erleichtern.

1.2.1   Die drei Behandlungstechniken der Funktionellen Bewegungslehre

S. Klein-Vogelbach hat drei Behandlungstechniken entwickelt:

- die hubfreie Mobilisation,
- die widerlagernde Mobilisation,
- die mobilisierende Massage.

Hubfreie Mobilisation

Die Technik der hubfreien Mobilisation wird in Kapitel 2 beschrieben. Sie beruht auf dem Prinzip der hubfreien Bewegung und setzt sich aus kleinen alternierenden Hin- und Herbewegungen zusammen, die vom Patienten mit einer niedrigen Intensität durchgeführt werden. Ziel dieser Technik ist es, die **Belastung auf artikuläre und periartikuläre Strukturen** in Bezug auf bestimmte Bewegungskomponenten zu **reduzieren**. Bewegungen, die der Patient durch Schmerz und/oder Belastung unterdrückt, werden so wieder ermöglicht.

Widerlagernde Mobilisation

Kapitel 3 erläutert die widerlagernde Mobilisation der Gelenke. Sie nutzt das Prinzip, eine weiterlaufende Bewegung durch eine Gegenbewegung zu begrenzen. Der Patient wird angeleitet, einzelne Bewegungsniveaus selektiv zu bewegen, ohne dass Ausweichbewegungen entstehen. Somit können **endgradige Bewegungstoleranzen** ausgeschöpft werden.

Mobilisierende Massage

Kapitel 4 beschreibt die Technik der mobilisierenden Massage. Bei der mobilisierenden Massage werden Muskeln und umliegende Gewebeschichten eines Gelenkes bearbeitet, um die Qualität der Bewegung und die Verschieblichkeit des Gewebes zu beeinflussen. Der **Spannungszustand der Muskulatur** und die **inter- und intramuskuläre Koordination** werden verbessert.

1.2.2 Bewegungsschulung

Allen drei Techniken liegt ein gemeinsames Konzept zugrunde, das aus

- **perzeptiven**,
- **manipulativen** und
- **didaktischen Elementen**

besteht.

> ❗ Eine Veränderung des Bewegungsverhaltens kann nur durch die aktive Mitarbeit des Patienten erreicht werden. Bewegungsschulung bedeutet immer auch ein Wahrnehmungstraining für den Patienten, wobei seine Bewegungsempfindung (Kinästhetik) verbessert wird.

Folgende **Voraussetzungen für das Bewegungslernen** werden im Konzept der Behandlungstechniken genutzt:

- Die Konzentration des Patienten richtet sich auf die Bewegung einzelner Körperabschnitte.
- Die Ausgangsstellung stellt keine Anforderung an den Patienten, sein Gleichgewicht beizubehalten.
- Der Patient gibt die Gewichte seines Körpers an die Unterlage oder an den Therapeuten ab.
- Der Patient arbeitet vorwiegend hubfrei und hubarm.

Didaktische Unterstützung des Bewegungslernens

Der Therapeut nutzt folgende Möglichkeiten, um den motorischen Lernprozess des Patienten optimal zu fördern:

- die Vermittlung des Lernzieles,
- die verbale Instruktion,
- die nonverbale Instruktion bzw. manipulative Hilfen,
- die Bewegungsvorstellung,
- das Üben der Bewegung,
- die Motivation des Patienten und
- das Feedback.

Vermittlung des Lernzieles

Der Therapeut informiert den Patienten über

- den geplanten Bewegungsablauf und
- die Handlungen des Therapeuten.

Um zu verstehen, warum er bestimmte Bewegungen ausführen soll, muss der Patient das Lernziel kennen. Dies ist eine wichtige **Grundlage für das Bewegungslernen** und die **Förderung der Motivation.**

Verbale Instruktion

Der Therapeut muss seine Worte so wählen, dass der Patient sie versteht. Er nutzt die **Orientierung des Patienten** am eigenen Körper, vom Körper aus und im Raum,

- um die Bewegungsrichtung der zu bewegenden Körperpunkte/Körperteile zu verdeutlichen,
- um Abstände am Körper zu verändern oder
- um körpereigene Punkte zu ausgesuchten Punkten in der Umwelt zu bewegen.

Dadurch werden wichtige Voraussetzungen für die Wahrnehmung des gewünschten Bewegungsablaufes erfüllt (Klein-Vogelbach u. Suppé 2007).

Nonverbale Instruktion/manipulative Hilfen

Manipulative Hilfen des Therapeuten sind ein fester Bestandteil der Behandlungstechniken. Analog zur verbalen Instruktion muss der Therapeut seine Hände zur richtigen Zeit am richtigen Ort haben, um mit dem Patienten eine geplante Bewegung durchzuführen.

Der Therapeut kann z. B. manipulative Hilfen geben, indem er

- dem Patienten Teilgewichte des Körpers abnimmt,
- Bewegungen führt oder
- Widerstände gibt.

Durch die manipulativen Hilfen erfährt der Patient eine **taktile Stimulation** und kann seine **Propriozeption** verbessern.

Bewegungsvorstellung

Bevor man mit der eigentlichen Bewegung beginnt, wird diese entworfen und in ihrem Ablauf geplant. Das Bewegungsbild wird geprägt. Dazu werden verbale und manipulative Hilfen eingesetzt. Dies geschieht in den folgenden drei Schritten (Klein-Vogelbach et al. 2000b):

- **1. Schritt:** Der Patient wird angeleitet, mit den Händen Punkte an seinem Körper zu betasten, die in Bewegung versetzt werden sollen, und solche,

1

die unbewegt bleiben sollen (Wahrnehmungstraining).

- **2. Schritt:** Anschließend entfernen sich die Hände ein wenig von den betasteten Körperstellen und stellen im gewünschten Zeitmaß die Richtung der zu bewegenden Körperpunkte dar (Vorprogrammierung der Bewegung mit den notwendigen Muskelaktivitäten).
- **3. Schritt:** Wie »Schmetterlinge« kehren die Tasthände auf die vorher betasteten Körperregionen zurück und spüren, dass die gewünschten Bewegungen (oder Nichtbewegungen) in geringem Ausmaß im gewünschten Tempo bereits durchgeführt werden. Die differenzierte, zeitlich koordinierte Programmierung der erforderlichen Muskelaktivitäten hat stattgefunden.

ⓘ Praxis-Tipp

Damit die Vorprogrammierung funktioniert, dürfen die Hände die Körperteile nicht bewegen, sondern sie ruhen darauf und werden mittransportiert (daher die Assoziation mit den »Schmetterlingen«).

Üben der Bewegung

Neu erlernte Bewegungsabläufe müssen **häufig wiederholt** werden, weil motorisches Lernen bedeutet, Erfahrungen zu machen.

Dem Patienten muss ausreichend Zeit gegeben werden
- für das Planen der Bewegung,
- für die **Durchführung** der Bewegung und
- für die **Rückbesinnung** auf die durchgeführte Bewegung.

Unter diesen Bedingungen kann er den erfolgten Prozess wahrnehmen und verarbeiten.

Motivation

Die Motivation ist eine wesentliche Grundlage für ein erfolgreiches Bewegungslernen. Dazu müssen folgende **Voraussetzungen** gewährleistet sein:
- Die Aufmerksamkeit des Patienten muss sichergestellt sein.
- Es sollte ein stressfreies Umfeld zur Verfügung stehen.

- Zwischen dem Patienten und dem Therapeuten muss Sympathie herrschen.
- Der Therapeut muss den Patienten motivieren können.
- Das Lernziel sollte den Erwartungen des Patienten entsprechen.
- Das angestrebte Lernziel muss erreichbar sein.

Feedback

Eine **Rückmeldung des Therapeuten** über den Bewegungsablauf und das Resultat beeinflusst das Lernen positiv. Besonders wirkungsvoll ist die Rückmeldung unter folgenden Bedingungen:
- Wenn das Feedback nach Beendigung der Bewegung sowie einer anschließenden Verzögerungszeit von einigen Sekunden angebracht wird, unterstützt diese Verzögerung den lernverarbeitenden Prozess.
- Wenn die Rückmeldung nur nach jeder zweiten Bewegung angebracht wird und bei zunehmender Übung weiter reduziert wird, verringert dies die Gefahr der Abhängigkeit vom Therapeuten (Grillo 2000).

Stadien des motorischen Lernprozesses

Das jeweilige Stadium des Patienten beim Erlernen einer Bewegung muss ebenfalls berücksichtigt werden. Zu **Beginn eines Lernprozesses** muss der Patient seine gesamte Aufmerksamkeit der zu lösenden Aufgabe widmen. Um diesen Prozess nicht zu stören, dürfen ihm nur wenige Informationen gegeben werden (Instruktion, manipulative Hilfen, keine Ablenkung). Ein **Lernfortschritt** zeigt sich darin, dass sich der Patient weniger stark auf die Aufgabe konzentrieren muss. Die so freigewordene Aufmerksamkeit kann therapeutisch genutzt werden, um zusätzliche Aufgaben einzubringen.

❗ Durch diese Maßnahmen lernt der Patient,
- **die Kontrolle über einen Bewegungsablauf wiederzuerlangen und**
- **den Bewegungsablauf im Sinne der Ökonomisierung zu automatisieren.**

Das **Therapieziel** ist erreicht, wenn der Patient das neu erlernte Bewegungsverhalten auch im Alltag nutzen und einsetzen kann.

1.2.3 Aufbau und Ziele der Funktionsschulung

Die Funktionsschulung ist das Leitmotiv des therapeutischen Handelns.

Daher stellen die Behandlungstechniken der Funktionellen Bewegungslehre Klein-Vogelbach das **funktionelle Zusammenspiel aller an der Bewegung beteiligten Strukturen** in den Vordergrund.

ℹ Praxis-Tipp

Je nach Technik werden jeweils einzelne Strukturen stärker betont. Eine Vermischung der verschiedenen Techniken ist möglich und im Sinne der Funktionsschulung angezeigt.

Die **Behandlungstechniken** stellen jedoch nur einen Teil der Funktionsschulung dar. Die Unterstützung des Therapeuten wird im Verlauf der Therapie abnehmen, während

- das Eigentraining,
- eine Zunahme von Belastung und
- das Schulen komplexer Bewegungsabläufe

mehr an Bedeutung gewinnen werden. Neben den Behandlungstechniken werden **therapeutische Übungen** eingesetzt, um das **Ziel** – die Wiederherstellung des normalen Bewegungsverhaltens eines gesunden Menschen – zu erreichen (s. auch Klein-Vogelbach u. Eicke-Wieser 2005).

Hubfreie/hubarme Mobilisation der Wirbelsäule

Irene Spirgi-Gantert

2.1 Einführung

Die hubfreie/hubarme Mobilisation wird vor allem in der Behandlung von Funktionsstörungen im Bereich der Wirbelsäule angewendet. Grundsätzlich kann jedes Gelenk hubfrei/hubarm mobilisiert werden.

In diesem Kapitel werden einerseits die Arbeitsgänge der Mobilisation der Wirbelsäule in den 3 definierten Körperebenen (Sagittal-/Frontal- und Transversalebene) beschrieben und andererseits wird exemplarisch gezeigt, wie die hubfreie/hubarme Mobilisation auch an anderen Gelenken angewendet werden kann. Häufig nutzt man dabei das Prinzip der widerlagernden Mobilisation (s. auch ▶ Kap. 3). Dabei gehen die Arbeitsgänge der Mobilisation fließend in Übungen über, die der Patient selbständig ausführen kann (von »hands on« zu »hands off«). Aufgabe des Therapeuten ist es, die Belastung jeweils so zu dosieren, dass das Bewegungsziel erreicht werden kann.

2.1.1 Ziele

❶ Durch hubfreie/hubarme Mobilisation der Wirbelsäule kann bei einem Minimum an Belastung ein Maximum an differenzierter Koordination von Feinverformung und dynamischer Stabilisierung der Wirbelsäule erreicht werden. Um einen Wirbelsäulenabschnitt erfolgreich hubfrei oder hubarm zu mobilisieren, müssen benachbarte Abschnitte der Wirbelsäule durch muskuläre Aktivitäten stabilisiert werden können.

Der Patient lernt,
- die Gelenke der Wirbelsäule und der Hüftgelenke frei zu bewegen und
- Feinbewegungen in einzelnen Wirbelsäulenabschnitten zu koordinieren mit einer Stabilisierung in den angrenzenden Abschnitten.

Dadurch werden die **trophischen Bedingungen** rund um die Gelenke der Wirbelsäule, des Schultergürtels und der Hüftgelenke verbessert. Die Aktivitäten der **genuinen Rückenmuskulatur** (Feinmuskulatur der Wirbelsäule) werden stimuliert, und die Belastbarkeit der Wirbelsäule kann gesteigert werden.

2.1.2 Prinzip der hubfreien/hubarmen Mobilisation

Bei **hubfreien Bewegungen** stehen die Bewegungsachsen vertikal. Die zu bewegenden Körperabschnitte werden mit möglichst geringem Reibungswiderstand in einer horizontalen Ebene hin und her bewegt. Agonist und Antagonist arbeiten im Wechsel dynamisch-konzentrisch.

Bei **hubarmen Bewegungen** werden die Körperabschnitte unter geringer Belastung gehoben oder gesenkt. Die Agonisten arbeiten alternierend dynamisch-konzentrisch und dynamisch-exzentrisch. Die bewegten Gewichte werden auf ein Minimum reduziert. Dies gelingt, wenn
- Teilgewichte des Körpers an eine Unterlage, Abstützvorrichtung, Hängevorrichtung (z. B. Schlingentisch) oder an den Therapeuten abgegeben werden können,
- die räumliche Lage der Bewegungsachse verändert wird oder
- Lastarme verkürzt werden.

❶ Hubfrei: Die Muskulatur arbeitet als Beweger. Sie hebt keine Gewichte gegen die Schwerkraft.
Hubarm: Die Muskulatur arbeitet als Beweger. Sie hebt oder senkt körpereigene Gewichte bei reduzierter Belastung (Klein-Vogelbach u. Suppé 2007).

Die hubfreie/hubarme Mobilisation besteht aus **kleinen Hin- und Herbewegungen innerhalb der Bewegungstoleranzen**. Der Therapeut entscheidet, in welchem Bereich der möglichen Bewegungsamplitude die Bewegungen vom Patienten ausgeführt werden. Die Belastung ist am geringsten, wenn die Bewegungen in einem angemessenen Tempo von 100–120 Bewegungsausschlägen in der Minute durchgeführt werden (▶ Kap. 2.1.6).

2.1.3 Ausführung

Der Patient wird über die geplante **Bewegungsrichtung der Distanzpunkte** informiert. Er soll kleine Hin- und Herbewegungen ausführen. Zum Lernen kann der

Therapeut anfangs die Bewegung durch taktile Stimuli unterstützen. Sobald der Patient die Bewegung korrekt ausführt, wird auf diese Hilfe verzichtet.

Die Bewegungen werden in den **3 definierten Ebenen** geübt:

- **Sagittalebene:** Flexion/Extension, Translation ventral/dorsal,
- **Frontalebene:** Lateralflexion, Translation rechts/links,
- **Transversalebene:** Rotation mit Becken/Brustkorb/Kopf.

In allen 3 Ebenen können Becken, Brustkorb und Kopf auch auf einem **Kreisbogen** bewegt werden (Abb. 2.1a).

Diese Kreisbewegungen erfordern ein hohes Maß an Geschicklichkeit und sollten daher erst nach den Hin- und Herbewegungen in den entsprechenden Ebenen geübt werden.

Hubfreies Arbeiten

Folgende Ausgangsstellungen ermöglichen ein hubfreies Arbeiten in den 3 definierten Ebenen:

- **Rückenlage:** Bewegungen in der Frontalebene,
- **Seitlage:** Bewegungen in der Sagittalebene,
- **Sitz/Stand:** Bewegungen in der Transversalebene.

Die Aktivität der autochthonen Rückenmuskulatur ist vorwiegend dynamisch-konzentrisch.

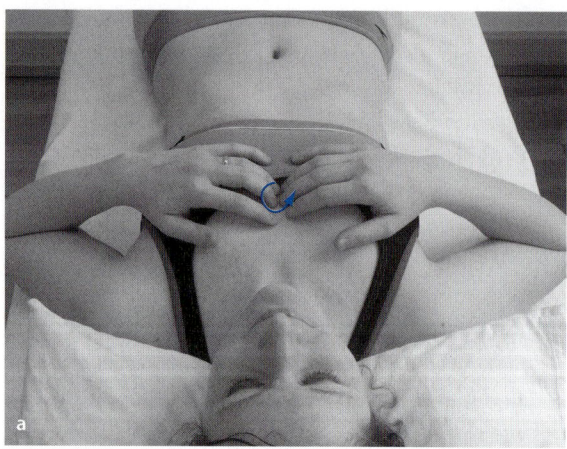
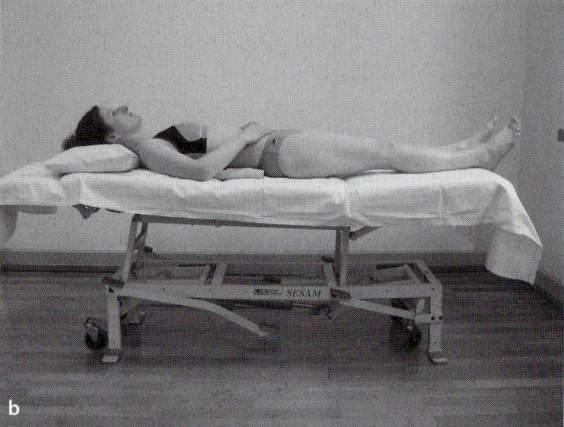
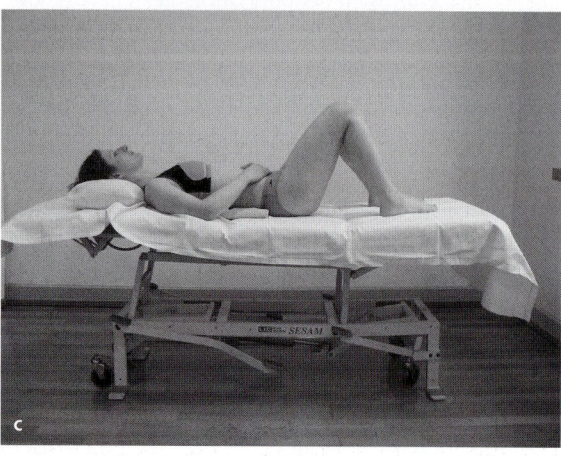
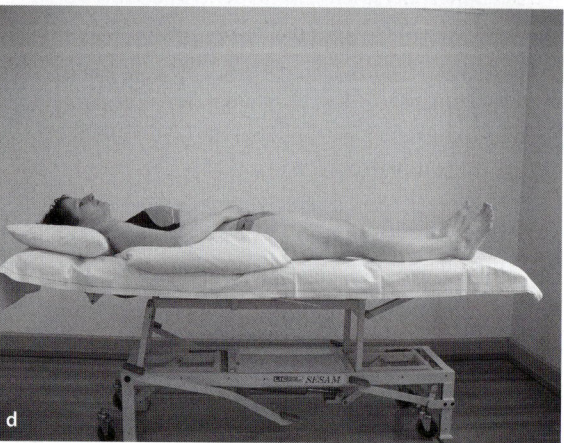

 Abb. 2.1a Kreisförmige Bewegung des Brustkorbs in der Frontalebene. **b** Lagerung bei verstärkter Lendenlordose. **c** Lagerung bei verminderter extensorischer Toleranz in den Hüftgelenken. **d** Lagerung der Arme

Hubarmes Arbeiten

Sobald der Patient die Bewegungen hubfrei durchführen kann, können **beliebige Ausgangsstellungen** für hubarme Bewegungen gewählt werden. Der Therapeut bestimmt die Ausgangsstellung und kann so die Hubbelastung anpassen.

Für hubarme Bewegungen können

- die Bewegungsachsen horizontal stehen; Teilgewichte des Körpers werden dabei an den Therapeuten oder an die Umwelt abgegeben,
- die Bewegungsachsen schräg gestellt werden oder
- die Hebellängen variiert werden, um den Lastarm beliebig zu verlängern oder zu verkürzen (Klein-Vogelbach et al. 2000a).

Für die **Lateralflexion oder Flexion/Extension** ist es ratsam, die Bewegungsachsen horizontal einzustellen und anfangs die Gewichte von Becken, Brustkorb und Kopf so anzuordnen, dass möglichst wenig stabilisierende Aktivitäten gebraucht werden (z. B. Sitz, der Brustkorb ist angelehnt). Später wird die Mobilisation im aufrechten Sitz ohne anzulehnen ausgeführt. Durch Vorneigung der Körperlängsachse kann die Belastung auf die Rückenmuskulatur noch gesteigert werden.

2.1.4 Lagerung

Die Körperabschnitte Becken, Brustkorb und Kopf werden nach Möglichkeit in die **Körperlängsachse** eingeordnet. So befinden sich die Gelenke der Wirbelsäule in ihrer Nullstellung und haben Bewegungstoleranzen in alle Richtungen. Auch die angrenzenden Körperabschnitte Arme und Beine müssen so gelagert werden, dass Hüft- und Schultergelenke Bewegungen in alle Richtungen zulassen.

Rückenlage

- Hat die Lendenwirbelsäule keinen Kontakt zur Unterlage, kann je nach Ausprägung der Lendenlordose ein zusammengefaltetes Tuch unter die LWS gelegt werden (🔲 Abb. 2.1b).
- Bei eingeschränkter Extensionstoleranz der Hüftgelenke werden die Knie unterlagert, oder die Beine werden angestellt (🔲 Abb. 2.1c).

- Der Kopf und die Halswirbelsäule müssen so gelagert werden, dass der Blick zur Decke gerichtet ist und der Hals dorsal mit einem Kissen oder Tuch unterlagert ist.
- Bei einer stärkeren Kyphose der Brustwirbelsäule müssen auch die Oberarme unterlagert werden, damit die Oberarmlängsachse horizontal liegt (🔲 Abb. 2.1d).

Seitlage

Die Körperabschnitte Becken, Brustkorb und Kopf werden so weit wie möglich in die Körperlängsachse eingeordnet:

- Das Taillendreieck und/oder der untere Bereich des Brustkorbs wird bei Bedarf unterpolstert,
- die Beine sind angewinkelt mit ca. 45–60° Flexion in den Hüftgelenken,
- ein Kissen zwischen den Beinen sorgt für die Nullstellung in Bezug auf die ABD/ADD und IR/AR der Hüftgelenke,
- der oben liegende Arm ruht auf dem Brustkorb oder auf einem Kissen (🔲 Abb. 2.2a).

Sitz

Für die Arbeitsgänge im Sitz sollte darauf geachtet werden, dass

- der Abstand zwischen Hüftgelenk und Boden etwas größer ist als der Abstand zwischen Kniegelenk und Boden,
- die Sitzfläche eben ist,
- Becken, Brustkorb und Kopf in die Körperlängsachse eingeordnet sind,
- der Bauch entspannt ist und
- der Schultergürtel auf dem Brustkorb ruht (🔲 Abb. 2.2b).

2.1.5 Instruktion

Da der Patient die Aktivitäten der genuinen Rückenmuskulatur primär nicht spüren kann, braucht er zum Erlernen der Feinbewegungen **wahrnehmbare Signale**. Der Therapeut kann dabei auf ein reiches Potenzial an Instruktionsmöglichkeiten zurückgreifen (s. »Bewegungsvermittlung«, Klein-Vogelbach u. Suppé 2007).

2

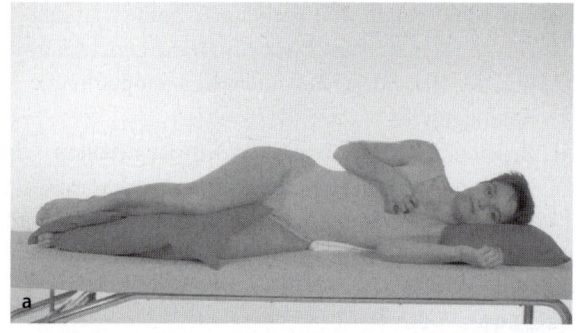

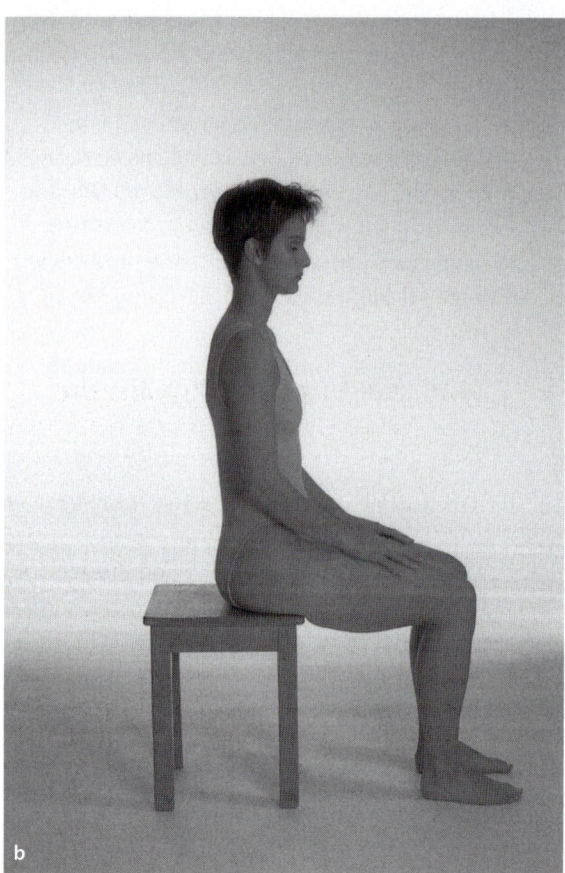

Abb. 2.2a Lagerung in Seitlage, **b** Ausgangsstellung Sitz

Folgende Varianten haben sich in der Praxis bewährt:

Variante 1

Der Patient ertastet »**Distanzpunkte**« oder »**Zeiger**« an seinem Körper, die in Bewegung versetzt oder unbe-

wegt bleiben sollen. Der Therapeut informiert den Patienten darüber,

- in welche Richtung sich die Punkte oder Zeiger bewegen sollen,
- wie sich der Abstand zwischen 2 definierten Punkten am Körper des Patienten vergrößern bzw. verkleinern soll (dabei können sich beide Punkte oder nur einer bewegen) oder
- wie sie sich im Raum bewegen sollen (▶ Kap. 1).

Bewegung der Brustwirbelsäule in Flexion/Extension:
»Sie ertasten mit ihrem rechten Zeigefinger den unteren Teil des Brustbeins und mit dem linken Zeigefinger den Bauchnabel. Nun versuchen Sie, das Brustbein in Richtung Bauchnabel zu bewegen, und anschließend entfernen sie es wieder von ihm.«

Variante 2

Bevor man mit der eigentlichen Bewegung beginnt, wird diese entworfen und in ihrem Ablauf geplant, das **Bewegungsbild** wird geprägt (Klein-Vogelbach et al. 2000b). Die Instruktion erfolgt in folgenden 3 Schritten (▶ Kap. 1):

- **1. Schritt:** Die Hände betasten den Teil des Körpers, der bewegt werden soll.
- **2. Schritt:** Die Hände entfernen sich ein wenig vom Körper und zeigen die gewünschte Bewegung in der Luft.
- **3. Schritt:** Die Hände kehren auf den Körperabschnitt zurück und spüren, dass die Bewegung in kleinstem Ausmaß bereits begonnen hat.

Translation des Brustkorbs nach rechts/links:
»Tasten Sie mit beiden Händen das Brustbein (**Abb. 2.13a**). Dieses soll sich ein wenig nach rechts und links verschieben. Die Hände entfernen sich etwas vom Brustkorb und zeigen die Bewegung in der Luft. Dann kehren sie auf das Brustbein zurück. Sie spüren, dass das Brustbein sich bereits in die gewünschte Richtung bewegt.«

Variante 3

Der Therapeut arbeitet mit **bildlichen Vorstellungen**. Der Patient stellt sich den zu bewegenden Körperabschnitt (Becken, Brustkorb oder Kopf) als Dreieck vor.

Bewegung der Lendenwirbelsäule in Lateralflexion:

Der Patient tastet das Dreieck Becken (Verbindung von Symphyse und Spinae iliacae anteriores superiores). Dieses soll in der Frontalebene hin- und herschaukeln (◻ Abb. 2.3).

Variante 4

Um sich die Bewegung der Körperabschnitte Becken, Brustkorb und Kopf in den 3 Ebenen leichter vorstellen zu können, kann sich der Übende an den **Kopfbewegungen** orientieren (◻ Tabelle 2.1).

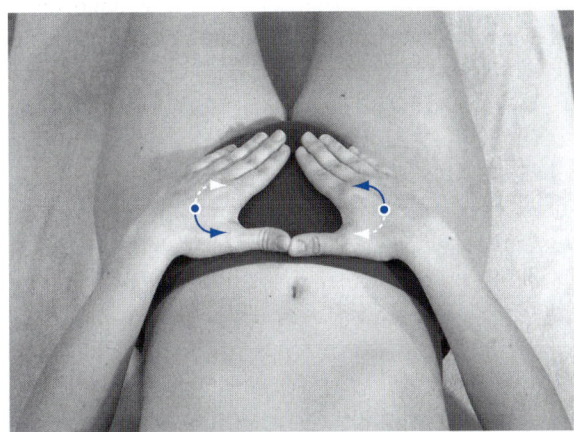

◻ **Abb. 2.3** Tasten des Dreiecks Becken.

◻ **Tabelle 2.1.** Kopfbewegungen als Orientierung für Bewegungsrichtungen

Kopfbewegung	Ebene	Bewegungen
Kopfnicken	»Ja-Ebene« (Sagittalebene)	Flexion/ Extension
Kopf vor- und zurückschieben		Translation ventral/dorsal
Kopfschütteln	»Nein-Ebene« (Transversalebene)	Rotation mit Becken/ Brustkorb/ Kopf
Kopf seitlich neigen	»Vielleicht-Ebene« (Frontalebene)	Lateralflexion
Kopf nach rechts und links schieben		Translation rechts/links

2.1.6 Bewegungstempo

Die Bewegungen werden zu Beginn langsam und in kleiner Amplitude ausgeführt. Sobald sich die Bewegung eingespielt hat, kann das Tempo gesteigert werden. Für die hubfreie Mobilisation wird ein Tempo von **100–120 Bewegungsausschlägen pro Minute** angestrebt.

ℹ Praxis-Tipp

Oft kann beobachtet werden, dass die Bewegung in eine Richtung leichter fällt als in die andere oder dass eine Bewegungsrichtung betont wird. Durch Vorgeben eines Dreivierteltaktes kann abwechselnd eine Seite betont werden, d. h., der Patient zählt auf 3 und betont jeweils den Bewegungsimpuls auf »1«. Der Therapeut unterstützt die Akzente beispielsweise durch Klatschen oder auch verbal.

2.2 Hubfreie/hubarme Mobilisation der Wirbelsäule

In diesem Kapitel werden die Bewegungen der Körperabschnitte Becken und Brustkorb in den 3 definierten Körperebenen beschrieben. Die **Reihenfolge der Übungen** bestimmt der Therapeut, ebenso die **Steigerung der Belastung**. Sie sind abhängig

– vom funktionellen Problem und
– vom aktuellen Zustand des Patienten.

❗ Da die Bewegungen des Kopfes besser in Kombination mit mobilisierender Massage geübt werden, wird auf ihre Darstellung bewusst verzichtet (▶ Kap. 4.4).

2.2.1 Translation des Beckens nach rechts/links

Ausgangsstellung

Der Patient liegt auf dem Rücken. Die Beine sind leicht gegrätscht, die Hände liegen seitlich am Becken (◻ Abb. 2.4a).

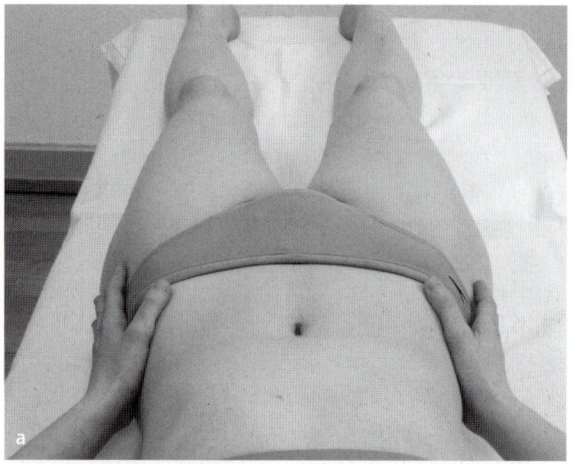

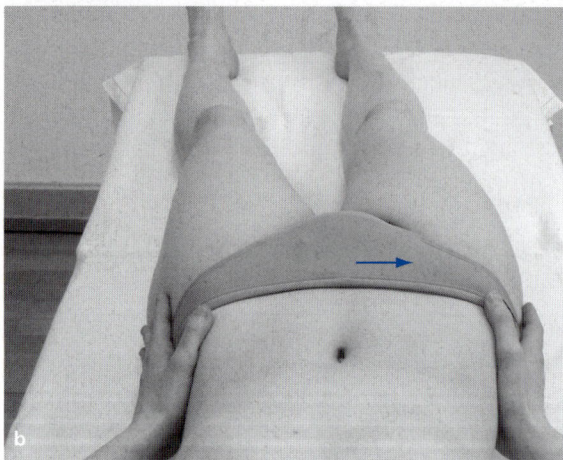

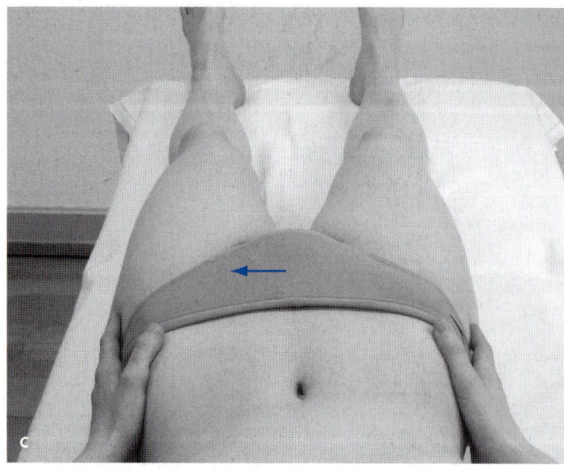

◘ Abb. 2.4a Translation des Beckens nach rechts-links: Ausgangsstellung. **b** Translation des Beckens nach rechts. **c** Translation des Beckens nach links

Bewegungsablauf

Das Becken wird in der Frontalebene alternierend leicht nach rechts und links verschoben (◘ Abb. 2.4b und 2.4c).

Bei der Verschiebung des Beckens nach rechts kommt es in der unteren Lendenwirbelsäule zu einer links-konkav lateralflexorischen Bewegung, im lumbothorakalen Übergang zu einer rechts-konkav lateralflexorischen Bewegung. Gleichzeitig findet im linken Hüftgelenk eine Abduktion und im rechten eine Adduktion statt.

> **❶** — Die Verbindungslinie der Spinae bleibt immer parallel zum frontotransversalen Brustkorbdurchmesser.
> — Kniescheiben zeigen immer nach oben.

❶ Praxis-Tipp

— Durch einen leichten Druck mit den Fersen auf die Unterlage nimmt die Belastung unter dem Gesäß ab, und das Becken kann besser nach rechts und links verschoben werden.

— Bei hohem Reibungswiderstand oder bei einem sehr schweren Gesäß legt der Therapeut ein Tuch unter das Becken und unterstützt die Verschiebung nach rechts und links (◘ Abb. 2.5a).

— Eine Translation des Brustkorbs in die Gegenrichtung darf zugelassen werden, da so das Bewegungsausmaß vergrößert wird. Gleichsinnig weiterlaufende Bewegungen des Brustkorbs müssen aber verhindert werden.

— Der Therapeut unterstützt die Verschiebung des Beckens durch einen seitlichen Griff unterhalb der Trochanterpunkte (◘ Abb. 2.5b).

— Bei Schmerzen in der Ausgangsstellung können die Beine auch angestellt werden.

Variante

Hubarme Mobilisation im Stand: Die Füße stehen hüftgelenksbreit auseinander. Während der Verschiebung des Beckens nach rechts muss das rechte Knie flexorisch so viel nachgeben, dass die Verbindungslinie der Spinae horizontal eingestellt bleibt. Der Therapeut unterstützt die Bewegung des Beckens (◘ Abb. 2.5c) oder er fixiert den Brustkorb (◘ Abb. 2.5d).

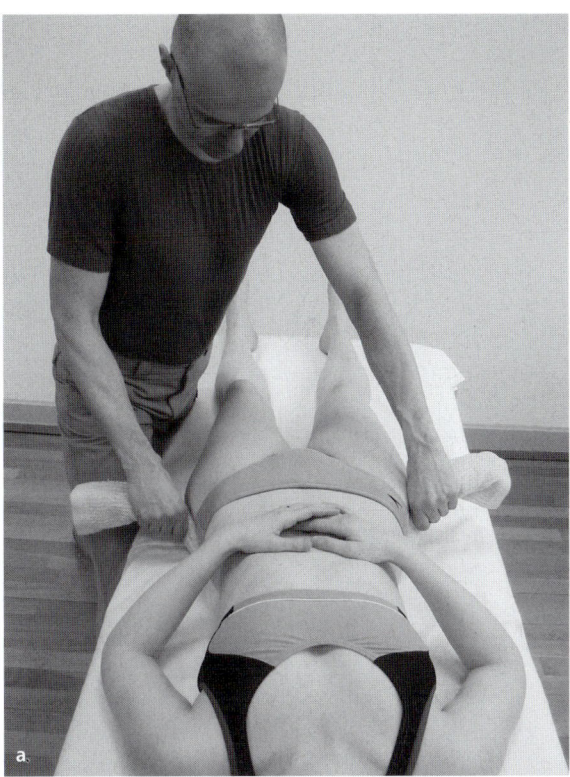

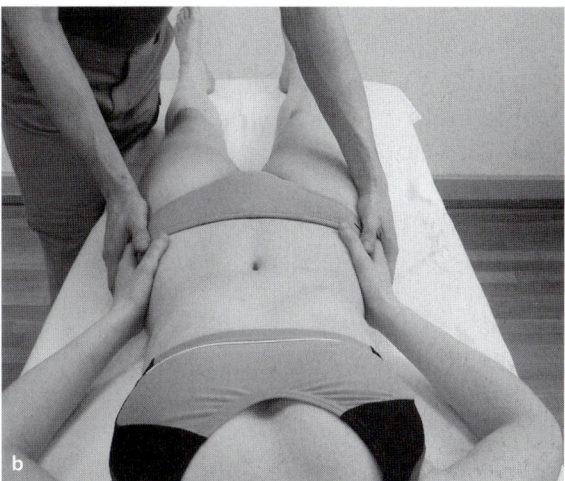

◻ Abb. 2.5a Entlastung bei hohem Reibungswiderstand. **b** Der Therapeut unterstützt die Bewegung. **c** Translation des Beckens im Stand: Ausgangsstellung. **d** Therapeut fixiert den Brustkorb

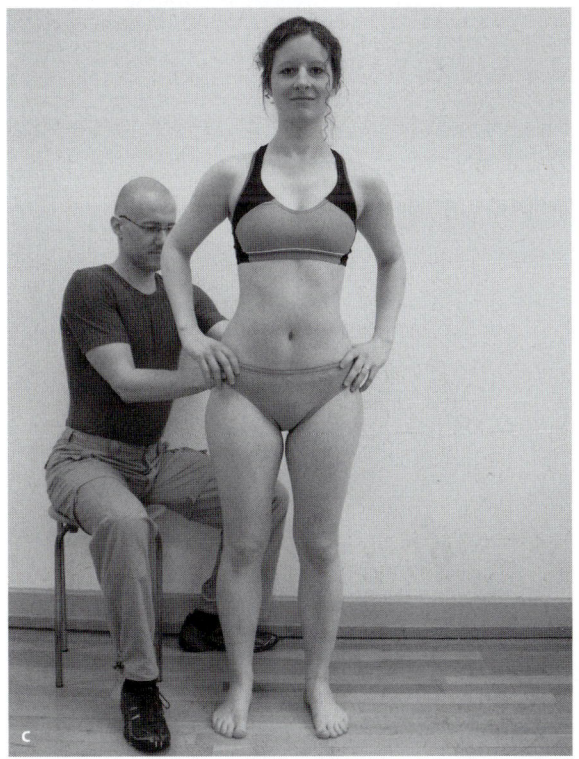

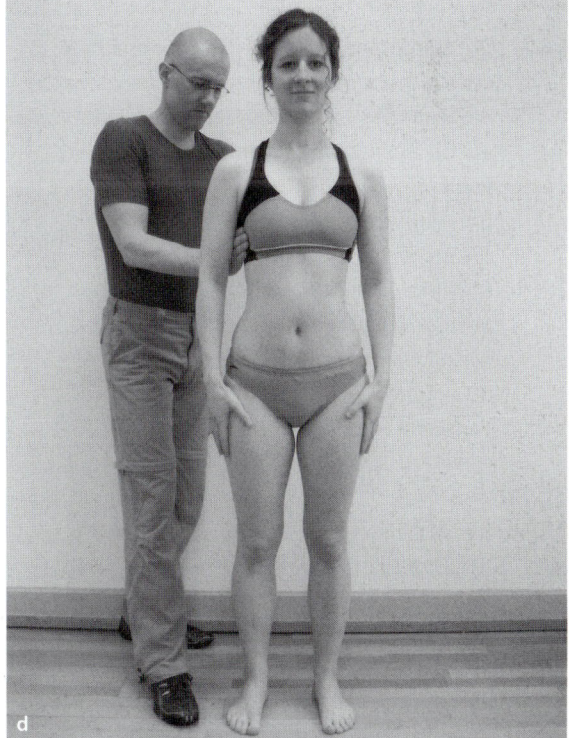

2

2.2.2 Lateralflexion in der Lendenwirbelsäule

Ausgangsstellung

Der Patient liegt auf dem Rücken, die Beine liegen parallel oder werden bei Bedarf angestellt (◘ Abb. 2.6a). Der Patient berührt mit seinen Händen die beiden Spinae.

Bewegungsablauf

Die rechte Spina iliaca wird in der Frontalebene nach kranial/medial bewegt, gleichzeitig bewegt sich die linke Spina iliaca nach kaudal/medial. Dabei stellt sich die Lendenwirbelsäule rechts-konkav lateralflexorisch ein. Im linken Hüftgelenk findet eine Abduktion, im rechten Hüftgelenk eine Adduktion vom Becken her statt. Die Hüftgelenke verschieben sich dabei nach kranial/kaudal und ein wenig nach medial (◘ Abb. 2.6b).

Bei der Gegenbewegung verformt sich die Lendenwirbelsäule links konkav. Im rechten Hüftgelenk kommt es zu einer Abduktion und im linken Hüftgelenk zu einer Adduktion (◘ Abb. 2.6c)

> **!** — Der frontotransversale Brustkorbdurchmesser bleibt unverändert liegen. Weiterlaufende Bewegungen von der Lendenwirbelsäule auf die Brustwirbelsäule müssen verhindert werden.
> — Die Längsachsen der Beine bleiben parallel, die Kniescheiben zeigen nach oben.
> — Die Verbindungslinie der Spinae iliacae bewegt sich nur in der Frontalebene. Flexorische/extensorische oder rotatorische Bewegungen in der Wirbelsäule müssen vermieden werden.

> **ℹ Praxis-Tipp**
> — Die Initialbewegung kann auch von den Beinen her eingeleitet werden. Durch einen leichten taktilen Stimulus an den Knien oder den Füßen wird der Patient aufgefordert, diese Punkte abwechselnd fußwärts zu schieben. Dadurch wird die Primäraktivität in die Beine verlagert. Häufig ist dabei eine vermehrte Aktivität des M. quadri-

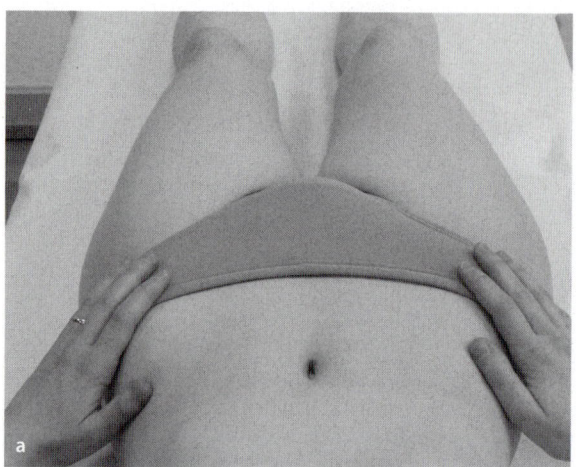

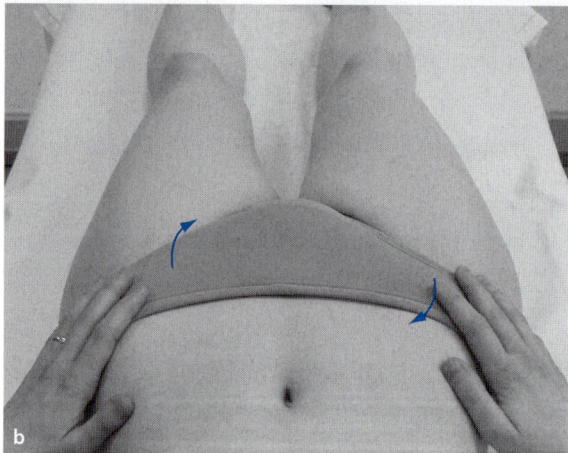

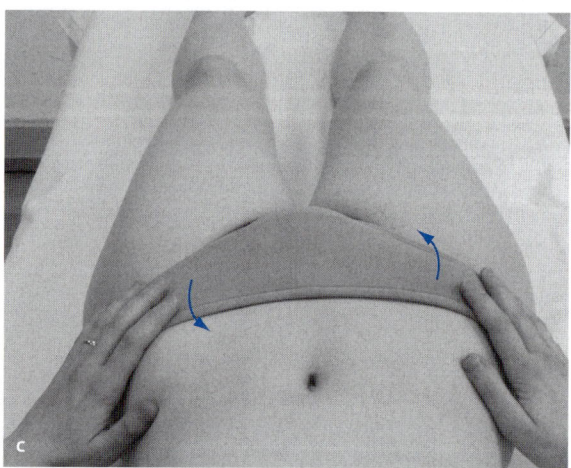

◘ **Abb. 2.6a** Lateralflexion der Lendenwirbelsäule: Ausgangsstellung. **b** Rechts konkave Lateralflexion. **c** Links konkave Lateralflexion

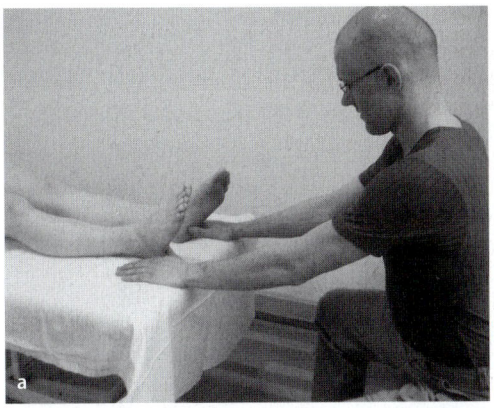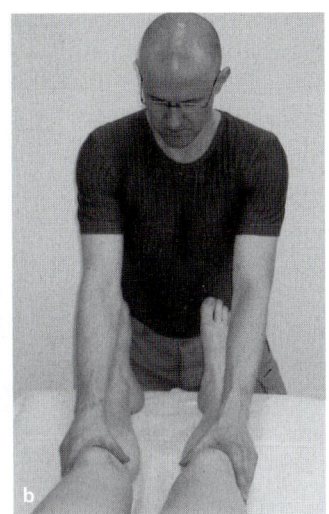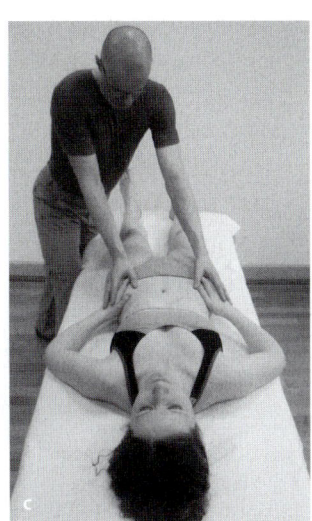

□ Abb. 2.7a Einleiten der Bewegung von den Fersen her. **b** Einleiten der Bewegung von den Knien her. **c** Der Therapeut unterstützt die Beckenbewegung

ceps zu beobachten. Inwiefern diese zugelassen werden kann, liegt im Ermessen des Therapeuten (□ Abb. 2.7a,b).

— Der Therapeut legt seine Hände auf die Hände des Patienten und unterstützt vor allem die Verschiebung der Beckenseite nach kaudal/medial. Sobald die Bewegung sich eingespielt hat, nimmt der Therapeut seine Hände wieder weg (□ Abb. 2.7c).

Varianten

— **Hubfreie/hubarme Mobilisation in Bauchlage:** Die Mobilisation wird in Bauch- oder Seitlage in Kombination mit mobilisierender Massage ausgeführt (▶ Kap. 4).

— **Hubarme Mobilisation im Sitz:** Der Patient stützt sich seitlich ab. Durch alternierenden Druck mit den Händen auf die Sitzfläche kann die Lateralflexion der Lendenwirbelsäule eingeleitet werden. Drückt die linke Hand nach unten, hebt sich die linke Beckenseite etwas an und es kommt zu einer links konkaven Lateralflexion der Lendenwirbelsäule (□ Abb. 2.8a).

— **Hubarme Mobilisation im Sitz:** Der Therapeut leitet die Lateralflexion der Lendenwirbelsäule durch eine translatorische Verschiebung

des Brustkorbs nach rechts-links ein. Er übernimmt dabei einen Teil des Brustkorbgewichts (□ Abb. 2.8b).

— **Hubarme Mobilisation im Stand:** Der Patient steht auf dem linken Bein, das rechte Bein ist entlastet, der Fuß hat Bodenkontakt. Der Patient hält sich seitlich am Beckenkamm. Durch flexorisches Nachlassen im rechten Kniegelenk bewegt sich die rechte Spina iliaca nach kaudal medial, die Lendenwirbelsäule stellt sich links-konkav lateralflexorisch ein. Danach wird die Verbindungslinie der Spinae wieder in die horizontale Lage bewegt (□ Abb. 2.8c).

— **Hubarme Mobilisation auf dem Pezziball:** Die Mobilisation kann auch auf dem Ball erfolgen, z. B. mit der Übung: »Hula-Hula rechts/links« (Klein-Vogelbach u. Bürge 2003). Der Therapeut schient mit einer Hand den Brustkorb und hebt ihn leicht an, gleichzeitig unterstützt er mit seiner anderen Hand die Ballrollung nach rechts-links (□ Abb. 2.8d).
Eine weitere Möglichkeit ist die Übung »Salamander« (Klein-Vogelbach u. Bürge 2003). Der Therapeut kann die Ballrollung und gleichzeitig die Lateralflexion der Lenden- und unteren Brustwirbelsäule unterstützen (□ Abb. 2.8e).

2

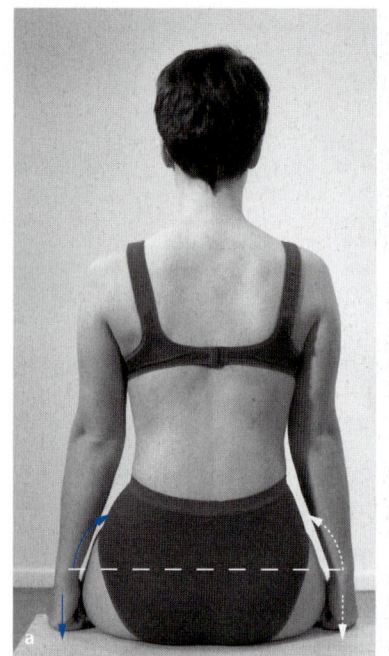

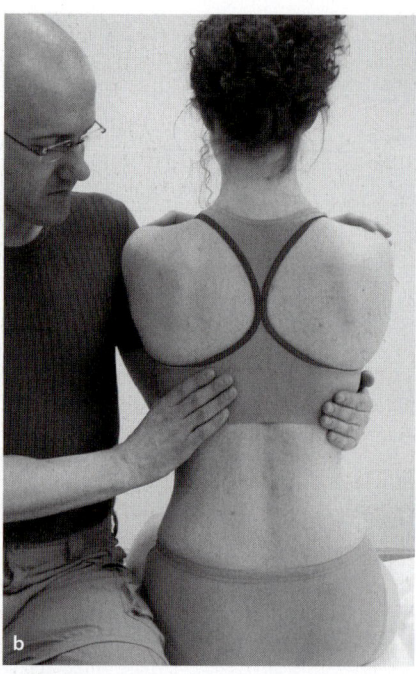

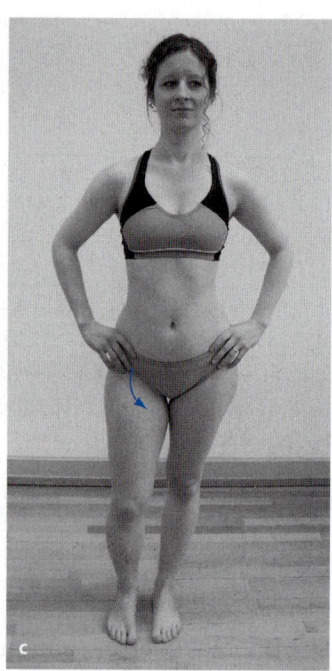

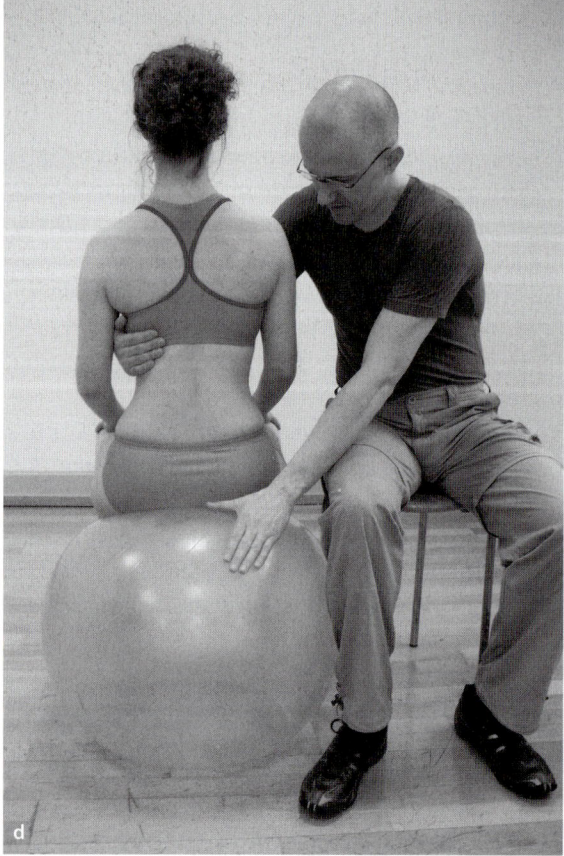

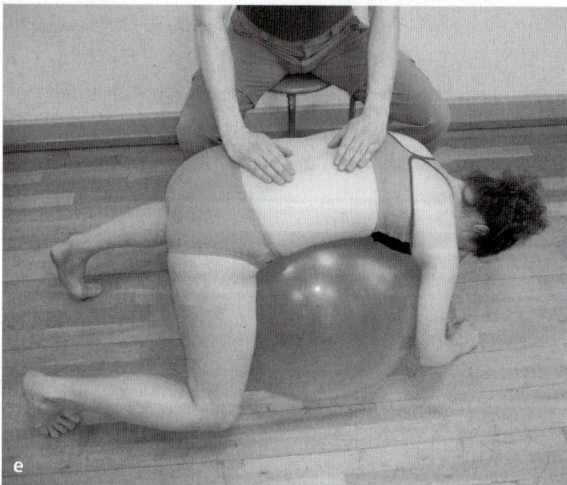

■ **Abb. 2.8a** Hubarme Mobilisation in Lateralflexion der Lendenwirbelsäule im Sitz. **b** Einleiten der Lateralflexion der Lendenwirbelsäule durch translatorische Bewegung mit dem Brustkorb. **c** Hubarme Mobilisation im Stand. **d** Hubarme Mobilisation der Lendenwirbelsäule auf dem Ball »Hula-Hula« rechts/links). **e** »Salamander«

2.2.3 Flexion/Extension in der Lendenwirbelsäule

Ausgangsstellung

Der Patient liegt auf der Seite. Die Beine sind in Hüft- und Kniegelenken ca. 45°–60° angewinkelt (◘ Abb. 2.9a).

Bewegungsablauf

Die Symphyse bewegt sich in der Sagittalebene nach kranial/ventral, dabei macht das Becken in den Hüftgelenken eine extensorische und in der Lendenwirbelsäule eine flexorische Bewegung (◘ Abb. 2.9b). Bewegt sich die Symphyse nach dorsal/kaudal, flexorisch in den Hüftgelenken, kommt es zu einer Extension in der Lendenwirbelsäule von kaudal her (◘ Abb. 2.9c).

> **❗** — Die Distanz zwischen Bauchnabel und Processus xyphoideus darf sich nicht verändern. Die Brustwirbelsäule muss alternierend flexorisch/extensorisch stabilisiert werden.
> — Die Verbindungslinie der Spinae steht immer vertikal. Rotatorische und lateralflexorische Bewegungen des Beckens müssen verhindert werden.
> — Der Patient darf den Bauch nicht einziehen.

> **ⓘ Praxis-Tipp**
> Folgende verbale Instruktionsmöglichkeiten haben sich für die flexorische Bewegung der Lendenwirbelsäule bewährt:
> — »Das Steißbein einziehen.«
> — »Das Schambein (Symphyse) bewegt sich zum Bauchnabel.«
> — »Die Beckenknochen (Spinae iliacae) entfernen sich vom Oberschenkel.«

(Weitere Varianten ▶ Kap. 4.)

Um eine gleichsinnig weiterlaufende Bewegung in der Brustwirbelsäule zu verhindern, lässt der Therapeut den Patienten durch taktile Stimuli eine **Gegenbewegung in der BWS** ausführen (▶ Kap. 4), d. h.:
— Während der **Flexion der Lendenwirbelsäule** fordert der Therapeut den Patienten auf, eine extensorische Bewegung in der unteren/mittleren Brustwirbelsäule zu machen.

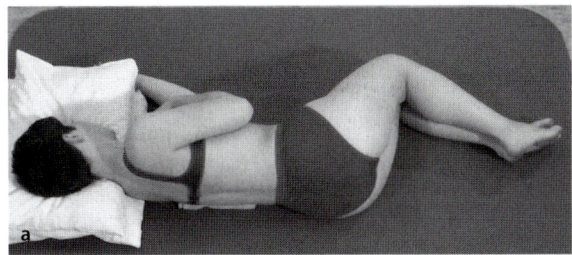
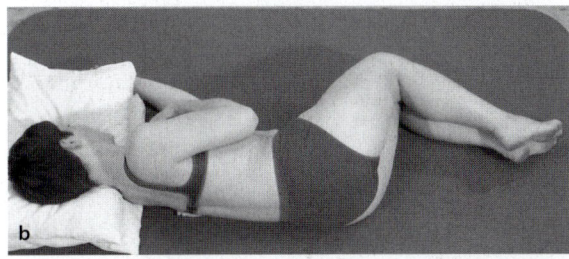
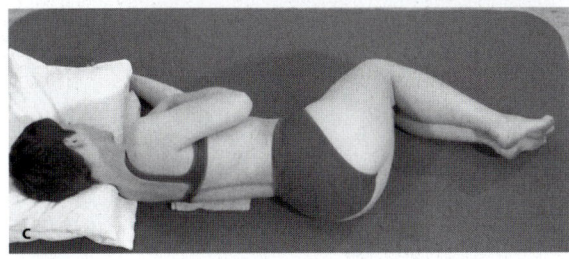

◘ **Abb. 2.9.** Hubfreie Mobilisation der Lendenwirbelsäule in Flexion/Extension. **a** Ausgangsstellung, **b** Flexion, **c** Extension

— Während der **Extension der Lendenwirbelsäule** macht der Patient eine flexorische Gegenbewegung in der unteren/mittleren Brustwirbelsäule.

Diese Bewegungen müssen langsam ausgeführt werden, damit der Patient genügend Zeit hat, die notwendigen Muskelaktivitäten zu koordinieren.

> **ⓘ Praxis-Tipp**
> Durch eine Veränderung der Beugestellung der Beine in den Hüftgelenken kann entweder mehr die Flexions- oder die Extensionsbewegung der Lendenwirbelsäule betont werden:
> — Eine Lagerung der Beine in mehr Flexion stoppt die flexorische Bewegung des Beckens in den Hüftgelenken früher, und die Extension der Lendenwirbelsäule kann dadurch begrenzt werden.

— Eine verminderte Flexionsstellung der Oberschenkel in den Hüftgelenken ermöglicht mehr Bewegungstoleranzen für die extensorische Bewegung des Beckens in der Lendenwirbelsäule.

Varianten

— **Hubarme Mobilisation in Rückenlage:** Die Beine sind angestellt. Der Patient tastet mit einer Hand die Veränderung des Abstands von Symphyse und Bauchnabel und kontrolliert mit der anderen Hand, ob der Abstand zwischen Bauchnabel und Processus xyphoideus gleich bleibt (◘ Abb. 2.10a).

— **Hubarme Mobilisation im Sitz:** Der Therapeut unterstützt die Bewegung des Beckens. Der Abstand zwischen Bauchnabel und Brustbein bleibt dabei konstant. Der Brustkorb wird ein wenig nach vorn bzw. hinten verschoben (◘ Abb. 2.10b–d).

— **Hubarme Mobilisation im Stand:** Knie- und Hüftgelenke sind leicht gebeugt, die Bewegung erfolgt wie in Rücken- oder Seitlage (s. auch die Übung »Auf und zu«, ► Kap. 3).

— **Hubarme Mobilisation auf dem Pezziball:** Die Übungen »Hula-Hula vor/rück« und »Esel streck dich« (Klein-Vogelbach u. Bürge, 2003) eignen sich sehr gut für eine Mobilisation der Lendenwirbelsäule. Bei der Übung »Hula-Hula vor/rück« hebt der Therapeut mit einem Arm den Brustkorb wenig an und treibt mit der anderen Hand den Ball an (◘ Abb. 2.10e).

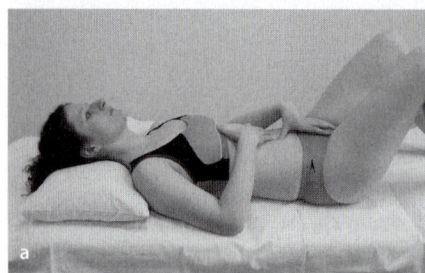
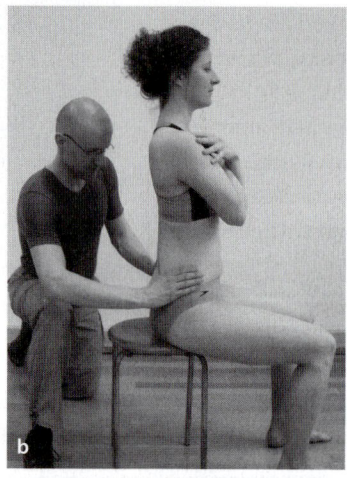
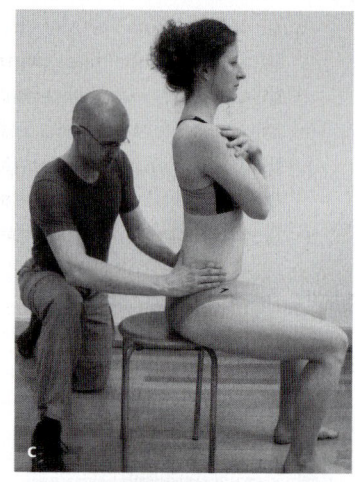
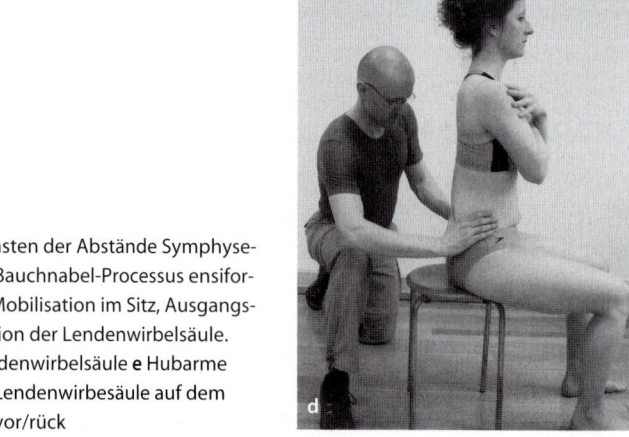
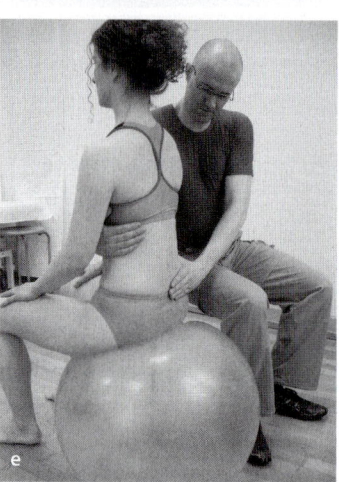

◘ **Abb. 2.10. a** Tasten der Abstände Symphyse-Bauchnabel und Bauchnabel-Processus ensiformis. **b** Hubarme Mobilisation im Sitz, Ausgangsstellung. **c** Extension der Lendenwirbelsäule. **d** Flexion der Lendenwirbelsäule **e** Hubarme Mobilisation der Lendenwirbesäule auf dem Ball, »Hula Hula« vor/rück

2.2.4 Rotation des Beckens in der unteren Brustwirbelsäule nach rechts/links

Ausgangsstellung

Der Patient sitzt auf einem Hocker; Becken, Brustkorb und Kopf sind in die Körperlängsachse eingeordnet. Er stützt sich seitlich ab (■ Abb. 2.11a).

Bewegungsablauf

In der Transversalebene dreht sich das Becken rotatorisch in der unteren Brustwirbelsäule nach rechts und links. Bei der Beckendrehung nach rechts bewegt sich das Becken als proximaler Hebel im rechten Hüftgelenk transversaladduktorisch und im linken Hüftgelenk transversalabduktorisch. Die Drehpunkte Hüftgelenke bewegen sich nach dorsal/lateral bzw. nach ventral/medial (■ Abb. 2.11b).

! — Der frontotransversale Brustkorbdurchmesser bleibt stehen, weiterlaufende Bewegungen nach kranial müssen rotatorisch stabilisiert werden.
— Die Verbindungslinie der Spinae bleibt immer horizontal. Dies bedingt eine lateralflexorische Stabilisierung der Lendenwirbelsäule.

— Die Rotationsachse bleibt unverändert, wenn sich die beiden Knie simultan nach vorn bzw. hinten bewegen, d. h. das eine nach vorn und das andere nach hinten.
— Das Gesäß soll immer den Kontakt zur Sitzfläche behalten, um lateralflexorische Bewegungen zu vermeiden.

ⓘ Praxis-Tipp

— In der Ausgangsstellung Sitz sollten die Oberschenkel annähernd horizontal eingestellt sein, damit die Knie mühelos nach vorn und hinten verschoben werden können.
— Die Bewegung kann auch von den Beinen her eingeleitet werden, indem gleichzeitig ein Knie nach vorn und das andere nach hinten verschoben wird und umgekehrt. Der Therapeut kann dies durch taktile Stimuli unterstützen (■ Abb. 2.12a).
— Der Therapeut fixiert den Brustkorb auf Höhe von Th7 und hebt ihn gleichzeitig etwas an, um die Lendenwirbelsäule zu entlasten.
— Der Therapeut gibt einen leichten Stauchungsimpuls am Scheitel und stimuliert so zusätzlich die extensorische Stabilisierung der Brustwirbelsäule.

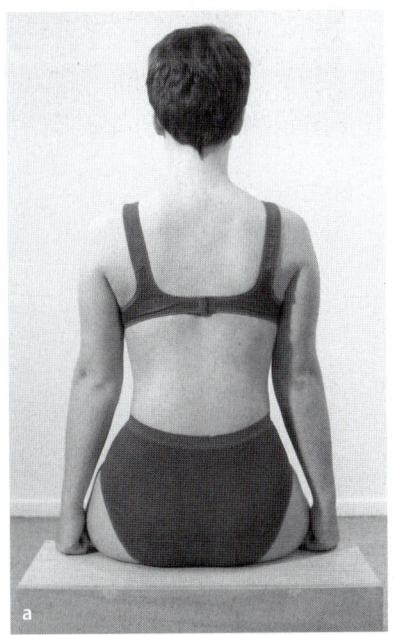
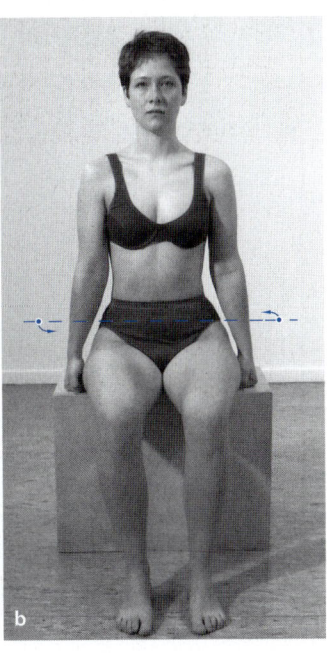

■ **Abb. 2.11. a** Ausgangsstellung für die Rotation des Beckens. **b** Rotatorische Bewegung des Beckens

2

Varianten

- **Hubfreie Mobilisation im Stand:** Der Therapeut hält den Brustkorb und hebt ihn wenig an, der Patient tastet die Spinae iliacae und dreht sein Becken wenig nach rechts-links (■ Abb. 2.12b,c).

Die Bewegung kann auch durch Drehen der Füße gegen den Boden eingeleitet werden, z. B. mit der Übung »Twist und Zirkuspferd« (Klein-Vogelbach u. Eicke Wieser 2005; ■ Abb. 2.12d,e).
- **Hubarme Mobilisation in Seitlage:** ▶ Kap. 4.

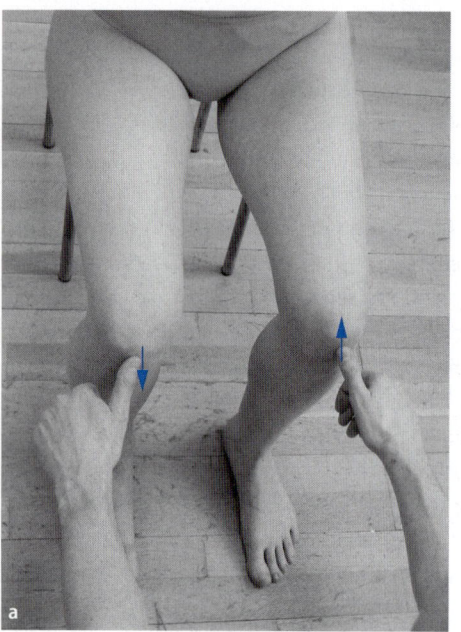
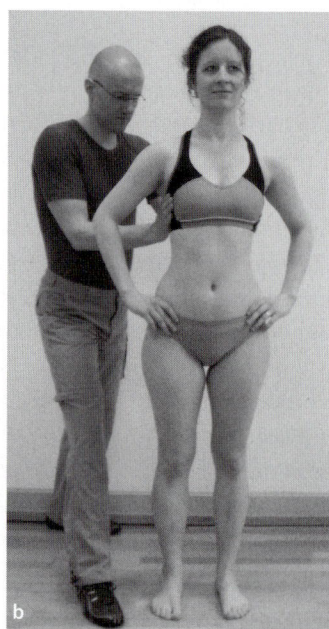
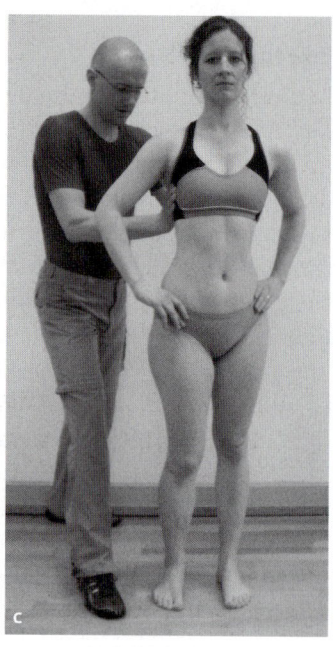
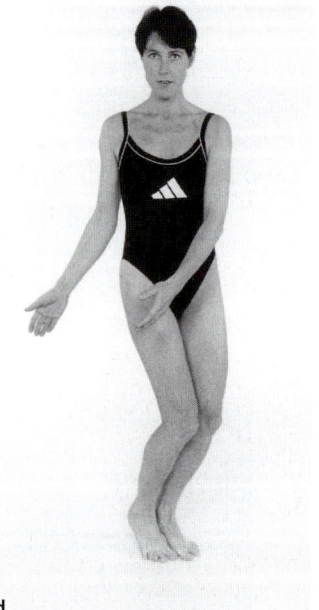
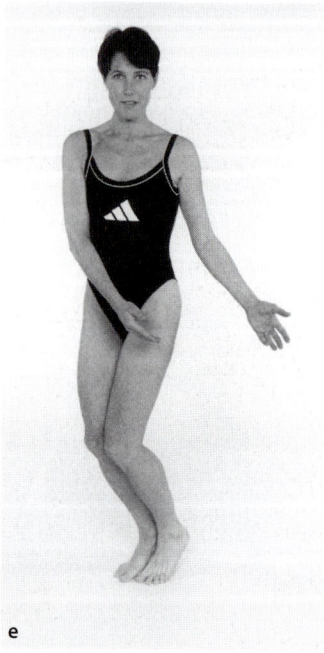

■ **Abb. 2.12. a** Rotation des Beckens: Einleiten der Bewegung von den Knien her. **b** Rotation des Beckens im Stand. **c** Rotation des Beckens nach links. **d** »Twist« und »Zirkuspferd« **e** »Twist« und »Zirkuspferd«

2.2.5 Translation des Brustkorbs nach rechts/links

Ausgangsstellung

Der Patient liegt auf dem Rücken, die Beine sind parallel oder angestellt. Die Fingerspitzen berühren das Brustbein (■ Abb. 2.13a).

Bewegungsablauf

Das Sternum bewegt sich in der Frontalebene ein wenig nach rechts, dabei kommt es zu einer rechts konkav lateralflexorischen Bewegung in der oberen Lendenwirbelsäule und zu einer links konkav lateralflexorischen Bewegung in der unteren Brustwirbelsäule (■ Abb. 2.13b).

> ❗ — Die Verbindungslinie der Augen bleibt parallel zum frontotransversalen Brustkorbdurchmesser.
> — Der frontotransversale Brustkorbdurchmesser bewegt sich immer parallel zur Verbindungslinie der Spinae. Die Verbindungslinie der Spinae darf sich allenfalls parallel in die entgegengesetzte Richtung verschieben.

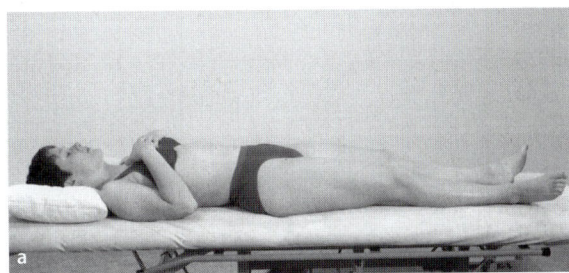

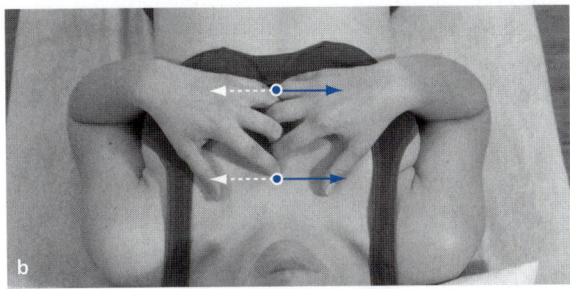

■ **Abb. 2.13. a** Ausgangsstellung für die Translation des Brustkorbs nach rechts-links. **b** Verschiebung des Brustkorbs nach rechts-links

> ℹ **Praxis-Tipp**
> — Die Bewegungen des Brustkorbs sollen so klein ausgeführt werden, dass das Becken nicht von einem gleichsinnig weiterlaufenden Bewegungsimpuls erfasst wird.
> — Wird während der Bewegung die Luft angehalten, soll der Übende zur Bewegung eine Melodie pfeifen oder mit verschiedenen Lauten, wie z. B. pf, sch, sss, hörbar ausatmen.
> — Der Therapeut unterstützt die Bewegungen des Brustkorbs in Höhe von Th7 (■ Abb. 2.14a).

Variante

Hubarme Mobilisation im Sitz oder Stand: Der Patient tastet mit den Fingerspitzen das Brustbein und verschiebt dieses nach rechts und links, das Brustbein bleibt immer vertikal und darf sich nicht seitlich neigen. Um die dynamische Stabilisierung der Brustwirbelsäule zu erleichtern, kann der Patient sich anlehnen, z. B. an einem Soft-Ball. Dieser wird nur wenig aufgepumpt und ermöglicht so ein leichtes Bewegen des Brustkorbs nach rechts-links (■ Abb. 2.14b,c).

2.2.6 Lateralflexion der Brustwirbelsäule

Ausgangsstellung

Ausgangsstellung ist die Rückenlage, die Unterarme des Patienten liegen überkreuzt auf dem Brustkorb (■ Abb. 2.15a).

Bewegungsablauf

Während der rechts konkaven Lateralflexion in der Frontalebene nähert sich rechts der untere Rippenbogen dem Beckenkamm an, links entfernt sich der untere Rippenbogen vom Beckenkamm. Gleichzeitig kommt es in der HWS zu einer ausgleichenden Lateralflexion links konkav (■ Abb. 2.15b).

> ❗ — Die Verbindungslinie der Spinae iliacae bewegt sich nicht mit. Die weiterlaufende Bewegung nach kaudal muss lateralflexorisch begrenzt werden.
> — Die Verbindungslinie der Augen bleibt parallel zur Verbindungslinie der Spinae, rotatorische Bewegungen des Kopfes müssen verhindert werden.

2

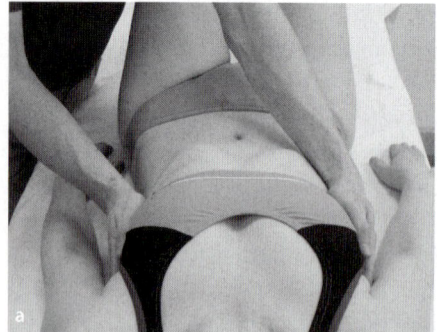

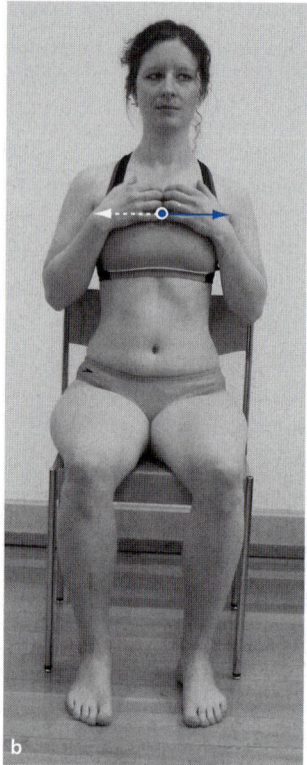

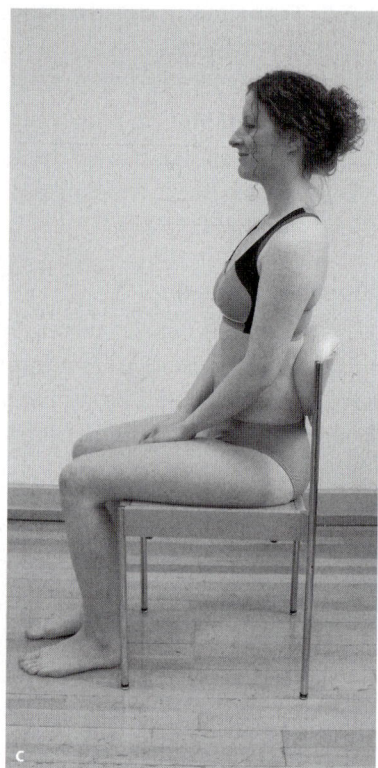

◘ **Abb. 2.14. a** Der Therapeut unterstützt die Brustkorbverschiebung nach rechts-links. **b** Translation des Brustkorbs nach rechts-links im Sitz. **c** Soft-Ball als Lehne

---

ⓘ **Praxis-Tipp**

— Die Bewegungen mit dem Brustkorb sind oft ungewohnt. Der Therapeut kann sie seitlich am Brustkorb oder Schultergürtel unterstützen (◘ Abb. 2.16a).

— Der Patient überkreuzt die Arme und berührt mit den Fingerspitzen das Schlüsselbein. Diese Berührungspunkte werden alternierend fußwärts verschoben.

Varianten

— **Hubfreie Mobilisation in der »Hirtenbüblistellung«:** In dieser Ausgangsstellung ist die Schultergürtel-/Nackenmuskulatur entlastet. Während der Brustkorb bewegt, ruhen die Arme auf der Unterlage. Der Therapeut unterstützt die Brustkorbbewegung (◘ Abb. 2.16b).

— **Hubfreie Mobilisation gegensinnig von Becken und Brustkorb:** Becken und Brustkorb werden ge-

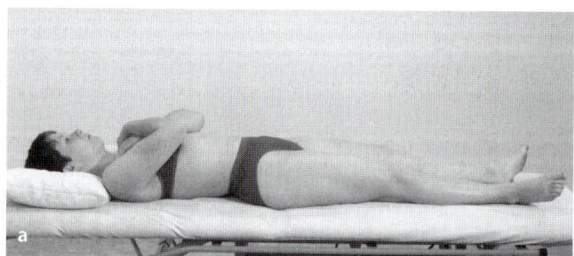

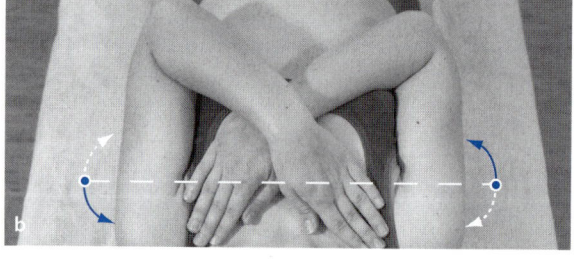

◘ **Abb. 2.15. a** Ausgangsstellung für die Lateralflexion der Brustwirbelsäule. **b** Lateralflexorische Bewegung des Brustkorbs

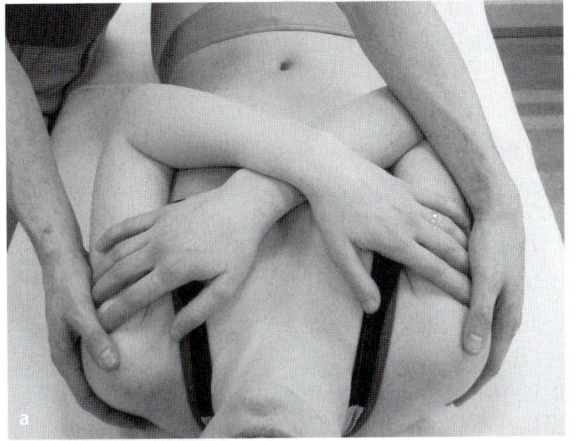
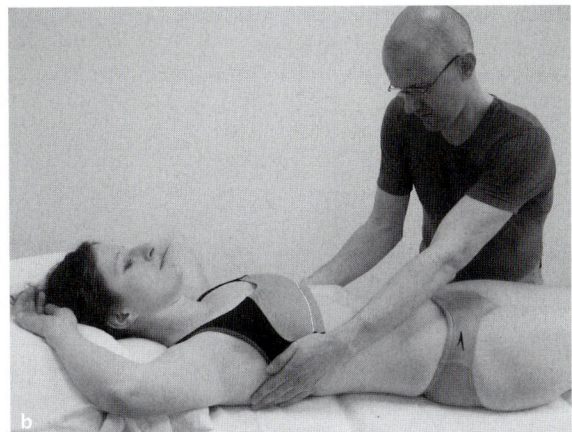
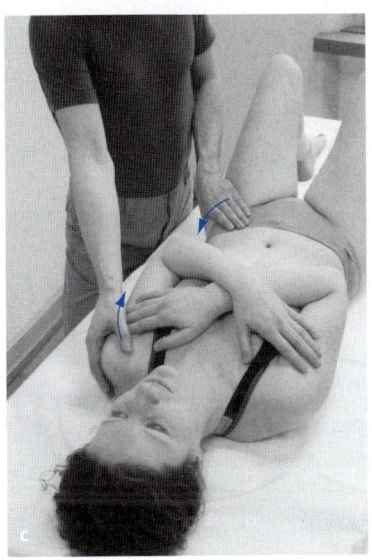
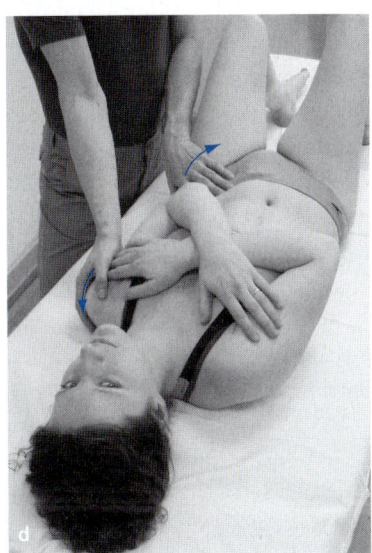
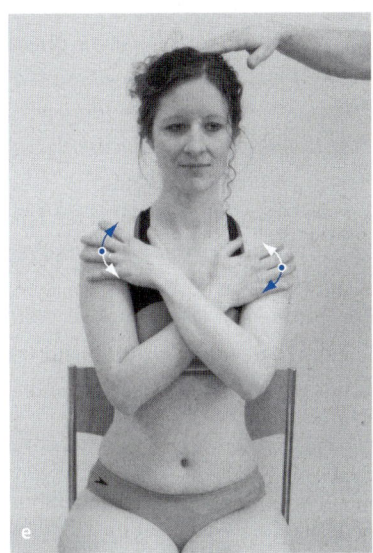

D Abb. 2.16. a Therapeut unterstützt die Bewegung. **b** Mobilisation in der »Hirtenbüeblistellung«. **c** Gegenläufige Bewegung von Becken und Brustkorb, Ausgangsstellung. **d** Links konkave Lateralflexion. **e** Lateralflexion der Brustwirbelsäule im Sitz

gensinnig in Lateralflexion bewegt. Der Therapeut schiebt dabei auf der einen Seite Beckenkamm und Brustkorb etwas zusammen oder stimuliert mit einem leichten Auseinanderziehen die Gegenbewegung (D Abb. 2.16c,d).

– **Hubarme Mobilisation im Sitz:** Die Körperabschnitte Becken, Brustkorb und Kopf sind eingeordnet in die Körperlängsachse und an eine Rü-

ckenlehne angelehnt. Die Arme werden auf dem Brustkorb überkreuzt, und die Ellbogenspitzen bewegen sich alternierend ein wenig fußwärts. Der Therapeut gibt einen leichten Stauchungsimpuls am Scheitel, dies erleichtert dem Patienten die Ausrichtung des Kopfs, so dass die Verbindungslinie der Augen horizontal eingestellt bleibt (D Abb. 2.16e).

2

2.2.7 Kreisen mit dem Brustkorb in der Frontalebene

Ausgangsstellung

Der Patient liegt in Rückenlage, bei Bedarf sind die Beine angestellt.

Bewegungsablauf

Die Distanzpunkte Incisura jugularis und Processus xyphoideus bewegen sich simultan auf je einem Kreisbogen in der Frontalebene. Der Patient tastet einen Punkt in der Mitte des Sternums und lässt diesen in der mittleren Frontalebene kreisen (◘ Abb. 2.17).

> ❶ — Der frontotransversale Brustkorbdurchmesser bewegt sich nur in der mittleren Frontalebene, rotatorische Bewegungen in der unteren Brustwirbelsäule und in der Halswirbelsäule müssen verhindert werden.
> — Die Verbindungslinie der Spinae und die Verbindungslinie der Augen bleiben unverändert.

> ℹ **Praxis-Tipp**
> Der Therapeut kann das Kreisen des Brustkorbs durch eine leichte Führung am Brustbein unterstützen.

Variante

Die Richtung der Kreisbewegungen immer wieder wechseln, z. B. viermal im Uhrzeigersinn und viermal im Gegenuhrzeigersinn bewegen.

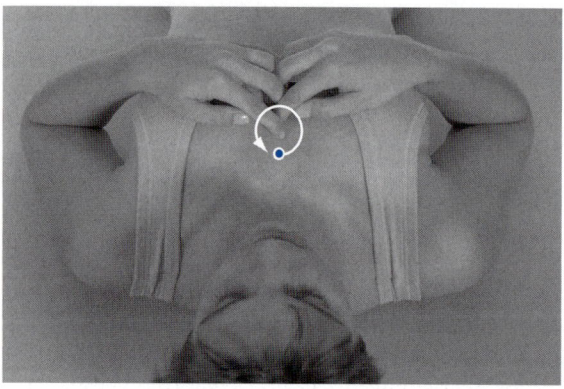

◘ **Abb. 2.17** Bewegungen des Brustkorbs in der Frontalebene auf einem Kreisbogen

2.2.8 Flexion/Extension der Brustwirbelsäule

Ausgangsstellung

Der Patient liegt auf der Seite, die Beine sind angewinkelt. Der oben liegende Arm liegt auf dem Brustkorb, die Fingerspitzen berühren das Brustbein (◘ Abb. 2.18a).

Bewegungsablauf

In der Sagittalebene wird der Processus xyphoideus nach kaudal/dorsal bewegt und nähert sich dem Bauchnabel, dabei stellt sich die Brustwirbelsäule flexorisch und die Halswirbelsäule extensorisch ein. Der Kopf bleibt liegen (◘ Abb. 2.18b). Anschließend wird der Processus xyphoideus nach kranial/ventral bewegt und entfernt sich vom Bauchnabel, dabei kommt es in der Brustwirbelsäule zu einer extensorischen und in der Halswirbelsäule zu einer flexorischen Bewegung (◘ Abb. 2.18c).

> ❶ — Der Processus xyphoideus bewegt sich während der Flexion nach dorsal/kaudal, die Incisura jugularis nach ventral/kaudal.
> — Der Abstand zwischen Symphyse und Bauchnabel darf sich nicht verändern, weiterlaufende Bewegungen nach kaudal müssen in der Lendenwirbelsäule stabilisiert werden.
> — Während der Flexion/Extension der Brustwirbelsäule wird der oben liegende Arm mit transportiert. Im Sternoklavikulargelenk der unteren Seite bewegt sich der Brustkorb als proximaler Partner ventral-/dorsal-rotatorisch.

> ℹ **Praxis-Tipp**
> — Häufig wird während der Bewegung die Luft angehalten, oder es kommt zu einer funktionellen Fehlatmung, d. h. während der extensorischen Bewegung erfolgt die Inspiration und während der flexorischen Bewegung die Exspiration. Dies muss auf jeden Fall vermieden werden. Der Patient wird aufgefordert, ein Lied zu pfeifen oder die kleinen Hin- und Herbewegungen nur während der Ausatmung auszuführen und während der Einatmung eine Pause zu machen.

- Der Therapeut kann während der Flexion der Brustwirbelsäule am Kreuzbein einen leichten extensorischen Stimulus geben, um durch stabilisierende Muskelaktivitäten eine weiterlaufende Bewegung in die LWS zu verhindern (s. »Mobilisierende Massage«, ▶ Kap. 4).
- Bei Steifigkeiten im zervikothorakalen Übergang empfiehlt es sich, zuerst die Arbeitsgänge der mobilisierenden Massage (▶ Kap. 4) auszuführen.

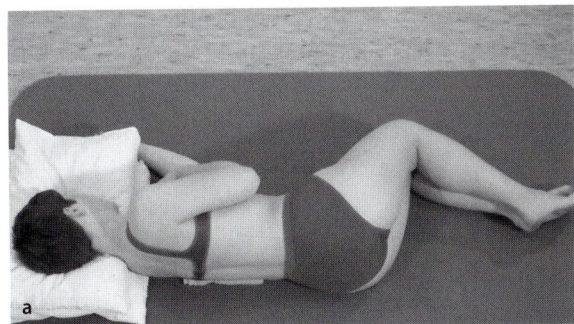

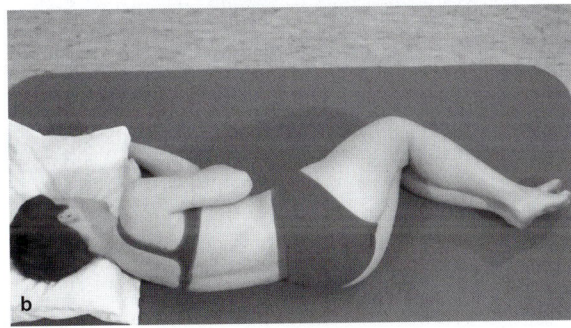

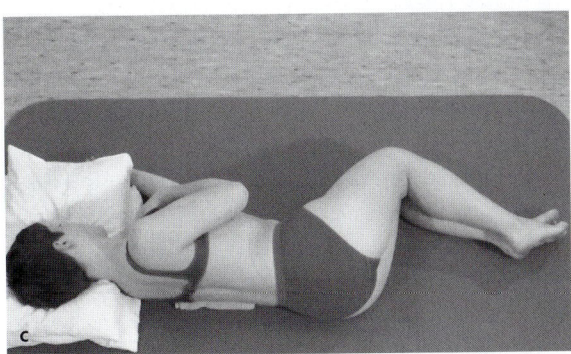

Abb. 2.18.a Ausgangsstellung für die Flexion/Extension der Brustwirbelsäule. **b** Flexion der Brustwirbelsäule. **c** Extension der Brustwirbelsäule.

Varianten

- **Hubarme Mobilisation in Rückenlage:** In Rückenlage sind die Beine angestellt. Der Patient tastet mit der einen Hand das Brustbein und mit der anderen den Bauchnabel (■ Abb. 2.19a). Anschließend bewegt er das Brustbein Richtung Bauchnabel, flexorisch in der unteren Brustwirbelsäule und extensorisch in der Halswirbelsäule. Der Therapeut kann die Bewegung unterstützen, indem er mit einer Hand die Bewegung des Brustbeins führt und mit der anderen Hand den zervikothorakalen Übergang mobilisiert (■ Abb. 2.19b–d) (s. auch »Mobilisierende Massage«, ▶ Kap. 4.4).
- **Gegensinnige Bewegung von Becken und Brustkorb:** Die Bewegungen von Becken und Brustkorb werden gleichzeitig in die entgegengesetzte Richtung ausgeführt. Dabei bewegen sich Lenden- und Halswirbelsäule extensorisch, während sich die Brustwirbelsäule flexorisch einstellt. Der Therapeut unterstützt den Patienten, indem er in der Mitte der Brustwirbelsäule und am Kopf durch einen taktilen Stimulus die Richtung der Bewegung anzeigt (■ Abb. 2.20). Einmal werden die Krümmungen der Wirbelsäule vermindert, einmal verstärkt (s. auch: Die Übung »die Schlange«; Klein-Vogelbach u. Eicke-Wieser 2005).

2.2.9 Translation des Brustkorbs nach ventral/dorsal

Ausgangsstellung

In Seitlage sind die Beine angewinkelt, der Patient tastet das Brustbein.

Bewegungsablauf

Das Brustbein wird in der Sagittalebene etwas nach ventral und dorsal verschoben. Während der Verschiebung nach ventral kommt es zu einer flexorischen Einstellung der Lendenwirbelsäule von kranial her und zu einer anpassenden extensorischen Bewegung im lumbothorakalen Übergang.

❗ Die Distanzpunkte Processus xyphoideus und Incisura jugularis bewegen sich gleichzeitig nur nach ventral/dorsal und nicht nach kranial/kaudal.

2

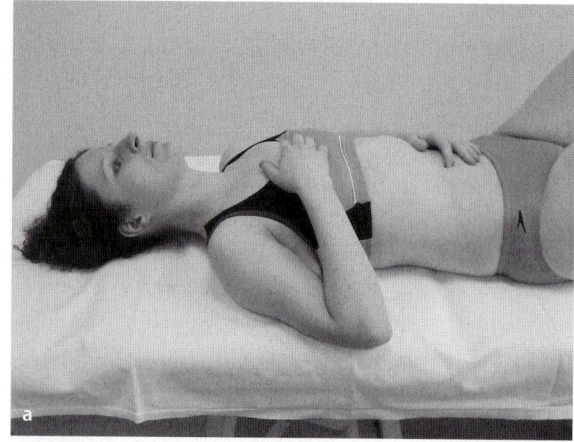

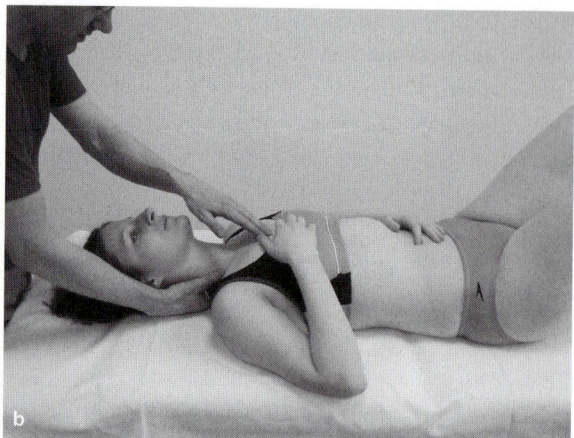

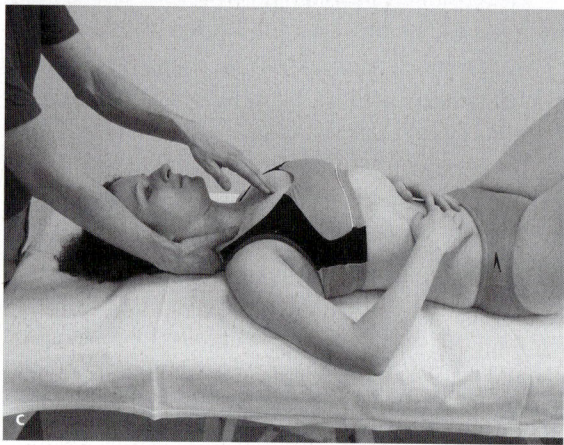

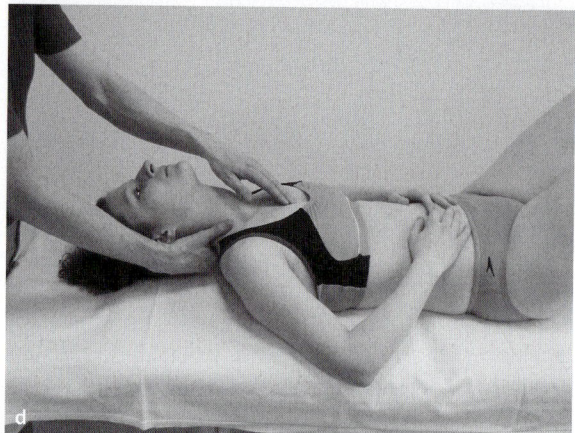

Abb. 2.19. a Tasten der Abstände. **b** Therapeut unterstützt die Flexion-Extension der Brustwirbelsäule, Ausgangsstellung. **c** Extension der Brustwirbelsäule. **d** Flexion der Brustwirbelsäule

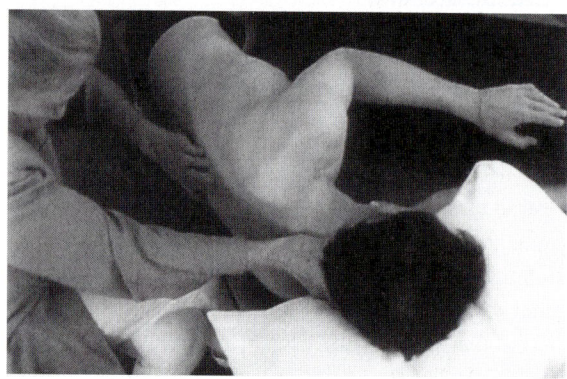

Abb. 2.20. Die Therapeutin stimuliert die Gegenbewegungen von Lenden-, Brust- und Halswirbelsäule. (Aus Klein-Vogelbach et al. 2000b).

ℹ Praxis-Tipp

— Der Therapeut kann die Bewegungen des Brustkorbs zu Beginn führen oder einen leichten Stimulus am Brustbein nach vorn bzw. hinten geben.

— Um die Stabilisierung der Lendenwirbelsäule zu unterstützen, gibt der Therapeut während der Ventraltranslation auf Höhe von L3 einen leichten flexorischen Widerstand für die Lendenwirbelsäule.

— Bei Steifigkeiten im zervikothorakalen Übergang kann der Therapeut einen Stimulus in die Bewegungsrichtung an C7 und/oder an der Incisura jugularis geben.

Variante

Hubarme Mobilisation im Sitz: Die Beine sind leicht gegrätscht. Der Bewegungsablauf erfolgt wie in Seitlage, das Brustbein bewegt sich ausschließlich nach vorn bzw. hinten und nicht nach oben oder unten.

2.2.10   Kreisen mit dem Brustkorb in der Sagittalebene

Ausgangsstellung

Der Patient liegt auf der Seite. Der oben liegende Arm ruht auf dem Brustkorb, die Fingerspitzen berühren das Brustbein.

Bewegungsablauf

Das Brustbein beschreibt einen Kreis in der Sagittalebene, dabei kommt es zu flexorischen/extensorischen Bewegungen in der Brustwirbelsäule.

> ❗ — Ein Distanzpunkt in der Mitte des Brustbeins bewegt sich auf einem Kreisbogen in der Sagittalebene.
> — Becken und Kopf bewegen sich nicht mit. Die weiterlaufenden Bewegungen nach kaudal und nach kranial müssen in der Hals- und Lendenwirbelsäule begrenzt werden.

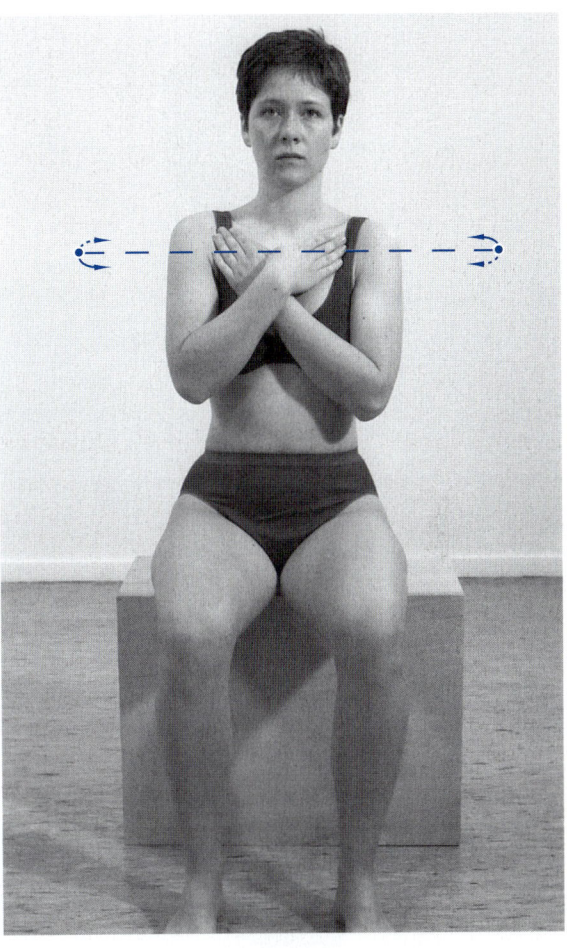

❏ **Abb. 2.21.** Rotation des Brustkorbs im Sitz.

2.2.11   Rotation des Brustkorbs nach rechts/links

Ausgangsstellung

Der Patient sitzt auf einem Hocker, die Körperabschnitte Becken, Brustkorb und Kopf sind in die Körperlängsachse eingeordnet. Die Arme sind überkreuzt und ruhen auf dem Brustkorb.

Bewegungsablauf

Der Brustkorb dreht in der Transversalebene alternierend nach rechts-links, während der Kopf stehen bleibt. Dabei dreht sich der Brustkorb rotatorisch in der unteren Brustwirbelsäule und im zervikothorakalen Übergang (❏ Abb. 2.21).

> ❗ — Der frontotransversale Brustkorbdurchmesser dreht sich nach rechts, rotatorisch in der unteren Brust- und Halswirbelsäule. Die Verbindungslinie der Spinae und die Verbindungslinie der Ohren bleiben parallel. Die weiterlaufenden Bewegungen nach kranial und kaudal müssen begrenzt werden.
> — Der frontotransversale Brustkorbdurchmesser bleibt horizontal, dies bedingt eine lateralflexorische Stabilisierung im lumbothorakalen Übergang.
> — Der Druck unter dem Gesäß darf sich nicht verändern, um translatorische Bewegungen zu vermeiden.

2

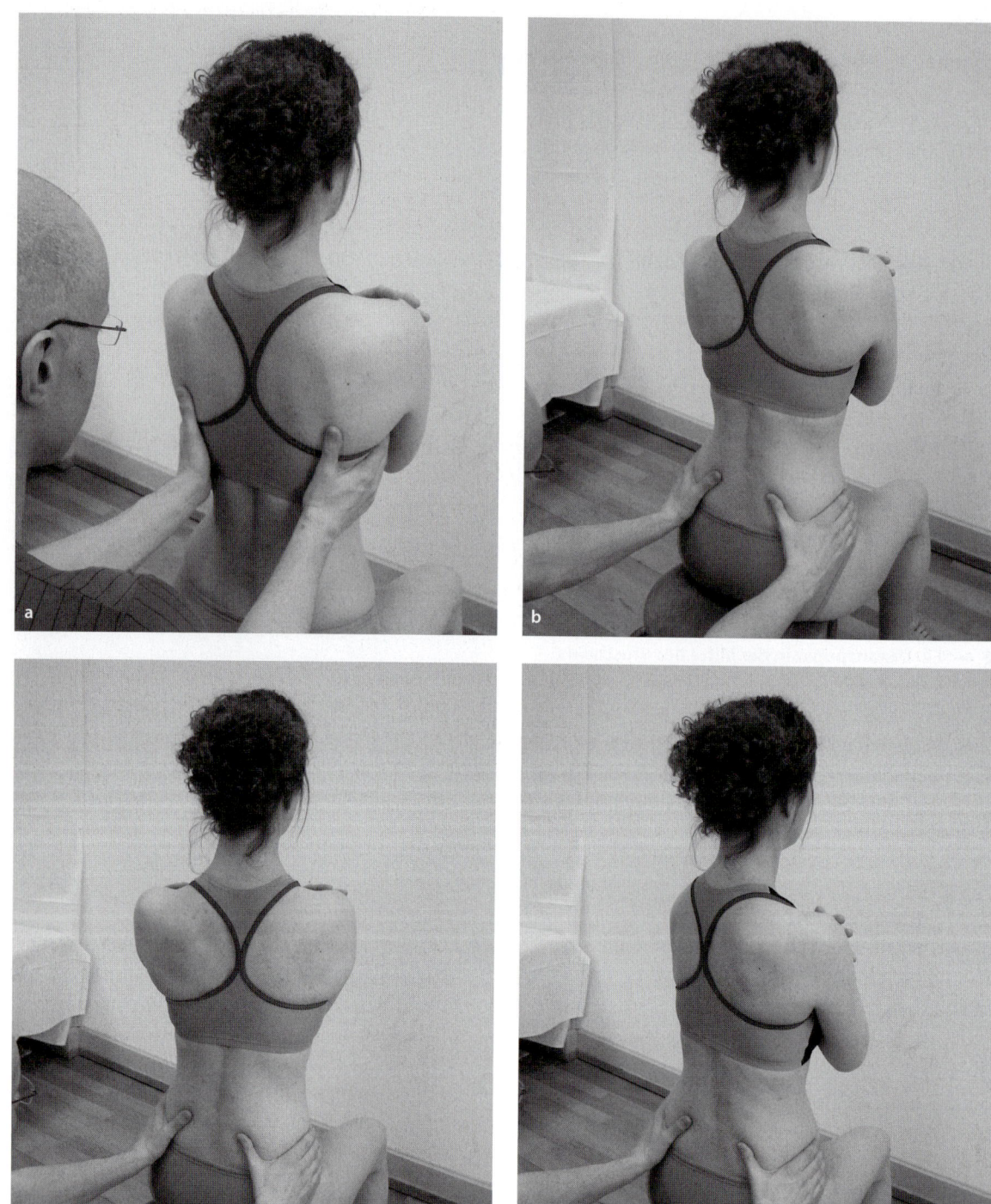

■ **Abb. 2.22. a** Der Therapeut unterstützt die Bewegung. **b** Der Therapeut fixiert das Becken, Ausgangsstellung. **c** Rotation des Brustkorbs nach links. **d** Rotation des Brustkorbs nach rechts

ℹ️ Praxis-Tipp

- Um den Kopf in einer unveränderten Position halten zu können, fixiert der Patient mit den Augen einen Punkt im Raum.
- Der Therapeut gibt am Scheitel einen leichten Stauchungsimpuls in die Körperlängsachse, dies erleichtert ihre Stabilisierung.
- Der Therapeut unterstützt die Drehung des Brustkorbs auf Höhe des größten frontotransversalen Brustkorbdurchmessers (◻ Abb. 2.22a).
- Der Therapeut fixiert das Becken, um weiterlaufende Bewegungen nach kaudal zu verhindern (◻ Abb. 2.22b–d).

Varianten

- **Hubarme Mobilisation in Seitlage:** Die Ausführung der Rotation ist auch in Seitlage möglich (s. »Mobilisierende Massage«, ▶ Kap. 4).
- **Hubfreie Mobilisation von Brustkorb und Becken gleichzeitig:** Brustkorb und Becken bewegen gleichzeitig in die entgegengesetzte Richtung, im Stand oder im Sitz auf einem Drehstuhl.

2.2.12 Kreisen mit dem Brustkorb in der Transversalebene

Ausgangsstellung

Der Patient sitzt auf einem Hocker und tastet mit den Händen das Brustbein.

Bewegungsablauf

Das Brustbein macht eine kreisförmige Bewegung in der Transversalebene, im Uhr- oder Gegenuhrzeigersinn.

❗
- **Der frontotransversale Brustkorbdurchmesser bleibt immer horizontal und bewegt sich in einer transversalen Ebene.**
- **Die Verbindungslinie der Augen und die Verbindungslinie der Spinae bleiben unverändert stehen.**

ℹ️ Praxis-Tipp

Die Ausführung der Bewegung kann erleichtert werden, wenn der Patient sich vorstellt, dass ein Stift in Verlängerung des Brustbeins am Boden einen Kreis malt.

2.3 Hubfreie/hubarme Mobilisation der Hüftgelenke

Die hubfreie Mobilisation der Lendenwirbelsäule ist gleichzeitig auch eine Feinmobilisation der Hüftgelenke. Je nach Instruktion und taktilen Stimuli kann die Wahrnehmung primär auf die Lendenwirbelsäule oder die Hüftgelenke gelenkt werden. Soll die Mobilisation der Hüftgelenke betont werden, so kann die Technik der hubfreien Mobilisation der Lendenwirbelsäule kombiniert werden mit der Technik der widerlagernden Mobilisation der Hüftgelenke. Je nach Ausgangsstellung kann die Belastung an die Möglichkeiten des Patienten angepasst werden. Anhand einzelner Arbeitsgänge wird gezeigt, wie die Belastung gesteigert werden kann.

2.3.1 Hubfreie/hubarme Mobilisation der Hüftgelenke in Abduktion

Ausgangsstellung

Für die Mobilisation des rechten Hüftgelenks liegt der Patient auf dem Rücken, die Beine leicht gegrätscht oder das linke Bein angestellt. Die linke Hand liegt seitlich am Becken, die rechte Hand greift mit einem Gabelgriff oberhalb des rechten Trochanters (◻ Abb. 2.23a).

Bewegungsablauf

Die linke Spina iliaca bewegt sich in der Frontalebene nach kranial/medial während sich die rechte Spina iliaca und das rechte Hüftgelenk nach kaudal/medial bewegen. Die rechte Hand unterstützt gleichzeitig die Drehpunktverschiebung nach kaudal medial. Der rechte Fuß verschiebt sich etwas nach kaudal und wenig lateral (◻ Abb. 2.23b).

Der Therapeut unterstützt zuerst die Bewegung des Beckens oder die Drehpunktverschiebung und baut dann seine Hilfen mehr und mehr ab.

ℹ️ Praxis-Tipp

Das rechte Bein kann in mehr Abduktion gelagert werden, so kann mit kleinen Hin- und Herbewegung des Beckens innerhalb der möglichen Bewegungsamplitude des Hüftgelenks mobilisiert werden (◻ Abb. 2.23c).

2

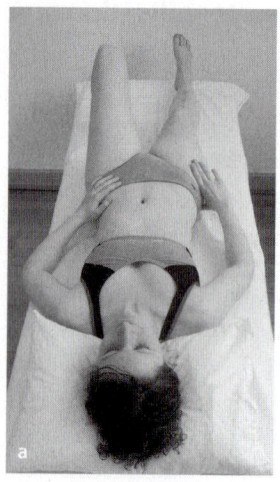
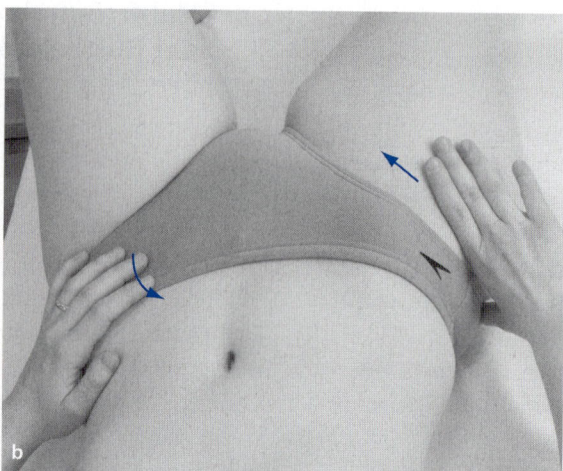
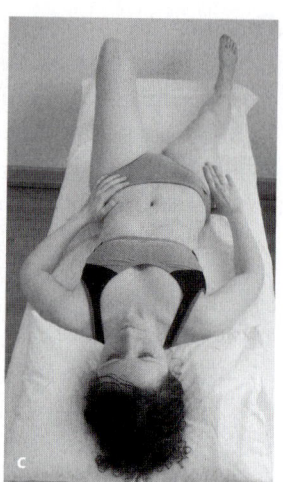

Abb. 2.23a–c Hubfreie Mobilisation des rechten Hüftgelenks in Abduktion. **a** Ausgangsstellung, **b** Abduktion rechts, **c** Anpassung der Ausgangsstellung in mehr Abduktion.

Abb. 2.24a,b Hubarme Mobilisation des rechten Hüftgelenks in Abduktion-Adduktion. **a** Ausgangsstellung, **b** Abduktion rechts.

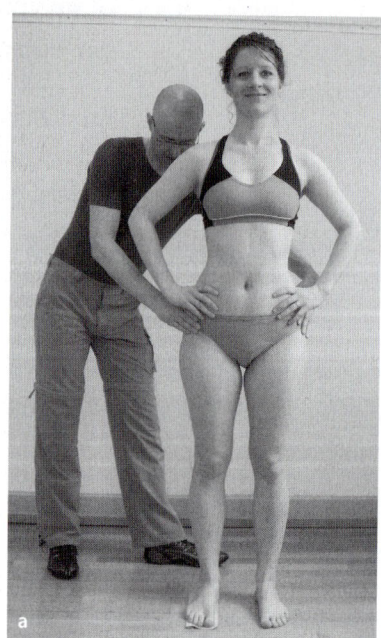
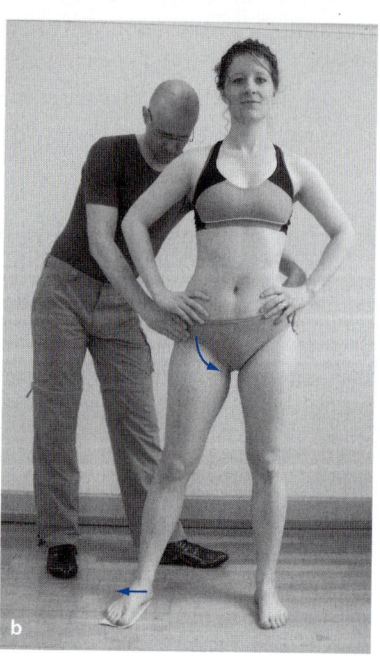

Variante

Hubarme Mobilisation im Stand: Der Patient steht mit der Hauptbelastung auf dem linken Bein, ein Tuch unter dem rechten Fuß ermöglicht kleine seitliche Wischbewegungen mit dem Fuß. Die Hände sind seitlich am Becken, um die Beckenbewegung unterstützen zu können. Während der Patient die rechte Beckenseite absinken lässt, schiebt er den Fuß wenig nach rechts. Wird die rechte Beckenseite wieder angehoben, zieht der Patient den rechten Fuß zur Mitte zurück in die Ausgangsstellung (**Abb. 2.24a–b**).

2.3.2 Hubfreie/hubarme Mobilisation des Hüftgelenks in Flexion

Ausgangsstellung

Der Patient liegt in Seitlage. Die Beine sind in den Hüftgelenken so weit angewinkelt, dass das Becken noch genügend flexorische Bewegungstoleranzen in den Hüftgelenken hat. Der Therapeut unterstützt mit einer Hand die Bewegung des Beckens und mit der anderen Hand die Gegenbewegung des Oberschenkels (◘ Abb. 2.25a).

Bewegungsablauf

Die beiden Spinae iliacae bewegen sich nach ventral/kaudal. Dabei bewegt sich das Becken flexorisch in beiden Hüftgelenken und extensorisch in der Lendenwirbelsäule. Gleichzeitig nähert sich der linke Oberschenkel wenig dem Becken. Anschließend entfernen sich die beiden Gelenkpartner wieder wenig voneinander. Sobald der Patient die Gegenbewegung von Becken und Oberschenkel zeitlich koordinieren kann, nimmt der Therapeut seine Hände weg und der Patient kann mit einer Hand selber die Beckenbewegung unterstützen (◘ Abb. 2.25b).

> ℹ **Praxis-Tipp**
>
> Der Patient kann sich einen flexorischen Widerstand am Oberschenkel geben, während er gleichzeitig das Becken in den Hüftgelenken flektiert (◘ Abb. 2.25c).

Varianten

- **Hubarme Mobilisation im Sitz:** Die Sitzhöhe muss so gewählt werden, dass das Becken flexorische Bewegungstoleranzen in beiden Hüftgelenken hat. Während sich das Becken flexorisch in den Hüftgelenken bewegt, werden die Fersen leicht angehoben, dadurch bewegen sich die Oberschenkel gleichzeitig flexorisch im Hüftgelenk, beide Partner bewegen sich aufeinander zu (◘ Abb. 2.26a–c).

> ℹ **Praxis-Tipp**
>
> Bei unterschiedlicher flexorischer Bewegungstoleranz in den Hüftgelenken muss die Ausgangsstellung entsprechend angepasst werden. So kann z. B. der Fuß der beweglicheren Seite höher gestellt werden (◘ Abb. 2.27a), oder das Bein mit weniger flexorischer Bewegungstoleranz wird in weniger Hüftflexion eingestellt (◘ Abb. 2.27b).

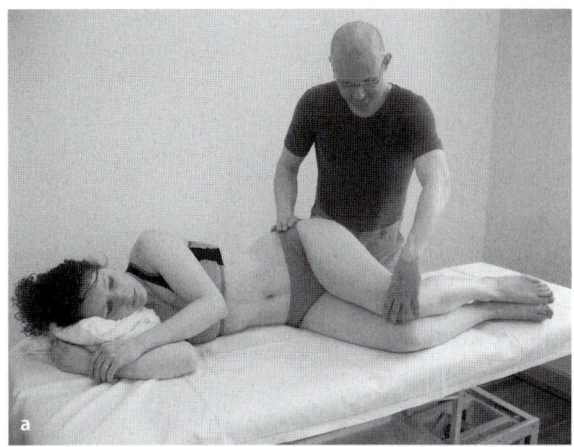

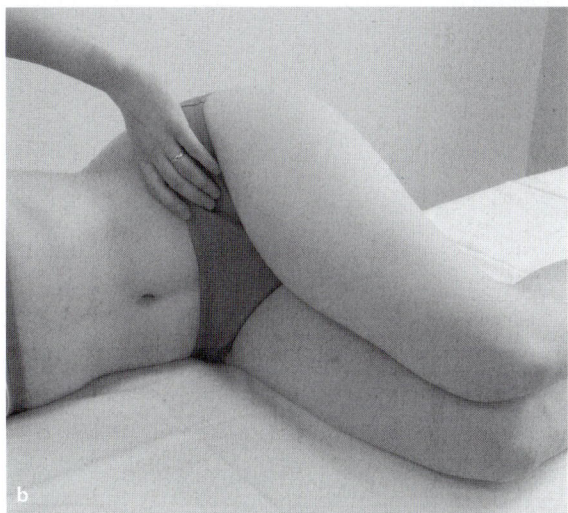

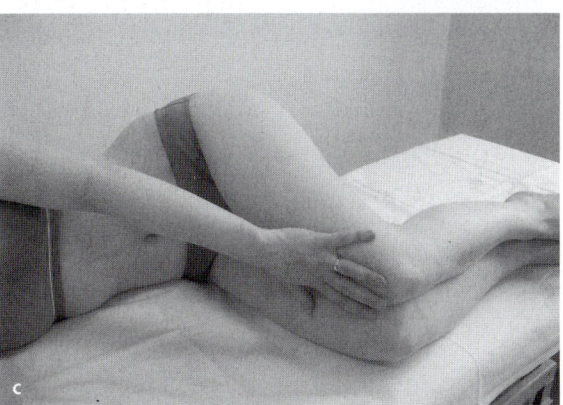

◘ **Abb. 2.25a–c** Hubfreie Mobilisation der Hüftgelenke in Flexion. **a** Ausgangsstellung. **b** Der Patient unterstützt selber die Beckenbewegung. **c** Flexion des Beckens in den Hüftgelenken mit flexorischem Widerstand am Oberschenkel.

2

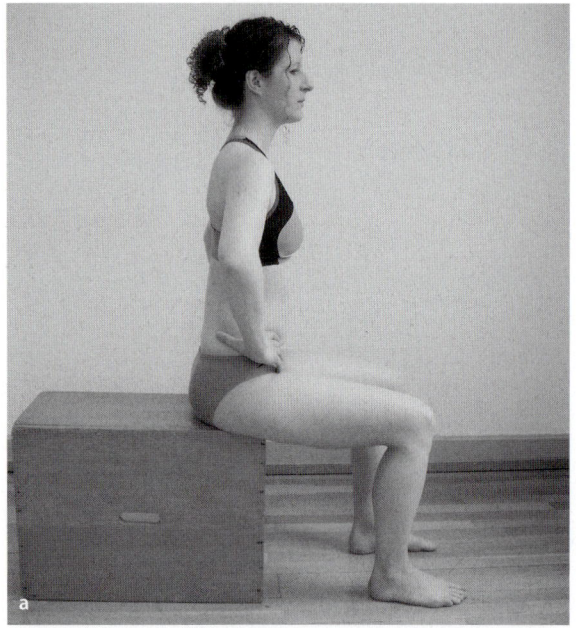

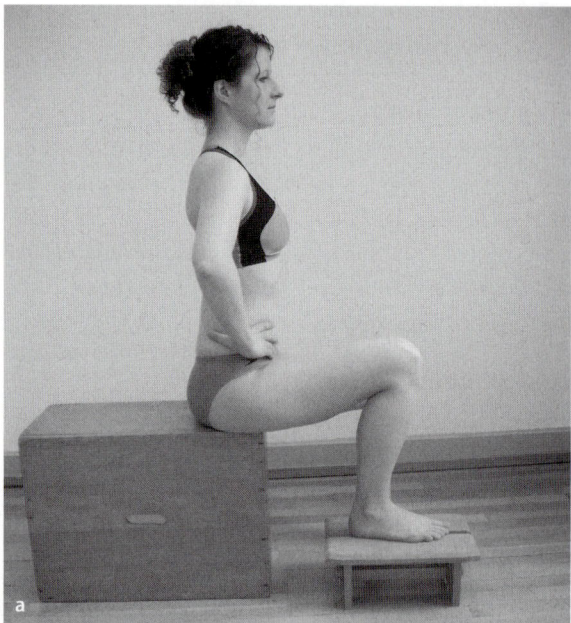

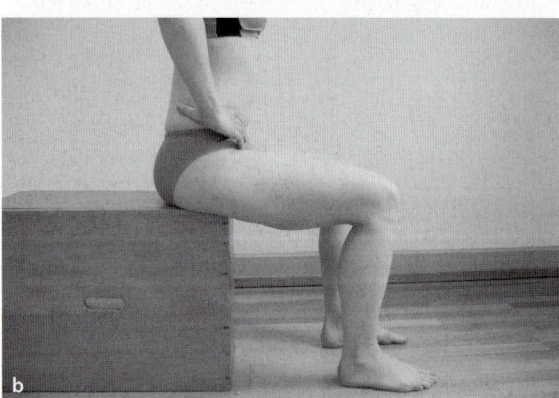

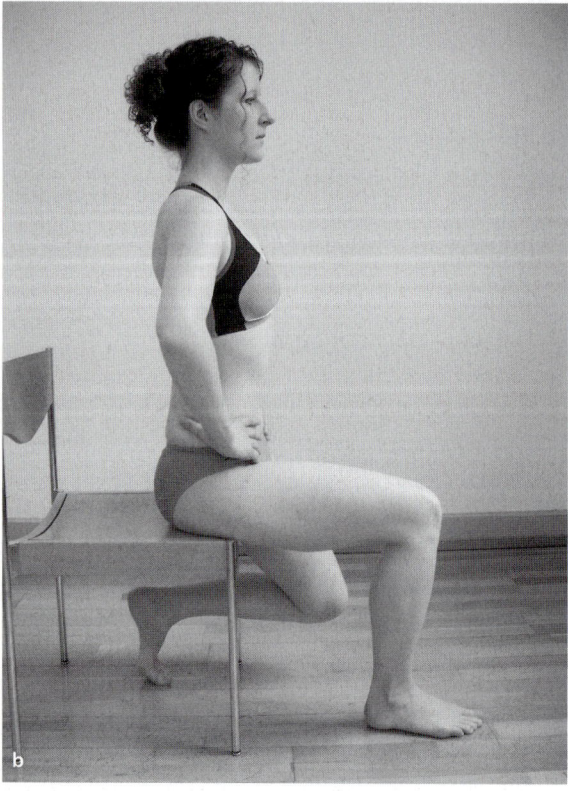

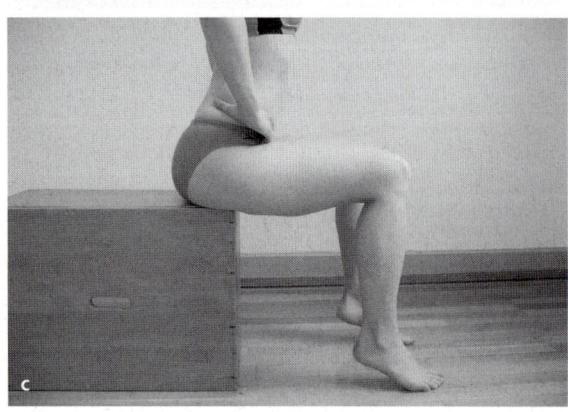

🔹 **Abb. 2.26a–c** Hubarme Mobilisation der Hüftgelenke in Flexion.
a,b Ausgangsstellung, **c** Endstellung.

🔹 **Abb. 2.27a,b** Anpassung der Ausgangsstellung bei unterschiedlicher Flexionstoleranz in den Hüftgelenken. **a** Mehr Flexion rechts, **b** weniger Flexion links.

- **Hubarme Mobilisation im Stand:** Der Patient stellt das rechte Bein auf einen Stuhl/eine Treppenstufe, die Belastung ist vorwiegend auf dem linken Bein. Während er das Gewicht mehr auf das rechte Bein verlagert, bewegt sich das Becken flexorisch in den Hüftgelenken und er hebt gleichzeitig die rechte Ferse hoch. So kommt es im rechten Hüftgelenk zu einer Flexion von beiden Gelenkpartnern und im linken Hüftgelenk zu einer Extension durch die Vorneigung der Beinlängsachse (◘ Abb. 2.28a,b).

2.3.3 Hubfreie/hubarme Mobilisation des Hüftgelenks in Innenrotation

Ausgangsstellung

Der Patient steht, die Belastung ist vorwiegend auf dem linken Bein. Der rechte Fuß hat nur mit der Fer-

se Bodenkontakt. Die Hände sind seitlich am Becken, um die Bewegung des Beckens zu unterstützen (◘ Abb. 2.29a).

Bewegungsablauf

Das Becken dreht nach rechts, innenrotatorisch im rechten Hüftgelenk und wenig außenrotatorisch, extensorisch im linken Hüftgelenk. Gleichzeitig dreht das rechte Knie nach medial, innenrotatorisch im rechten Hüftgelenk. So drehen Becken und rechter Oberschenkel in die entgegengesetzte Richtung. Der Therapeut kann die Bewegung des Beckens oder auch die Drehung des Beins unterstützen (◘ Abb. 2.29b).

Variante

- **Mobilisation in Belastung:** Für die Mobilisation des linken Hüftgelenks stellt der Patient das rechte Bein auf einen Hocker. Während er das rechte Knie wenig nach vorn schiebt, darf das linke Knie

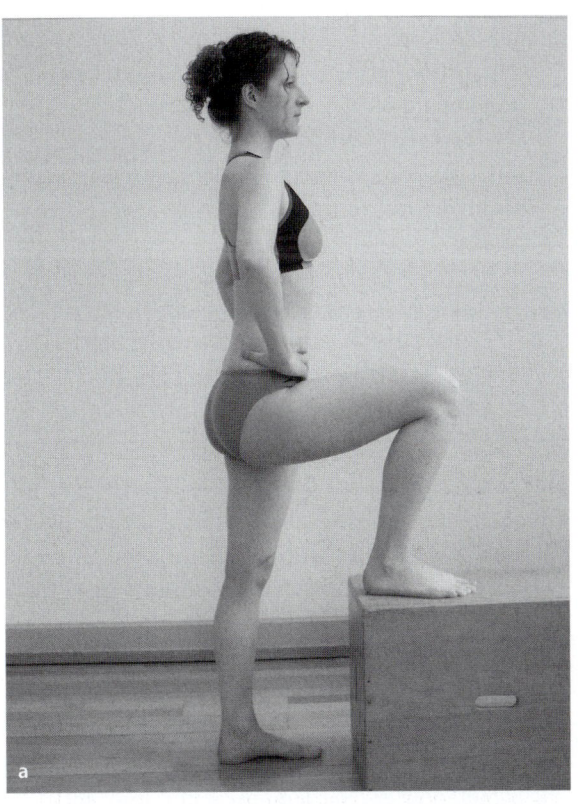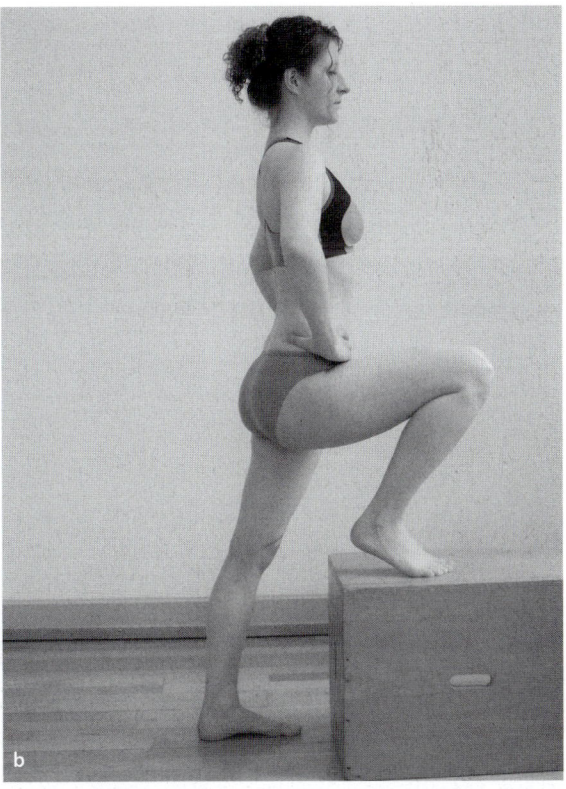

◘ **Abb. 2.28a,b** Hubarme Mobilisation in Flexion im Stand. **a** Ausgangsstellung, **b** Endstellung.

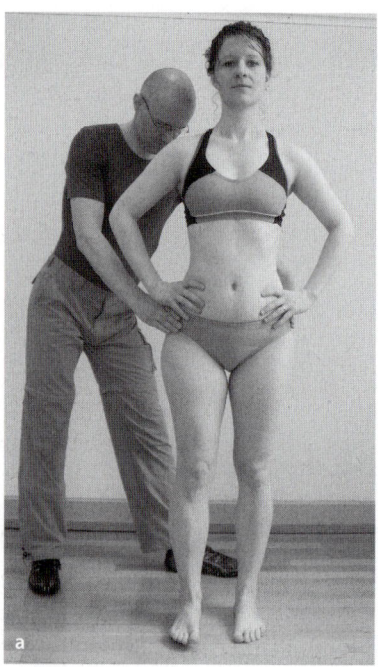
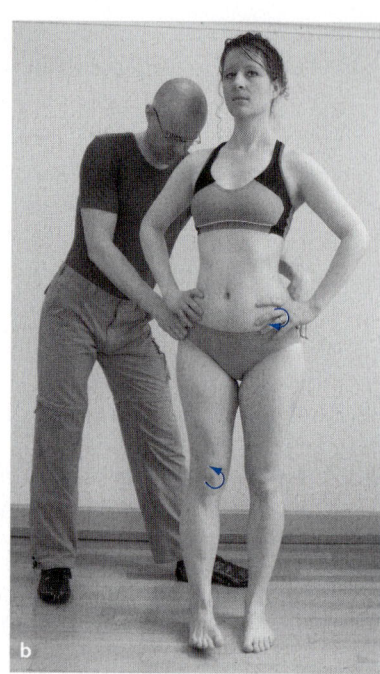

◘ **Abb. 2.29a,b** Hubarme Mobilisation in Innenrotation. **a** Ausgangsstellung, **b** Endstellung.

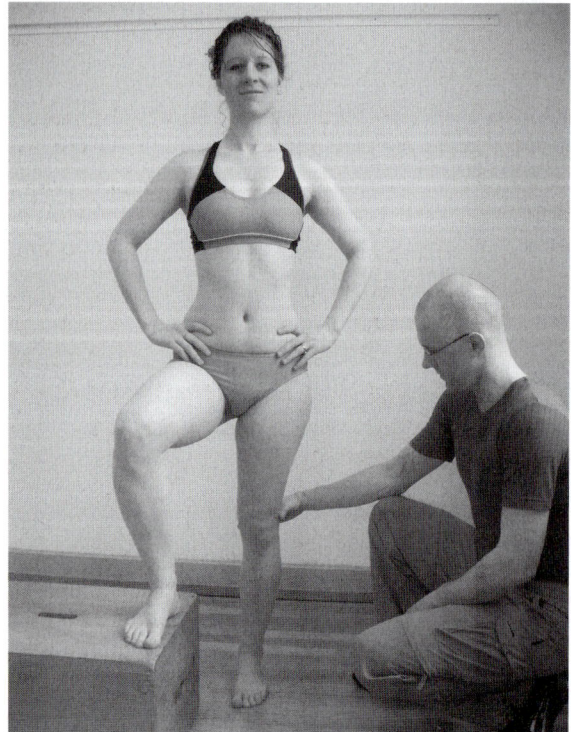

◘ **Abb. 2.30** Mobilisation der Rotation im linken Hüftgelenk in Belastung.

nicht mitdrehen. So wird das linke Hüftgelenk vom proximalen Partner her innenrotatorisch mobilisiert und im rechten Hüftgelenk kommt es zu einer Transversalabduktion. Der Therapeut unterstützt die Beckenbewegung oder kontrolliert, dass das linke Knie immer nach vorn gerichtet bleibt (◘ Abb. 2.30)

2.4   Hubfreie/hubarme Mobilisation des Schultergürtels auf dem Brustkorb

Die hubfreie/hubarme Mobilisation der Gelenke der Oberextremitäten basiert auf der Technik der widerlagernden Mobilisation und ermöglicht dem Patienten, Schritt für Schritt die Bewegungsmuster der Technik selber zu erlernen und als Heimprogramm auszuführen.

Die Mobilisation des Schultergürtels auf dem Brustkorb erfolgt zuerst in Rückenlage. Diese Ausgangsstellung erleichtert die Ausführung der Bewegungen, denn die Schultergürtel-/Nackenmuskulatur und auch die Stabilisatoren der Brustwirbelsäule sind entlastet.

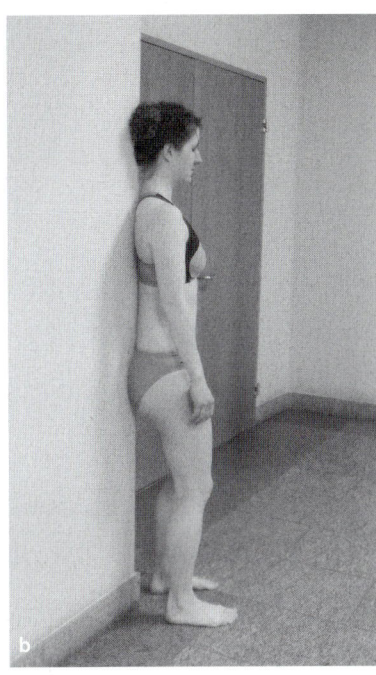

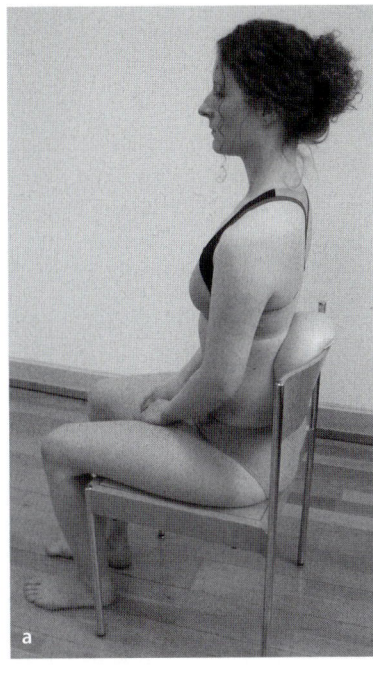 **Abb. 2.31a,b** Ausgangsstellung für die Mobilisation des Schultergürtels. **a** Sitz, **b** Stand.

Die Lagerung des Schultergürtel-/Nackenbereichs muss an die Konstitution des Patienten angepasst werden. Je nach Konstitution werden die Oberarme unterlagert (▶ Kap. 2.1).

Für die Mobilisation im Sitz oder Stand lehnt sich der Patient an. Im Sitzen kann ein Kissen oder ein leicht aufgepumpter Ball zwischen Lehne und Brustkorb platziert werden, und im Stehen lehnt sich der Patient an eine Türzarge, so hat er genügend Bewegungsfreiheit für den Schultergürtel (Abb. 2.31a,b).

2.4.1 Elevation/Depression des Schultergürtels

Ausgangsstellung

Rückenlage, der Patient tastet das rechte und linke Akromion. Der Therapeut sitzt am Kopfende und begleitet die Bewegung des Schultergürtels (Abb. 2.32a).

Bewegungsablauf

Der Patient berührt das rechte und linke Akromion. Erst stellt er sich die Bewegungsrichtung vor und zeigt sie mit seinen Händen, dann kehren die Finger auf die Akromia zurück und die Bewegung beginnt (▶ Kap. 1.2.2, »Bewegungsvorstellung«).

Die beiden Akromia bewegen sich erst langsam nach kranial/medial (Elevation) und anschließend nach kaudal/lateral (Depression). Die Arme verschieben sich mit und in den Humeroskapulargelenken kommt es während der Bewegung zu wenig Ab- und Adduktion. Der Therapeut gibt mit einem leichten taktilen Stimulus die Bewegungsrichtung an (Abb 2.32b–c). Bewegungen der Akromia nach ventral/dorsal müssen vermieden werden. Sobald die Bewegung gleichmäßig vonstatten geht, kann das Tempo gesteigert werden und der Therapeut nimmt seine Hände weg.

Varianten

- **Bewegung von proximal:** Der Schultergürtel wird zum Punctum fixum und bleibt liegen. Durch eine Verschiebung der Körperlängsachse nach kranial-kaudal kommt es von proximal her zu einer Elevation-Depression. Dazu werden die Beine angestellt und der Patient verschiebt Becken, Brustkorb und Kopf fuß- bzw. kopfwärts (s. Klein-Vogelbach et al. 2000b; Abb. 2.33a,b).

2

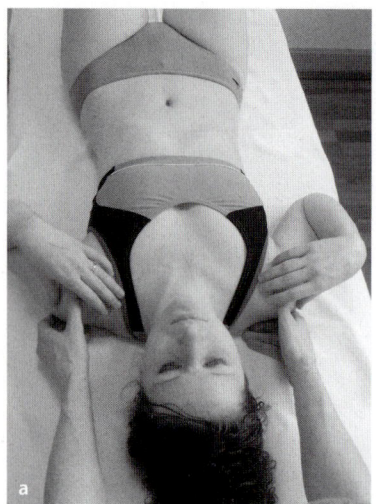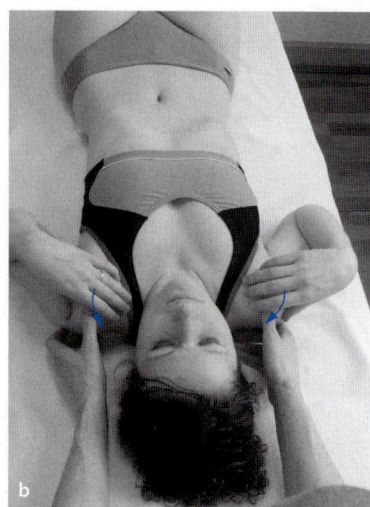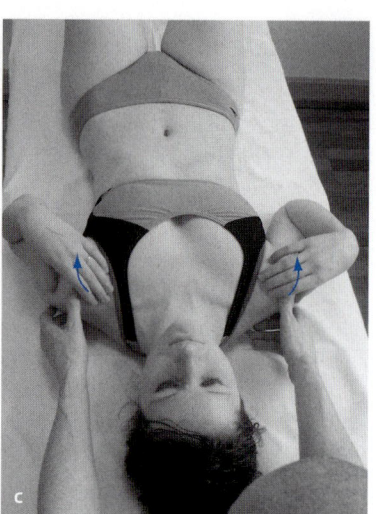

■ **Abb. 2.32a–c** Hubfreie Mobilisation des Schultergürtels in Elevation-Depression. **a** Ausgangsstellung, **b** Elevation, **c** Depression.

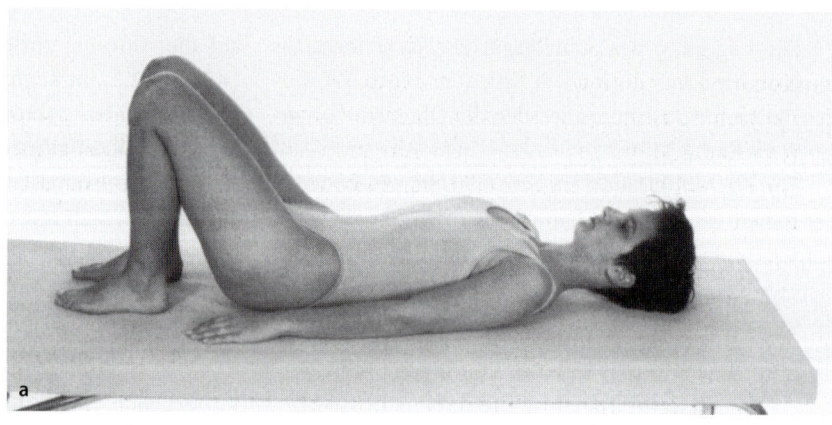

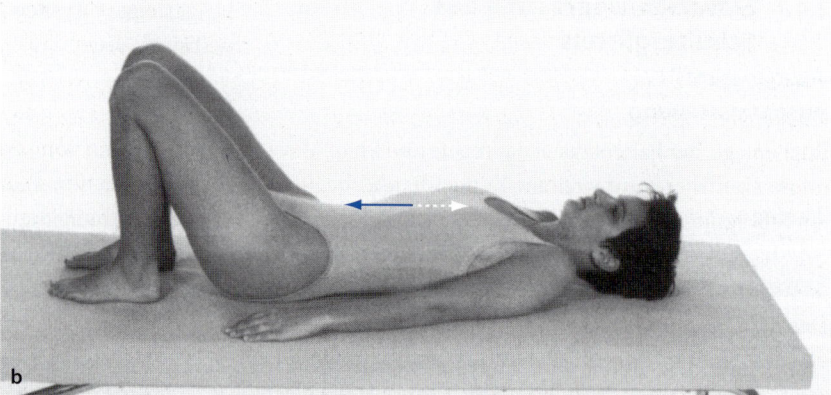

■ **Abb. 2.33a,b** Bewegung von proximal. **a** Ausgangsstellung, **b** Endstellung (Elevation).

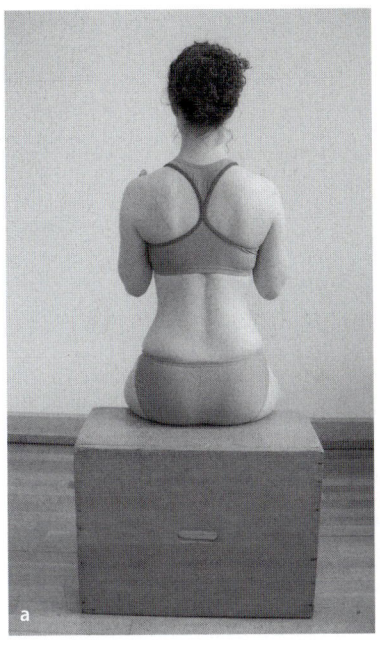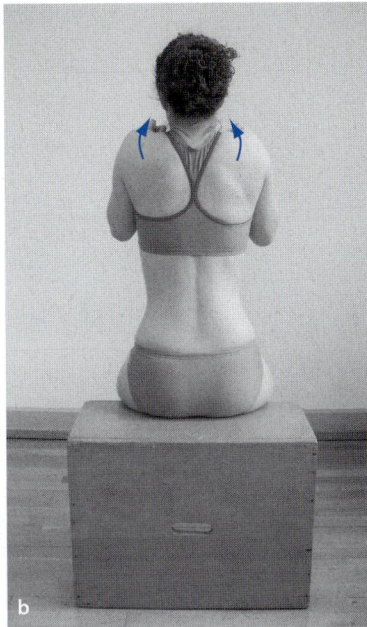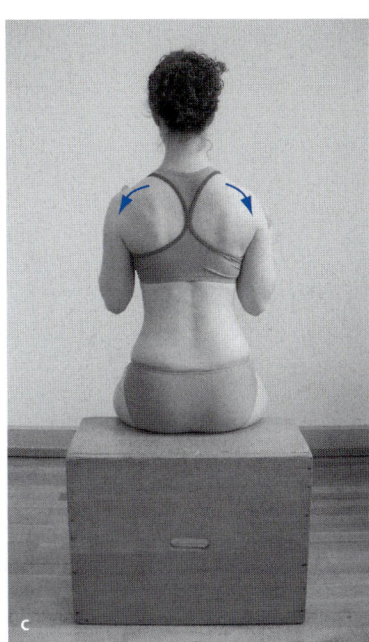

Abb. 2.34a–c Hubarme Mobilisation in Elevation-Depression. **a** Ausgangsstellung, **b** Elevation, **c** Depression.

— **Hubarme Mobilisation im Sitz oder Stand:** Der Patient lehnt sich an, so dass Becken, Brustkorb und Kopf in die Körperlängsachse eingeordnet sind. Die Finger berühren die Akromia, um die Bewegung in Gang zu bringen. Die Bewegung erfolgt wie im Liegen. Anschließend werden die Hände auf die Oberschenkel gelegt, um die Schultergürtelmuskulatur zu entlasten (**Abb. 2.34a–c**).

2.4.2 Protraktion/Retraktion des Schultergürtels

Ausgangsstellung

Rückenlage, der Patient tastet das rechte und linke Akromion (**Abb. 2.35a**).

Bewegungsablauf

Die beiden Akromia bewegen sich nach ventral und wenig medial (Protraktion), die Arme werden dabei leicht angehoben. Anschließend bewegen sich die beiden Akromia nach dorsal und wenig lateral (Retraktion; **Abb. 2.35b,c**). Der Therapeut unterstützt die Be-

wegung mit einem leichten taktilen Stimulus. Bewegungen des Schultergürtels nach kranial/kaudal müssen vermieden werden, ebenso eine weiterlaufende flexorische/extensorische Bewegung auf die Brustwirbelsäule.

Varianten

— **Hubarme Mobilisation in Bauchlage:** Der Patient liegt auf dem Bauch nah an der Bankkante und lässt den Arm herabhängen, oder er legt sich mit Becken, Brustkorb und Kopf auf einen Tisch und lässt den Arm hängen (**Abb. 2.36a–c**). Der Schultergürtel wird nach ventral/dorsal verschoben, während der Arm hängen bleibt. Der Patient kann sich dabei vorstellen, dass sich der Arm in einem Rohr auf und ab bewegt.
— **Hubfreie Mobilisation im Sitz oder Stand:** Der Patient lehnt sich an, Becken, Brustkorb und Kopf sind in die Körperlängsachse eingeordnet. Der Patient tastet die beiden Akromia, die Bewegung erfolgt wie im Liegen. Sobald die Bewegung fließend möglich ist, lässt der Patient die Arme hängen oder legt die Hände auf die Oberschenkel.

2

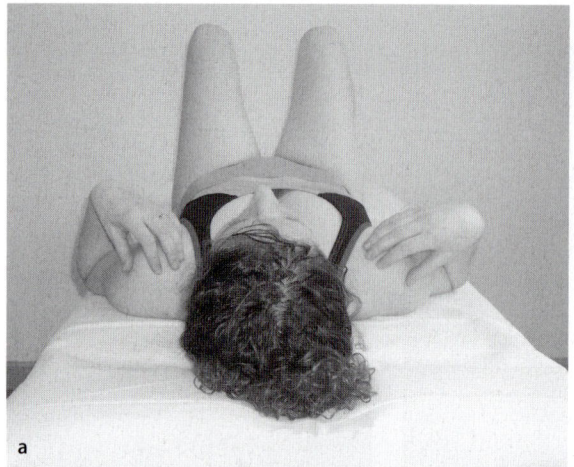

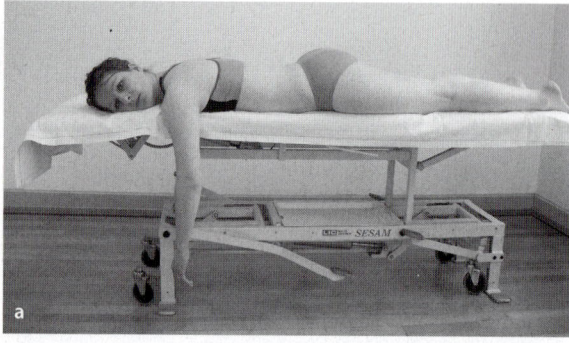

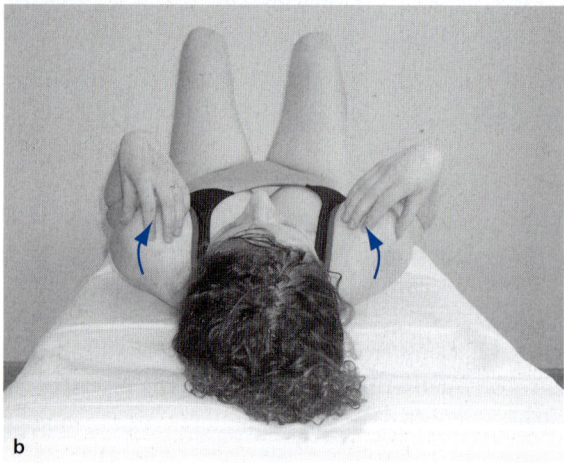

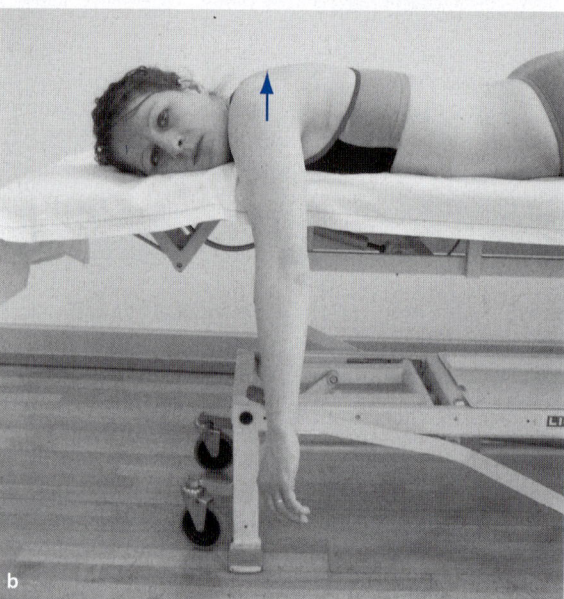

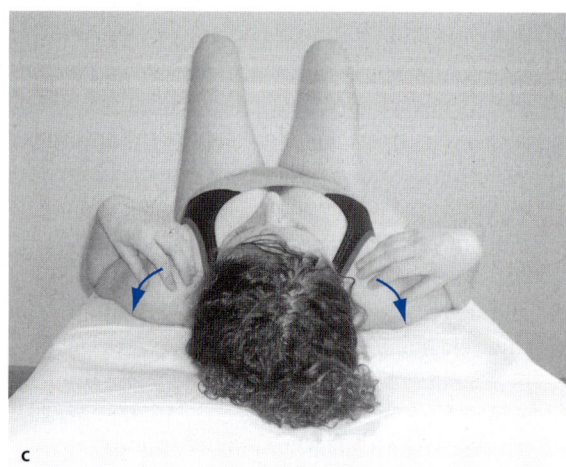

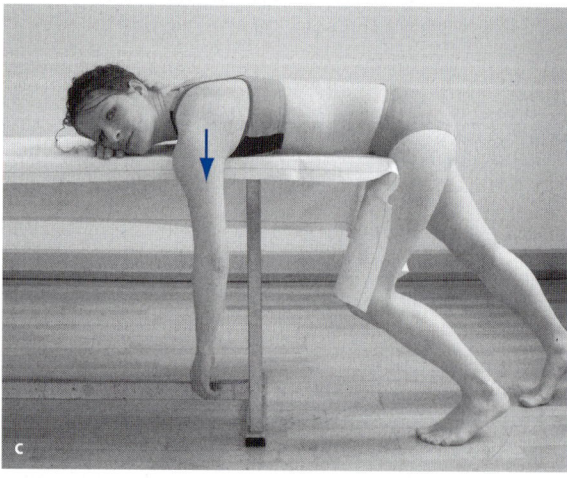

◼ **Abb. 2.35a–c** Hubarme Mobilisation in Pro-/Retraktion.
a Ausgangsstellung, **b** Protraktion, **c** Retraktion.

◼ **Abb. 2.36a–c** Ausgangsstellung Bauchlage. **a** Auf Liege,
b Retraktion, **c** abgestützt auf einem Tisch.

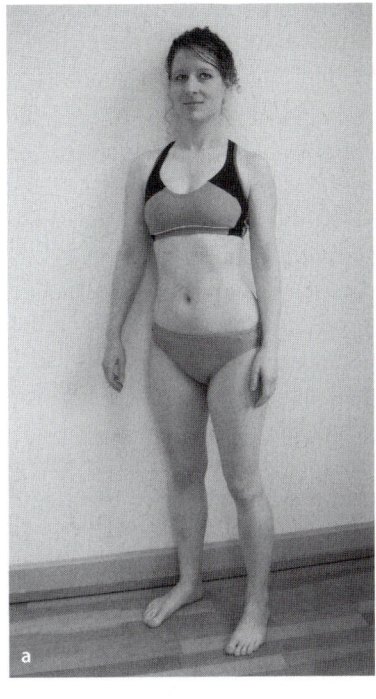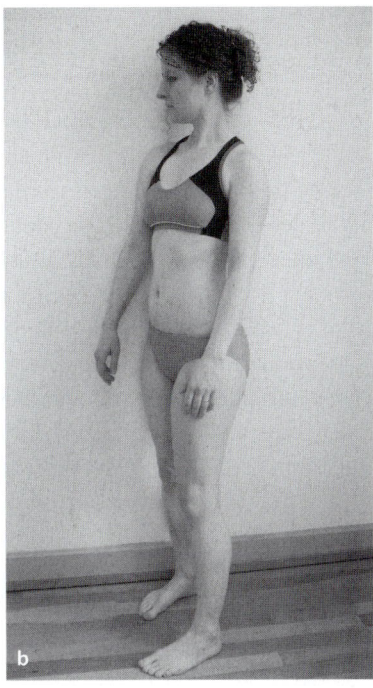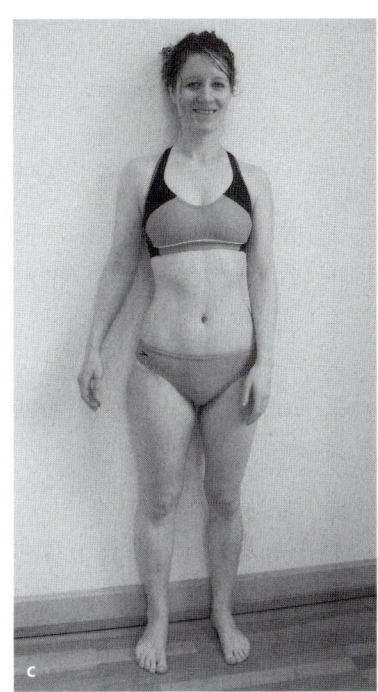

Abb. 2.37a–c Mobilisation von proximal. **a** Ausgangsstellung, **b** Protraktion, **c** Retraktion.

— **Mobilisation von proximal:** Im Stehen kann jeweils eine Seite von proximal bewegt werden. Der Patient stellt sich schräg zu einer Wand, Schulterblatt und Arm der einen Seite haben Kontakt mit der Wand. Mit kleinen Schritten am Ort dreht sich der Patient zur Wand oder weg von der Wand, ohne den Kontakt Schulerblatt–Wand zu verändern (**Abb. 2.37a–c**).

2.4.3 Verschiebung des Schultergürtels nach lateral

Ausgangsstellung

Rückenlage, die Finger beidseits auf dem Akromion. Der Therapeut greift von lateral um den Schultergürtel.

Bewegungsablauf

Der Patient stellt sich vor, die beiden Akromia voneinander zu entfernen, der Therapeut zieht dabei den Schultergürtel wenig auseinander. Obwohl eine Be-

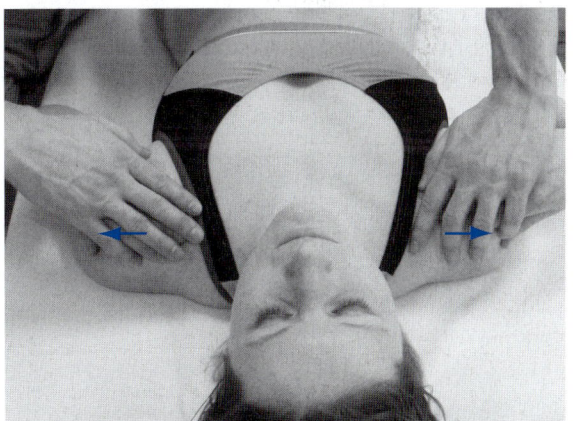

Abb. 2.38 Verschiebung des Schultergürtels nach lateral.

wegung des Schultergürtels nach lateral nicht möglich ist, bewirkt die Vorstellung, die beiden Akromia voneinander zu entfernen oder den Schultergürtel weit zu machen, eine sehr differenzierte Aktivität der Muskelschlingen rund um das Schulterblatt (**Abb. 2.38**).

2

2.4.4 Kreisen des Schultergürtels in den 3 Körperebenen

Der Schultergürtel kann in den 3 Körperebenen (Sagittal-, Frontal- und Transversalebene) kreisförmig bewegt werden. Der Patient tastet das rechte und linke Akromion und bewegt sie kreisförmig in der jeweiligen Ebene. Dies gelingt, wenn die Bewegungen sehr klein sind.

Bei den Kreisbewegungen in der Sagittalebene soll der Abstand zwischen den beiden Akromia immer gleich groß bleiben. Die Kreise können simultan in die gleiche Richtung ausgeführt werden, oder versetzt, d. h. eine Schulter beginnt und die zweite setzt etwas später ein.

Bei den Kreisbewegungen in der Transversalebene dürfen die Akromia nicht nach kaudal oder kranial abweichen und bei den Kreisbewegungen in der Frontalebene nicht nach ventral oder dorsal (**◘** Abb. 2.39a–c).

2.5 Hubfreie/hubarme Mobilisation der Humeroskapulargelenke

Am Beispiel der Abduktion/Adduktion wird exemplarisch gezeigt, wie die Belastung von hubfrei bis hubvoll gesteigert werden kann und wie der Patient die bei der widerlagernden Mobilisation gelernten Bewegungsmuster als Heimübung umsetzen kann.

Das Tempo der Bewegung in den hubfreien/hubarmen Varianten liegt bei ca. 100–120 Bewegungsausschläge pro Minute. Bei steigender Belastung oder auch bei größeren Bewegungsamplituden nimmt das Bewegungstempo entsprechend ab.

Das Vorgehen kann im Prinzip auf alle Arbeitsgänge der widerlagernden Mobilisation übertragen werden.

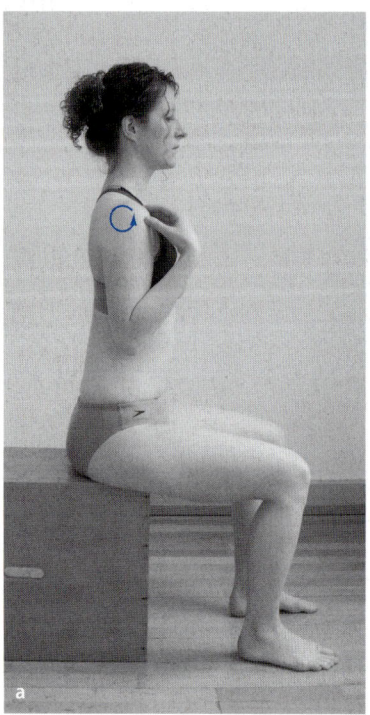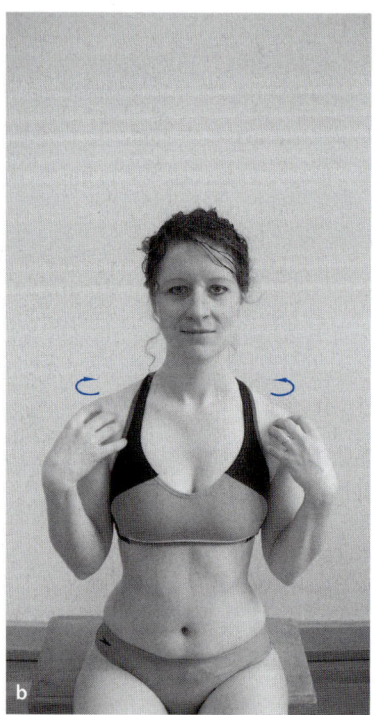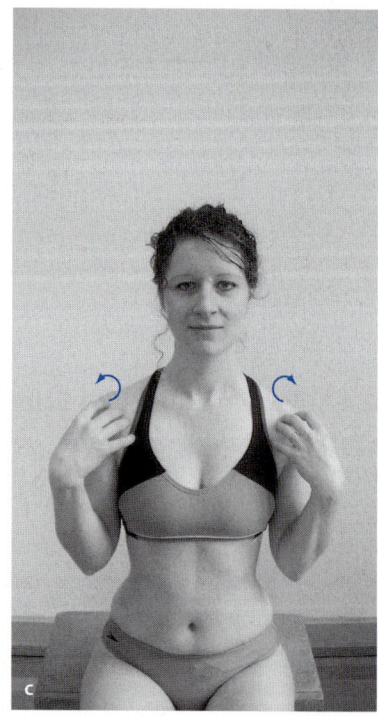

◘ Abb. 2.39a–c Kreisbewegungen mit dem Schultergürtel. **a** Sagittalebene, **b** Transversalebene, **c** Frontalebene

2.5.1 Abduktion/Adduktion

Ausgangsstellung

Rückenlage, die Oberarme liegen seitlich neben dem Körper, die Hände berühren das rechte und linke Akromion. Der Therapeut sitzt am Kopfende und führt bei Bedarf die Bewegungen des Schultergürtels (■ Abb. 2.40a) oder er unterstützt mit einer Hand die Bewegung des Schultergürtels und mit der anderen Hand den Arm (■ Abb. 2.40d).

Bewegungsablauf

Während sich die beiden Akromia nach kranial und wenig medial bewegen, nähern sich die Oberarme dem Brustkorb (Adduktion), und sobald sich die beiden Akromia nach kaudal/lateral bewegen, entfernen sich der Ellbogen vom Körper (Abduktion) (■ Abb. 2.40b,c).

Varianten

Hubarme Mobilisation im Sitz:

– Der Patient sitzt seitlich an der Behandlungsbank. Sein Ellbogen ist auf einen Ball gestützt. Während er den Ball zum Körper zieht, hebt er die Schulter leicht an, und wenn der Ball vom Körper wegrollt, entfernt sich die Schulter vom Ohr; gleichzeitig kann er versuchen, den Arm etwas leichter zu machen um die Belastung zu steigern (■ Abb. 2.41a–c).

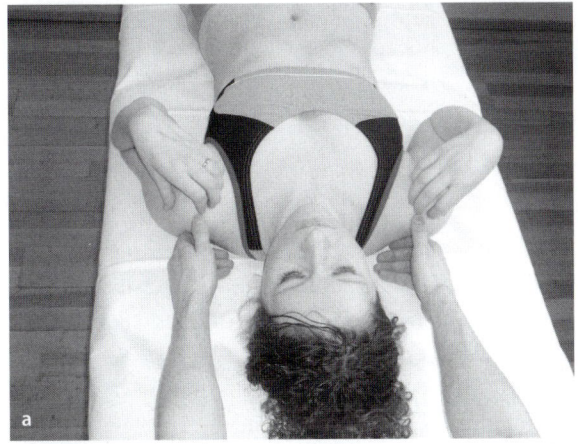
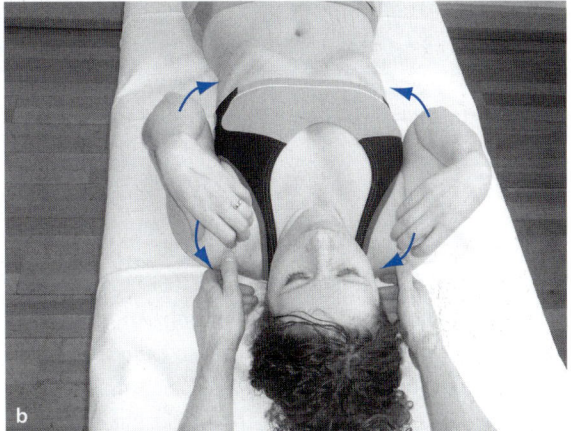
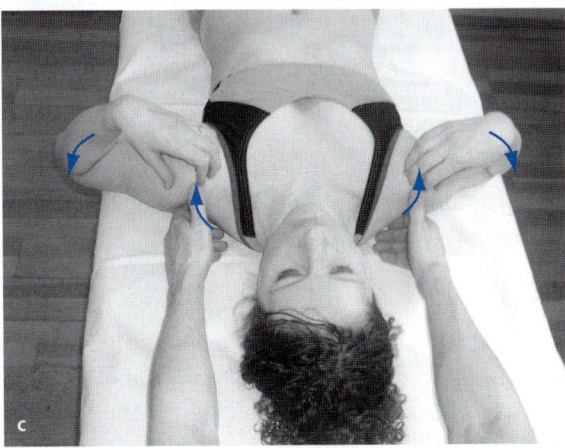
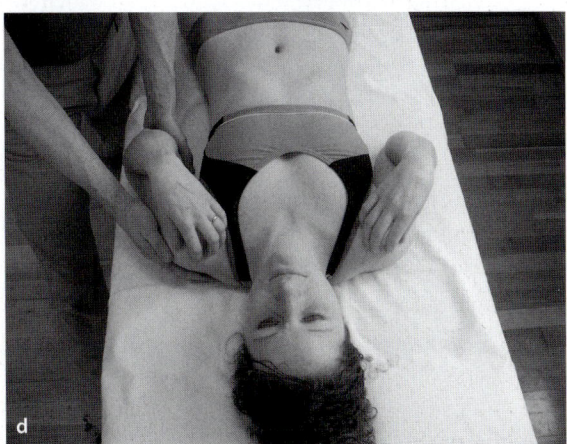

■ **Abb. 2.40a–d** Hubfreie Ab-/Adduktion. **a** Ausgangsstellung, **b** Adduktion, **c** Abduktion, **d** der Therapeut unterstützt Arm und Schultergürtel.

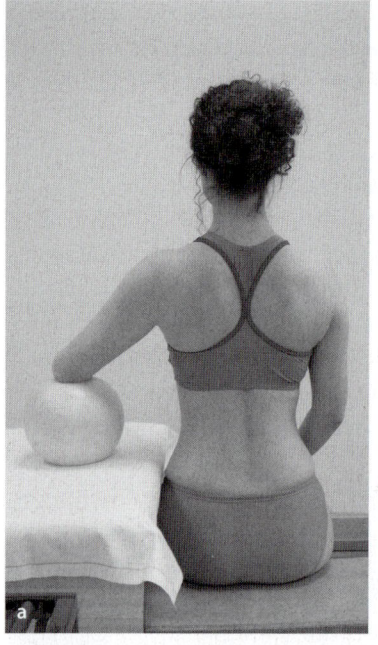 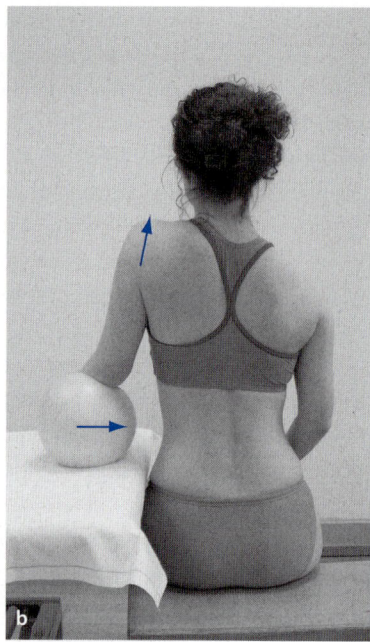 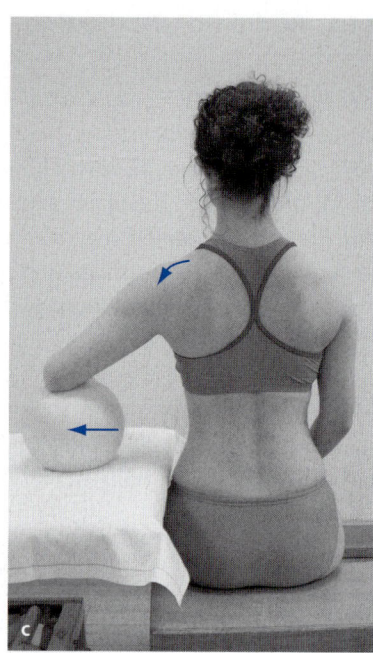

Abb. 2.41a–c Hubarme Ab-/Adduktion, mit Ball. **a** Ausgangsstellung, **b** Adduktion, **c** Abduktion.

Eine andere Möglichkeit im Sitz besteht darin, dass der Patient die Hände auch auf den Oberschenkeln abstützt, dann erfolgt die Abduktion/Adduktion mit etwas Rotation, oder er legt die Unterarme auf den Tisch (■ Abb. 2.42a–f). Die Belastung kann so stufenweise gesteigert werden, bis der Patient das ganze Armgewicht gegen die Schwerkraft heben kann (■ Abb. 2.43a–c).

Mit einem Theraband kann die Belastung noch weiter gesteigert werden (■ Abb. 2.43d–f).

2.5.2 Innenrotation/Außenrotation Frontalebene

Ausgangsstellung

Rückenlage, die Arme sind in 90° Flexion und stehen parallel. Die Handflächen schauen sich an (■ Abb. 2.44a).

Bewegungsablauf

Während sich rechtes und linkes Akromion den Ohren nähern (Elevation), drehen die Arme außenrotatorisch im Humeroskapulargelenk, und bei der Gegenbewegung des Schultergürtels (Depression) drehen die Arme innenrotatorisch im Humeroskapulargelenk (■ Abb. 2.44b,c).

Der Therapeut kann beidseits die Bewegung des Schultergürtels unterstützen, oder er unterstützt die Bewegung von Arm und Schulterblatt auf einer Seite (■ Abb. 2.44d).

❗ Die Armlängsachsen müssen dabei parallel verschoben werden, so dass der Arm immer vertikal eingestellt und die Hand über der Schulter bleibt, um flexorische/extensorische Bewegungen zu vermeiden.

Variante

Hubfreie Mobilisation aus Bauchlage: Der Patient liegt am Rand der Behandlungsbank oder stützt sich auf einem Tisch ab. Der Arm hängt seitlich herab, der Schultergürtel ist so weit auf dem Tisch aufgelegt, dass das Akromion sich in der mittleren Frontalebene bewegen kann (■ Abb. 2.45a–c).

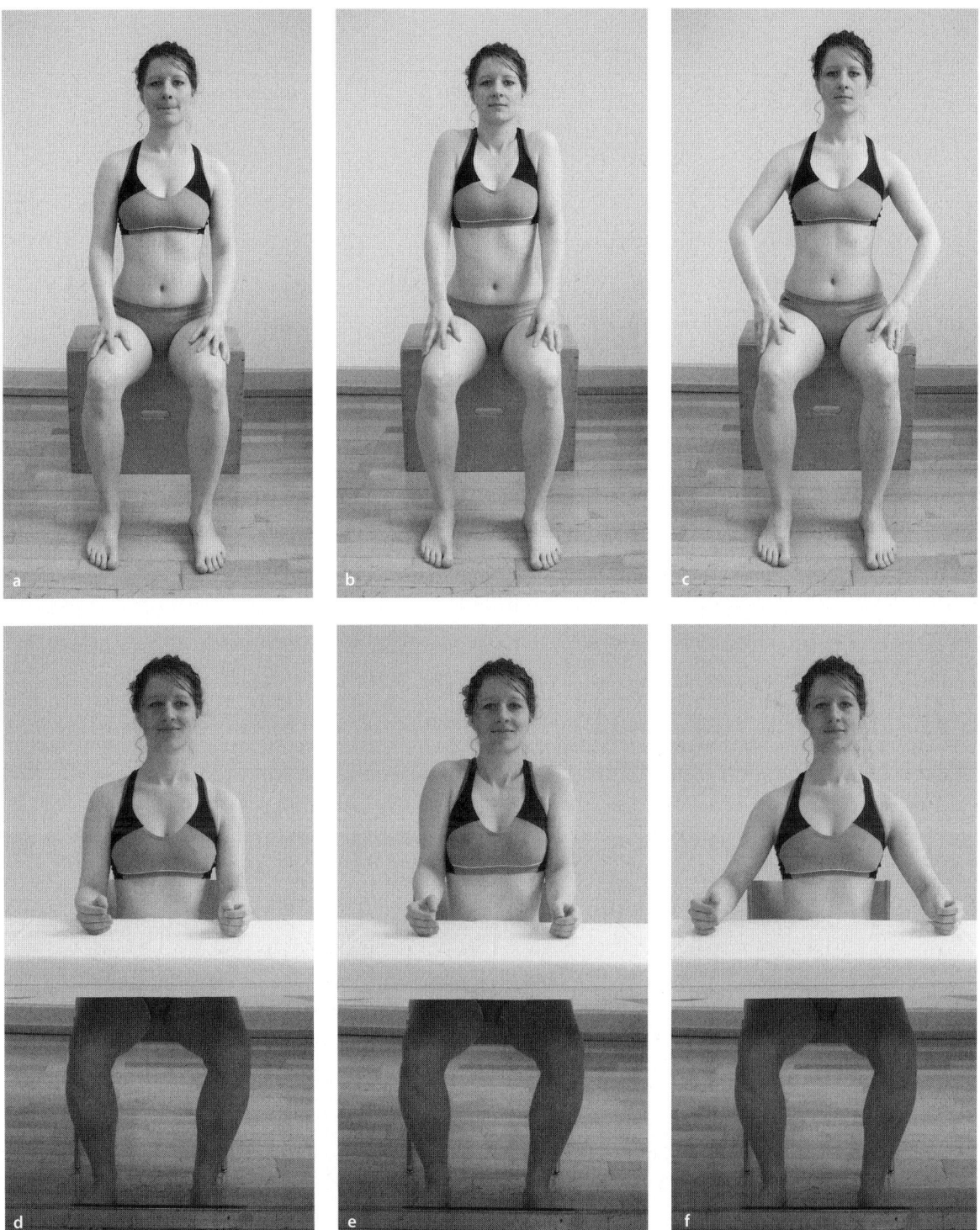

◘ **Abb. 2.42a–f** Hubarme Mobilisation Ab-/Adduktion in steigender Belastung. **a** Hände abgestützt auf Oberschenkel, Ausgangsstellung, **b** Adduktion, **c** Abduktion mit wenig Innenrotation, **d** Unterarme auf Tisch, Ausgangsstellung, **e** Adduktion, **f** Abduktion.

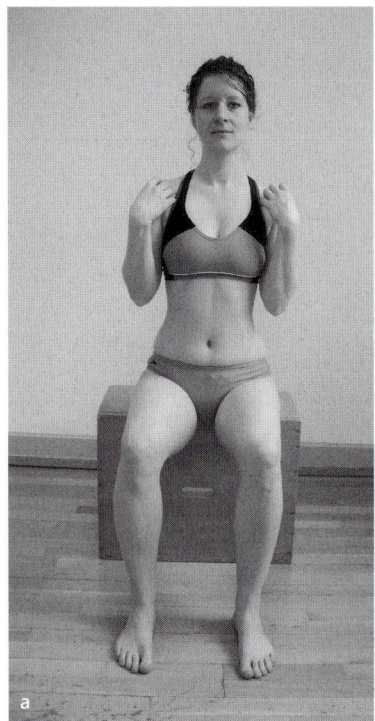
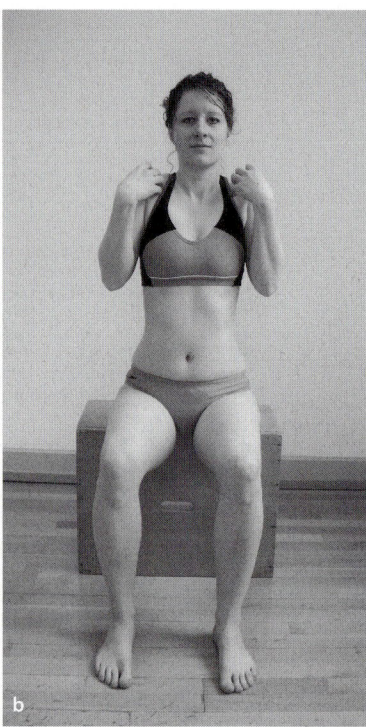
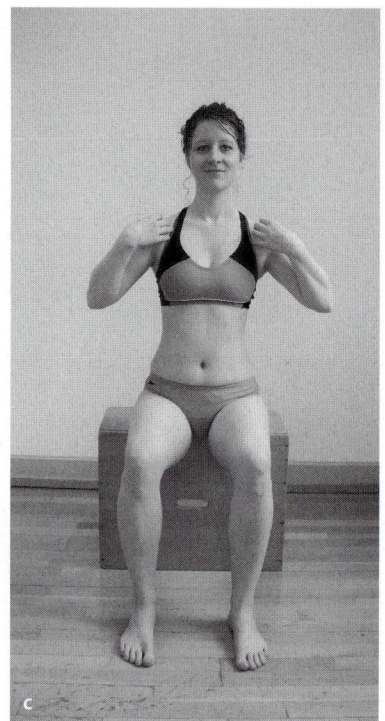
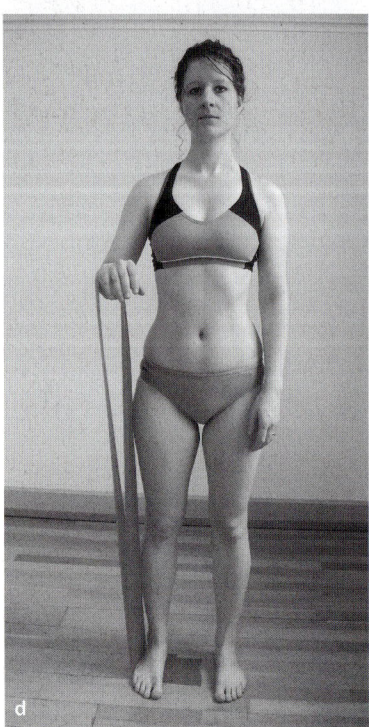
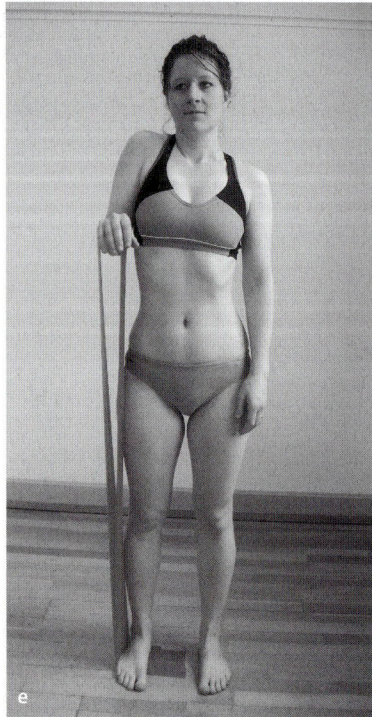
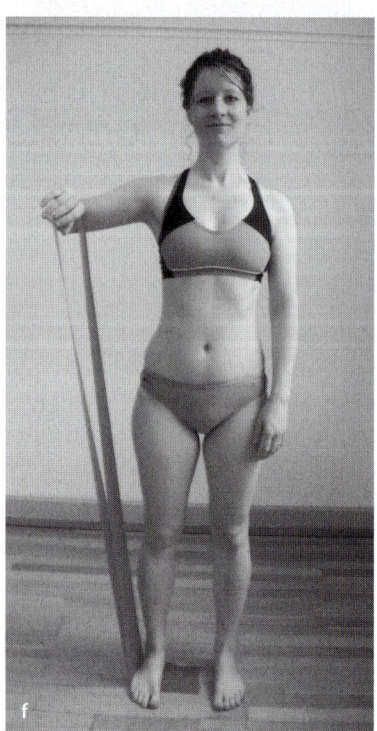

Abb. 2.43a–f Ab-/Adduktion in steigender Belastung. **a** Ausgangsstellung, **b** Adduktion, **c** Abduktion, **d** Mit dem Theraband, Ausgangsstellung, **e** Adduktion, **f** Abduktion.

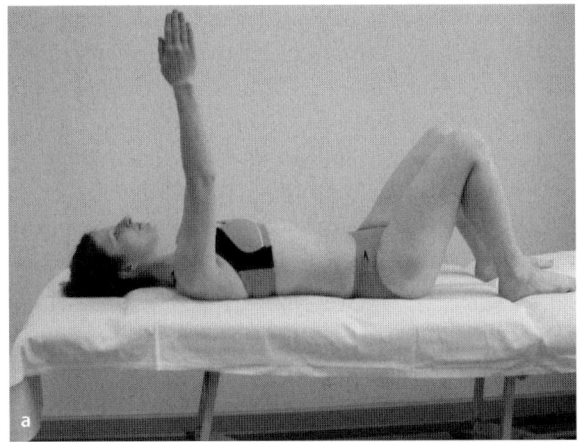

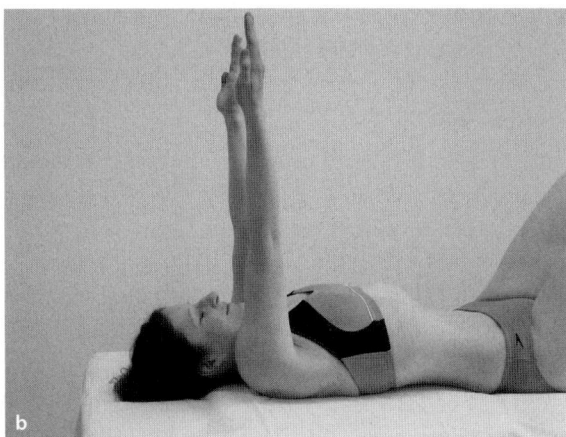

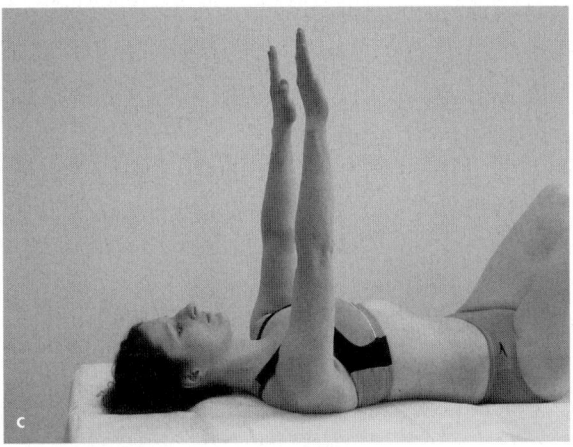

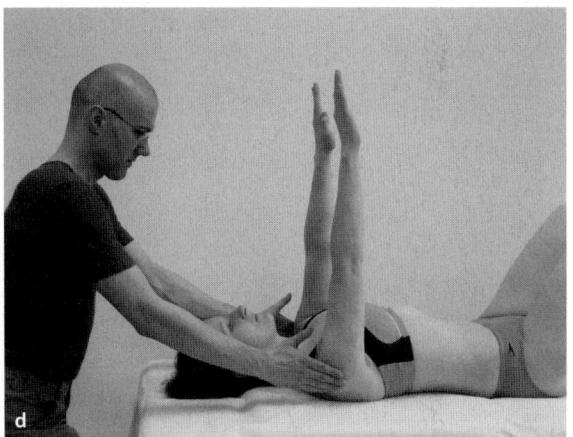

Abb. 2.44a–d Hubfreie Rotation in der Frontalebene. **a** Ausgangsstellung, **b** Außenrotation, **c** Innenrotation, **d** Hilfestellung durch Therapeuten.

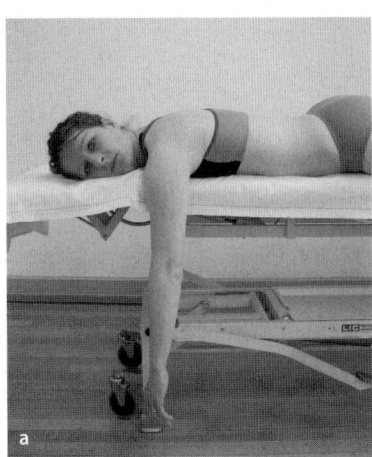

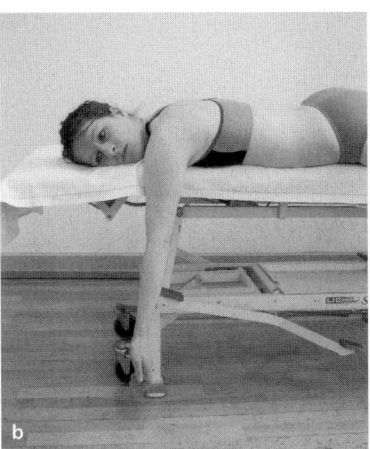

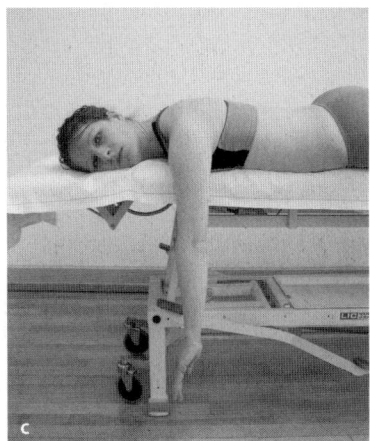

Abb. 2.45a–c Hubfreie Mobilisation in Innen-/Außenrotation in Bauchlage. **a** Ausgangsstellung, **b** Außenrotation, **c** Innenrotation.

2.5.3 Innenrotation/Außenrotation in der Transversalebene

Ausgangsstellung

Sitz; Becken, Brustkorb und Kopf sind eingeordnet in die Körperlängsachse. Die Arme hängen seitlich neben dem Körper in Nullstellung.

Bewegungsablauf

Während sich rechtes und linkes Akromion nach ventral (wenig medial) bewegen, drehen die Arme au-ßenrotatorisch im Humeroskapulargelenk, so dass die Handflächen nach vorn schauen. Bewegen sich rechtes und linkes Akromion nach hinten, drehen die beiden Arme innenrotatorisch im Humeroskapulargelenk, so dass die Handflächen nach hinten schauen (◘ Abb. 2.46a–c).

Der Therapeut führt entweder die Bewegung beidseits am Schultergürtel oder auf einer Seite die Gegenbewegung von Arm und Schulterblatt (◘ Abb. 2.46d,e).

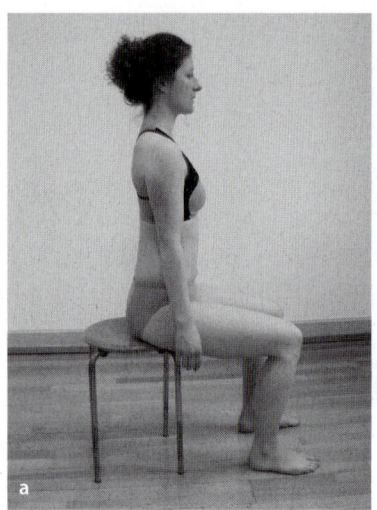
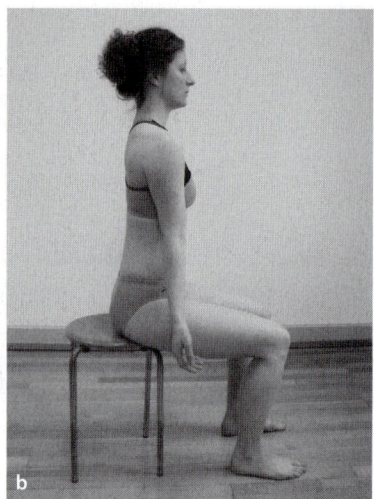
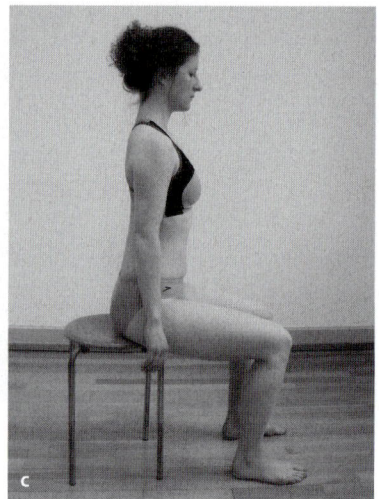

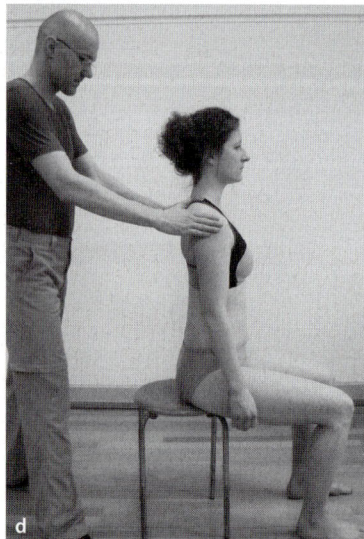
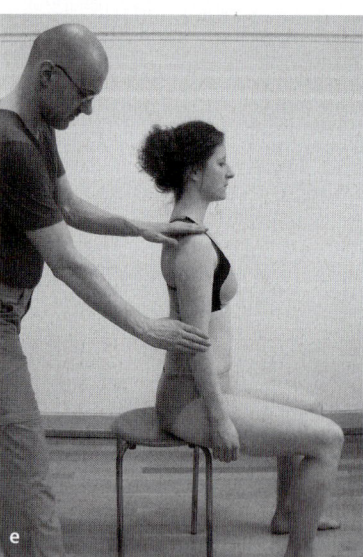

◘ **Abb. 2.46a–e** Hubfreie Mobilisation in Innen-/Außenrotation in der Transversal-ebene. **a** Ausgangsstellung, **b** Außenro-tation, **c** Innenrotation, **d** der Therapeut führt die Bewegung der beiden Akromia **e** der Therapeut unterstützt die Gegenbe-wegung von Arm und Schulterblatt

❗ **Die Armlängsachsen müssen dabei parallel verschoben werden, so dass der Arm immer vertikal hängt und die Hand unter der Schulter bleibt, um flexorische/extensorische Bewegungen zu vermeiden.**

2.5.4 Transversalflexion/-extension

Ausgangsstellung

Sitz seitlich an der Behandlungsbank, der Arm wird in 90° Abduktion in der Skapulaebene auf dem Tisch gelagert, sofern genügend abduktorische Bewegungstoleranzen vorhanden sind (◘ Abb. 2.47a).

Bewegungsablauf

Das Akromion bewegt sich wenig nach hinten, dabei schiebt sich die Hand nach vorn und entfernt sich vom Akromion, transversalflexorisch im Humeroskapulargelenk und extensorisch im Ellbogengelenk. Anschließend bewegt sich das Akromion nach vorn und die Hand bewegt sich auf die Schulter zu, transversalextensorisch im Humeroskapulargelenk und flexorisch im Ellbogengelenk. Der Therapeut führt die Distanzpunkte Akromion und Ellbogen in die gewünschte Richtung (◘ Abb. 2.47b,c).

2.6 Hubfreie/hubarme Mobilisation der Ellbogen- und der Unterarmgelenke

Im folgenden Teil werden ein paar Möglichkeiten gezeigt, wie der Patient zu einem Heimprogramm zur Mobilisation der Ellbogen-/Unterarmgelenke instruiert werden kann. Die Flexion/Extension kann in der Ausgangsstellung wie die Transversalflexion/-extension geübt werden (◘ Abb. 2.47a–c). Je nach Flexion/Extension in der Ausgangsstellung kann mehr die Flexion oder die Extension betont werden. Die hubfreie/hubarme Mobilisation in Pro-/Supination wird auch auf dem Prinzip der widerlagernden Mobilisation aufgebaut. So wird die Pro-/Supination entweder bei gebeugtem Ellbogen mit einer Ab-/Adduktion oder bei gestrecktem Ellbogen mit einer Innen-/Außnrotation im Humeroskapulargelenk widerlagert.

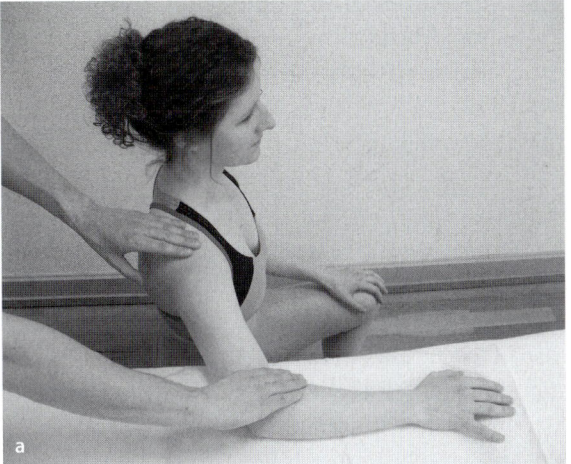

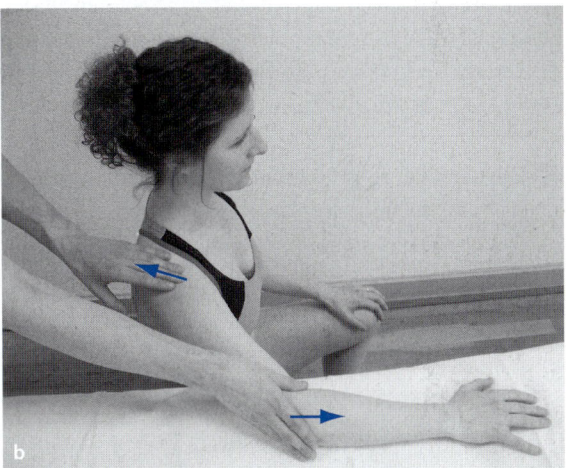

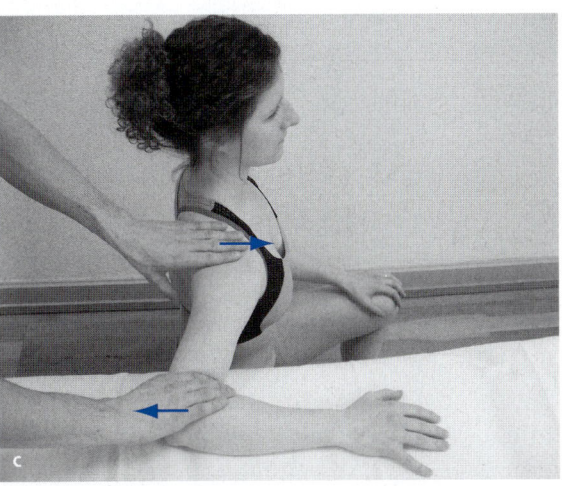

◘ **Abb. 2.47a–c** Transversalflexion/-extension. **a** Ausgangsstellung, **b** Transversalflexion, **c** Transversalextension.

2

2.6.1 Pronation und Supination kombiniert mit Abduktion und Adduktion im Humeroskapulargelenk

Ausgangsstellung

Sitz, die Unterarme sind im Ellbogen 90° flektiert und stehen parallel. Die Beuge- und Streckachsen der Handgelenke stehen vertikal (◘ Abb. 2.48a).

Bewegungsablauf

Die Ellbogen bewegen sich nach lateral und etwas kranial, gleichzeitig dreht der Unterarm supinatorisch, die Handfläche schaut nach oben. Sobald sich der Ellbogen wieder zum Körper bewegt, dreht der Unterarm pronatorisch, so dass die Handfläche gegen den Boden schaut. Die Unterarmlängsachse wird jeweils parallel mitverschoben, so dass die Hand immer vor dem Ellbogen steht (◘ Abb. 2.48b,c).

> ❶ Während der ab-/adduktorischen Bewegung des Arms im Humeroskapulargelenk muss der Unterarm jeweils parallel mitverschoben werden, so dass die Hand immer vor dem Ellbogen steht. Der Therapeut kann zu Beginn die Parallelverschiebung des Unterarms unterstützen (◘ Abb. 2.49a–c).

2.6.2 Pronation/Supination kombiniert mit Innenrotation/Außenrotation

Ausgangsstellung

Sitz, die Hände werden auf den Oberschenkeln abgelegt, so dass die Handflächen ganz auf dem Oberschenkel aufliegen.

Bewegungsablauf

Das Olekranon dreht nach lateral, die Handfläche bleibt unverändert auf dem Oberschenkel liegen. Dabei bewegt sich der Oberarm innenrotatorisch im Humeroskapulargelenk und gleichzeitig dreht der Unterarm supinatorisch von proximal her. Bei der Drehung des Olekranons in die Gegenrichtung erfolgt im Humeroskapulargelenk eine Außenrotation und im Unterarm eine Pronation von proximal her, solange die Hand den Kontakt zum Oberschenkel unverändert beibehält (◘ Abb. 2.50a,b).

Varianten

– Der Patient kann die Bewegung auch ohne Fixation der Hand ausführen und so Oberarm und Unterarm in die Gegenrichtung drehen. Gleichzeitig kann er während der Pronation/Außenrotation den Ellbogen extendieren (Endstellung 1,

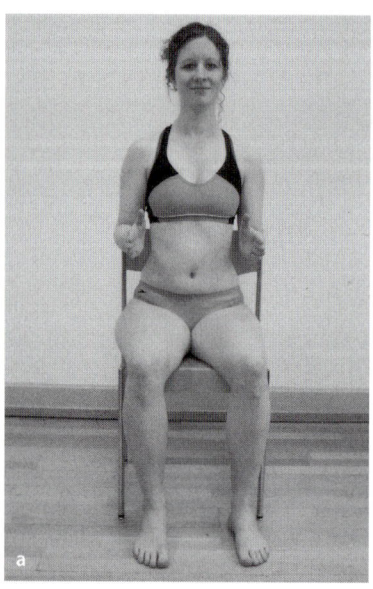
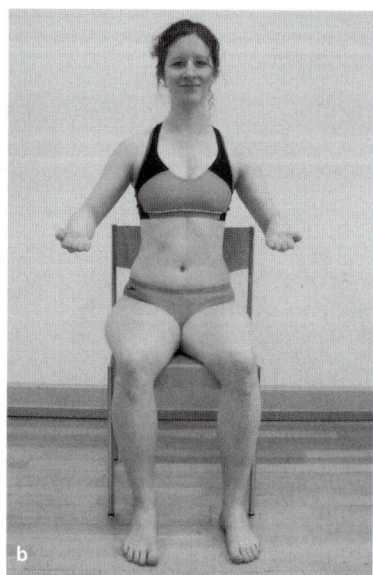
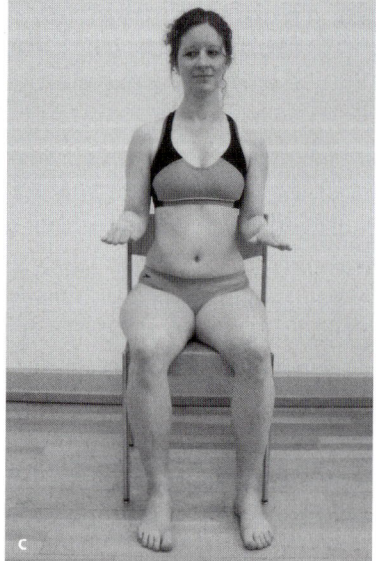

◘ **Abb. 2.48a–c** Mobilisation in Pronation/Supination mit Ab-/Adduktion. **a** Ausgangsstellung, **b** Supination, **c** Pronation.

■ Abb. 2.51a) und während der Supination/Innenrotation den Ellbogen flektieren (Endstellung 2, ■ Abb. 2.51b).

– Zusätzlich können die transversalflexorischen/-extensorischen Bewegungen des Oberarms im Humeroskapulargelenk mit einer Protraktion und Retraktion des Schultergürtels widerlagert werden. Die Gegenbewegungen von Unterarm, Oberarm und Schultergürtel erfordert sehr viel Geschicklichkeit. Der Therapeut kann in der Endstellung an Schulter und Handgelenk einen Widerstand zur Steigerung der Aktivität setzen (■ Abb. 2.51c,d).

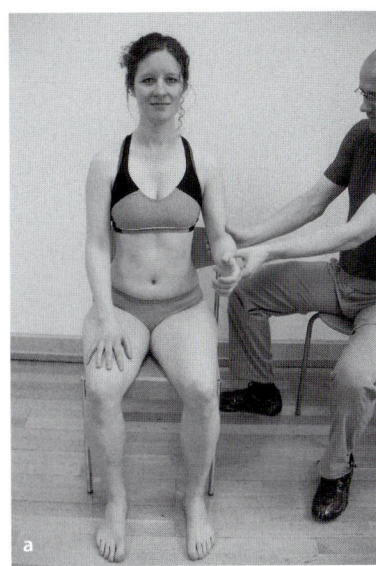
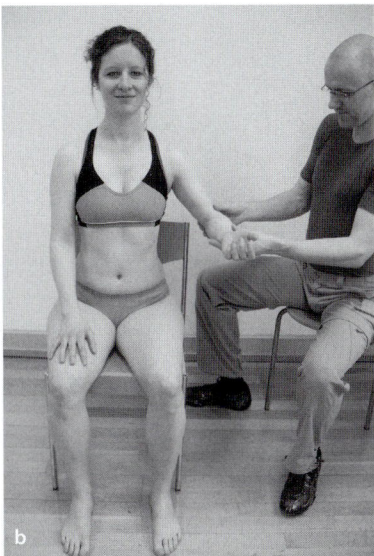
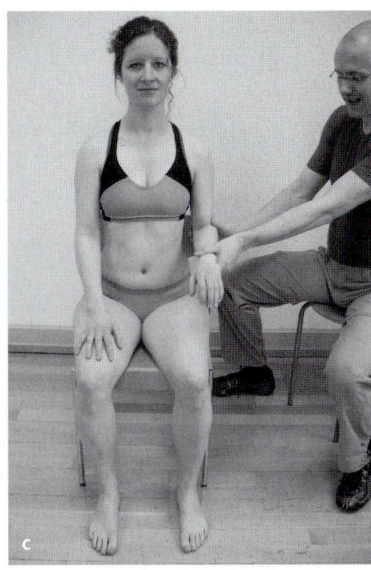

■ **Abb. 2.49a–c** Unterstützung durch den Therapeuten bei der Pro-/Supination. **a** Ausgangsstellung, **b** Supination, **c** Pronation.

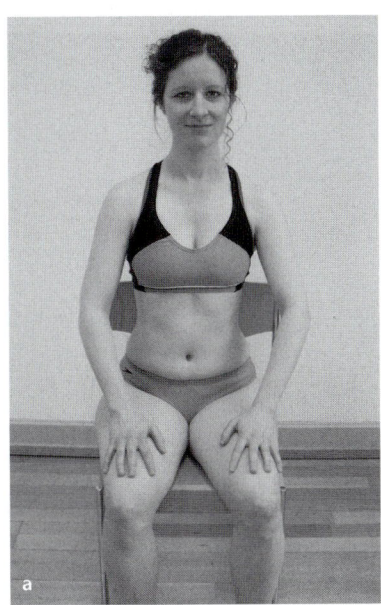
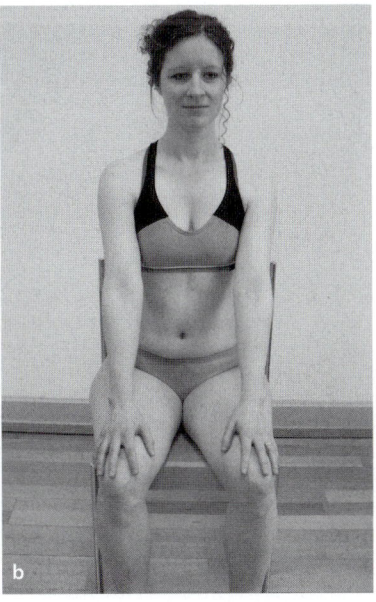

■ **Abb. 2.50a,b** Pro-/Supination kombiniert mit Innen-/Außenrotation. **a** Supination und Innenrotation, **b** Pronation und Außenrotation.

2

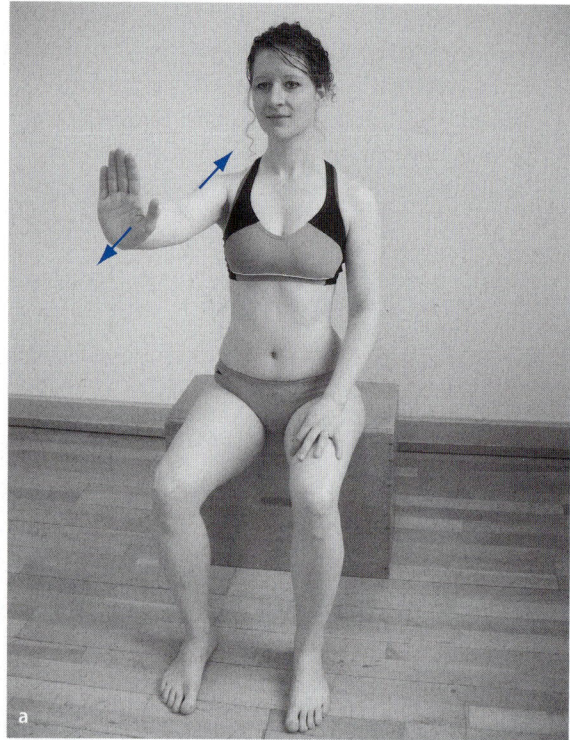
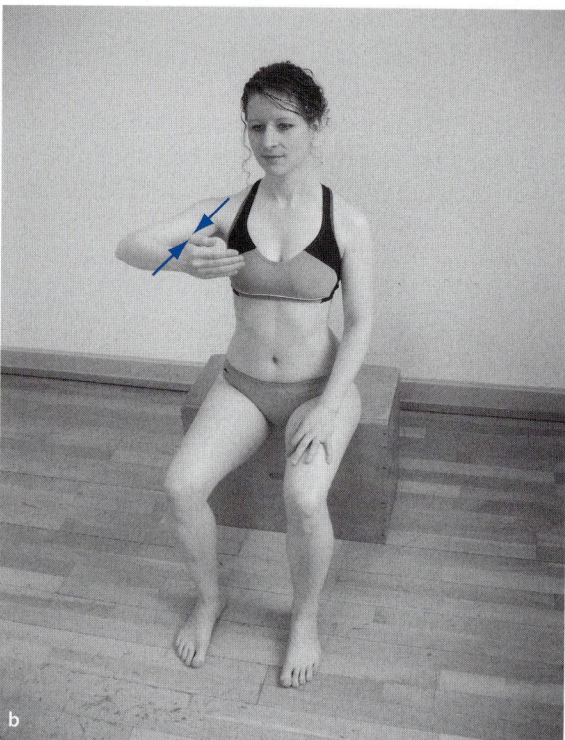
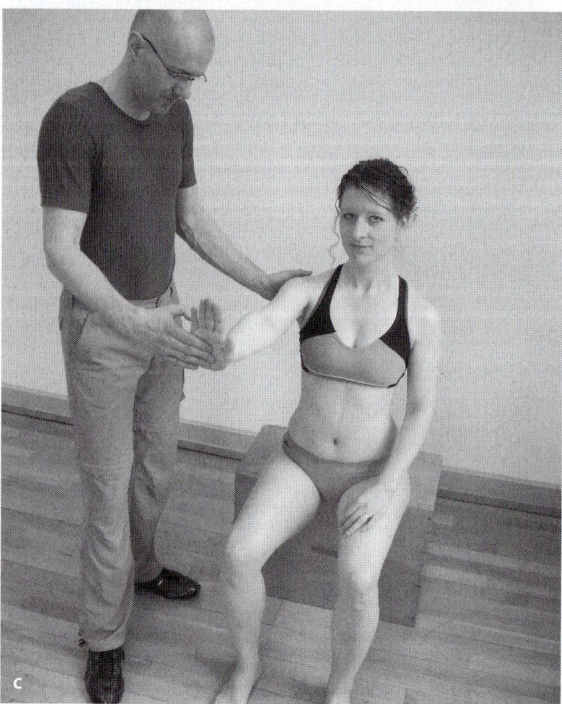
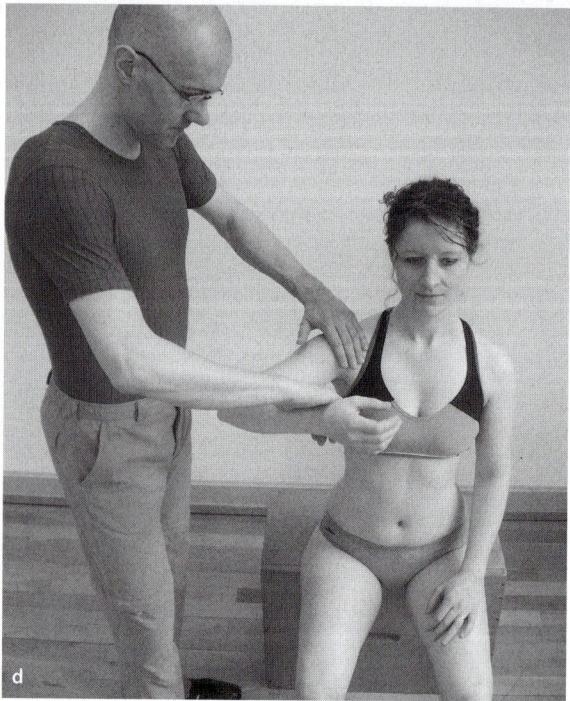

■ **Abb. 2.51a–d** Gegenbewegung von Unterarm, Oberarm und Schultergürtel. **a** Endstellung 1, **b** Endstellung 2, **c** Widerstände in Endstellung 1, **d** Widerstände in Endstellung 2.

Widerlagernde Mobilisation

Gerold Mohr

3.1   Einführung

3.1.1   Verminderung/Korrektur unerwünschter Ausweichmechanismen

»Jede funktionelle oder strukturelle Beeinträchtigung des Bewegungssystems verändert das Bewegungsverhalten.« (Klein-Vogelbach et al. 2000a). Es kommt zu kompensatorischen Ausweichmechanismen.

Sinn/Problematik der Ausweichmechanismen

Ausweichmechanismen können sehr **sinnvoll** sein, denn sie schützen eine gestörte Struktur. Sie helfen, Schmerzen zu vermeiden, und begünstigen durch Schonung verletzter oder überlasteter Strukturen deren Heilung (Klein-Vogelbach et al. 2000a). **Problematisch** können Ausweichmechanismen und unökonomische Belastungen allerdings werden, wenn folgende Faktoren zutreffen:

- Gesunde Strukturen werden durch Ausweichmechanismen überlastet, und es können – je nach Dauer und Intensität der Überlastung – neue Symptome auftreten. Da jetzt zusätzlich Strukturen geschont werden müssen, die an sich gesund, aber überlastet sind, verstärken sich bestehende Ausweichmechanismen.
- Ausweichmechanismen sind dem Patienten nicht bewusst. Die veränderten Bewegungsmuster werden gelernt und automatisiert. Sie können deshalb weiterbestehen, auch wenn die primäre Ursache beseitigt wurde.
- Auch Angst vor tatsächlich oder vermeintlich schmerzhaften Bewegungen führt dazu, dass sich das Bewegungsverhalten nach Beseitigung der primären Ursache nicht automatisch normalisiert.

Behandlung der primären Ursachen von Ausweichmechanismen

❗ »Es gehört zu den wichtigsten Aufgaben des Physiotherapeuten, die Ursache der Ausweichbewegungen herauszufinden (Untersuchung) und, wenn möglich, zu behandeln. Zeigt das Untersuchungsergebnis, dass die weitere Schonung einzelner Gelenke nicht mehr notwendig ist oder dass mit reduzierter

Belastung in größerem Umfang bewegt werden darf, als der Patient es tut, müssen ihm vorhandene Ausweichmechanismen bewusst gemacht werden.« (Klein-Vogelbach et al. 2007)

Das Prinzip der widerlagernden Mobilisation ist das **gegensinnige Bewegen von zwei Gelenkpartnern**. Mit dieser Technik kann der Therapeut die primären Ursachen von Ausweichbewegungen behandeln und die unerwünschten Ausweichbewegungen korrigieren bzw. vermindern (Klein-Vogelbach 2007).

3.1.2   Ziele

❗ Ein Ziel der widerlagernden Mobilisation ist es, den Patienten zu lehren, einzelne Bewegungsniveaus selektiv, bewusst und kontrolliert ohne Ausweichmechanismen zu bewegen.

Wirkungsweisen

Die Anwendung dieser Technik ist nicht auf eine bestimmte Diagnose bezogen, sondern sie ergibt sich aus den Wirkungsweisen, die das Bewegen unter verschiedenen therapeutischen Gesichtspunkten hat (► Kap. 1). Dazu gehören

- das Erhalten des derzeitig möglichen Bewegungsausmaßes,
- das Verbessern der Beweglichkeit,
- das Abbauen bzw. Verhindern von Ausweichmechanismen,
- das Lindern von Schmerzen,
- das Schulen der Koordination und Reaktionsbereitschaft der Muskulatur,
- das Fördern der selektiven kinästhetischen Wahrnehmung und
- das Fördern der Selbstkontrolle des Patienten.

Die widerlagernde Mobilisation kann grundsätzlich an jedem Gelenk angewendet werden.

Differenzierte Bewegungsschulung/ widerlagernde Mobilisation

Um einzelne Bewegungsniveaus selektiv und ohne Ausweichmechanismen zu bewegen, muss der Patient die

Bewegungsmuster durch **häufiges Wiederholen** üben – dieser Lernprozess benötigt Zeit und muss vom Therapeuten gezielt gefördert werden.

Für den Patienten ist die Behandlungstechnik der widerlagernden Mobilisation **keine passive Maßnahme**, sondern auch ein Üben des Bewegungsempfindens (Kinästhetik) und der taktilen Wahrnehmung (Klein-Vogelbach et al. 2000a). Er muss Bewegungen wahrnehmen, zulassen und aktiv ausführen.

Da die Wundheilung der Gewebe mehrere Stadien durchläuft, ist es wichtig, dass der Therapeut weiß, in welcher **Phase der Wundheilung** sich eine verletzte Struktur befindet. Er muss seine Technik entsprechend an die Schmerzen und an die Belastbarkeit der verschiedenen Bindegewebe anpassen. Mit der Behandlung werden spezifische Reize gesetzt, die die **Regeneration verletzten Gewebes** fördern sollen – je optimaler physiologische Reize auf das verletzte Gewebe einwirken, desto besser verläuft die Heilung. Steht z. B. eine Schmerzproblematik im Vordergrund der Behandlung, dann sollte der Therapeut nicht unnötig Beschwerden provozieren und deshalb im schmerzfreien Bereich bewegen. Tritt in einer Bewegungsbahn zu früh ein Widerstand auf oder ist eine Bewegung deutlich eingeschränkt, dann sollte mit Techniken mobilisiert werden, die den Widerstand bzw. die Einschränkung beeinflussen, z. B. mit endgradigen Bewegungsausschlägen.

3.1.3 Prinzip der widerlagernden Mobilisation

> ❶ Die widerlagernde Mobilisation nutzt das Prinzip der Begrenzung einer weiterlaufenden Bewegung durch Gegenbewegung (Klein-Vogelbach u. Suppé 2007).

Die beteiligten Gelenkpartner werden **gegensinnig** bewegt, d. h., der Therapeut führt die Hebel bzw. Zeiger gleichzeitig oder nacheinander in entgegengesetzte Richtungen. So werden frühzeitig einsetzende weiterlaufende Bewegungen verhindert, und das vorhandene Bewegungsausmaß wird maximal ausgeschöpft.

Für die Ausführung der widerlagernden Mobilisation kann der Therapeut zwischen **verschiedenen Ausgangsstellungen** wählen.

> ❶ Bei allen im Text beschriebenen und abgebildeten Techniken wird die rechte Seite behandelt.

Man unterscheidet widerlagernde Mobilisationen bei Bewegungen vom Scharnier- und vom Rotationstyp:

Scharniertyp

> ❶ Bei Bewegungen vom Scharniertyp (Klein-Vogelbach u. Suppé 2007) bestimmt der Therapeut an den Gelenkpartnern je einen distalen und proximalen Distanzpunkt.
> — Die Distanzpunkte (s. Abbildungen, blaue Pfeile) bewegen sich aufeinander zu, und der Drehpunkt (s. weiße Pfeile) bzw. das Gelenk weicht aus, oder
> — sie entfernen sich voneinander und der Drehpunkt schiebt sich zwischen die Distanzpunkte (◻ Abb. 3.1a–c).

Wenn das Bewegen beider Gelenkpartner und des Drehpunkts zu schwierig ist (z. B. durch ungünstige Längenverhältnisse, zu große Gewichte oder mangelnde Koordinationsfähigkeit des Patienten), sollten mindestens zwei Punkte bewegt werden. Es ist von Vorteil, wenn einer dieser bewegten Punkte der Drehpunkt ist. Sind zwei- und mehrgelenkige Muskeln für Gelenkbewegungen verantwortlich, dann entspricht die **Drehpunktverschiebung** ohnehin dem normalen Bewegungsverhalten.

Rotationstyp

> ❶ Bei Bewegungen vom Rotationstyp drehen sich beide Gelenkpartner in entgegengesetzte Richtungen.

Kann nur ein Zeiger bewegt werden, dann darf der andere nicht weiterlaufen – er muss fixiert sein. Wenn das Gelenk bei der Rotationsbewegung räumlich verschoben wird, dann muss die **Rotationsachse** parallel mitbewegt werden. Auf diese Weise verhindert man die Mobilisation von anderen unerwünschten Bewegungskomponenten im Gelenk (◻ Abb. 3.1d, e).

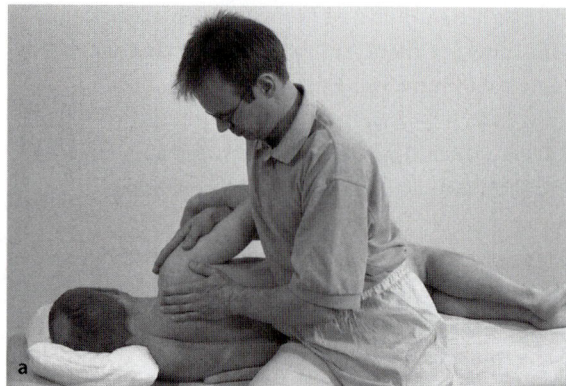
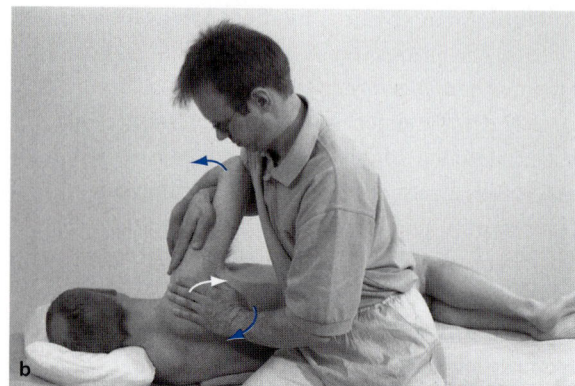
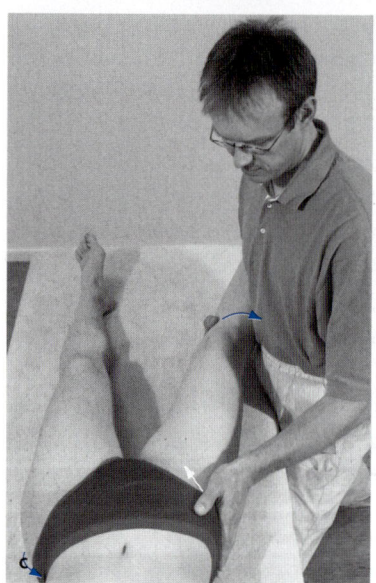
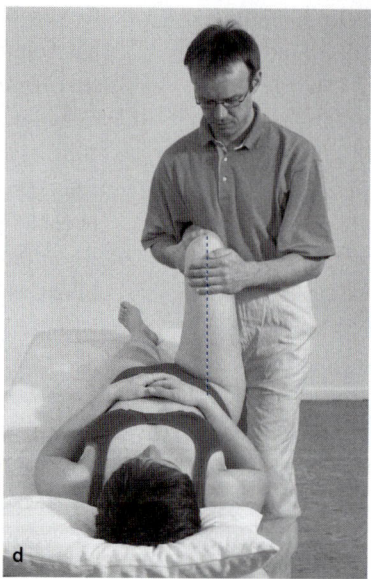
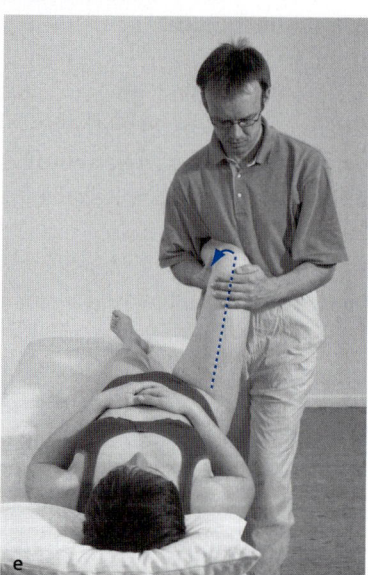

Abb. 3.1 a–c Widerlagernde Mobilisation des Schultergelenks in Abduktion. **a** Ausgangsstellung. **b** Endstellung. **c** Widerlagernde Mobilisation des Hüftgelenks in Abduktion: Drehpunktverschiebung nach medial. **d,e** Widerlagernde Mobilisation des Kniegelenks in Innenrotation. **d** Ausgangsstellung. **e** Endstellung.

3.1.4 Instruktion

Der Erfolg der widerlagernden Mobilisation ist abhängig von der **verbalen** und **taktilen Führung** des Patienten. Von Anfang an ist die Instruktion des geplanten Bewegungsablaufes ein wichtiger Bestandteil der Behandlung (Klein-Vogelbach et al. 2007). Dabei nutzt der Therapeut die Orientierungen des Individuums (▶ Kap. 1.2.2).

Widerlagernde Mobilisation des Schultergelenks in Abduktion: »Die Schulter entfernt sich vom Ohr, und der Ellbogen bewegt sich gleichzeitig zur Seite, weg vom Brustkorb.«

Der Therapeut muss dem Patienten genügend Zeit geben, sich auf die geplante Bewegung zu konzentrieren und auftretende bremsende Muskelaktivitäten abzubauen. Erst danach kann der Patient die Bewegung zulassen.

3.1.5 Ausführung

Einleitung der widerlagernden Mobilisation. Der Therapeut informiert den Patienten darüber, in welche Richtung sich die Distanzpunkte bewegen sollen. Einleitend bewegt der Therapeut den proximalen Gelenkpartner. In der gewünschten Endstellung wird dieser dann fixiert und der distale Partner in die entgegengesetzte Richtung bewegt.

Widerlagernde Mobilisation. Nach dieser einleitenden Phase werden beide Gelenkteile gegensinnig hin und her bewegt und gleichzeitig der Drehpunkt verschoben. Es ist günstig, mit der Bewegung des proximalen Gelenkpartners zu beginnen, da dieser oft die geringere Bewegungstoleranz hat. Gleichzeitig kann dadurch ein Ausweichmechanismus verhindert werden. Dadurch wird ein Ausweichmechanismus verhindert, noch bevor er entstehen kann. Der räumliche Weg des distalen Distanzpunktes ist meistens geringer, da beide Gelenkpartner die Bewegung ausführen.

Je nach Behandlungsziel kann der Therapeut entscheiden, ob er am Bewegungsende oder in einer submaximalen Gelenkstellung arbeiten möchte.

Progression. Als Progression innerhalb der Behandlung, und wenn es der Arbeitsgang erlaubt, können mehrere Bewegungskomponenten/-richtungen kombiniert werden.

Beispiel
Widerlagernde Mobilisation des Schultergelenkes in Adduktion: Der Arm ist bereits in Extension und Innenrotation eingestellt (◘ Abb. 3.2a).
Widerlagernde Mobilisation des Kniegelenkes in Flexion: Flexion und Innenrotation werden miteinander kombiniert (◘ Abb. 3.2b).

Hubfreies/hubarmes Arbeiten
Hubfreiheit/Hubarmut ist wichtig, um mit widerlagernder Mobilisation erfolgreich arbeiten zu können.

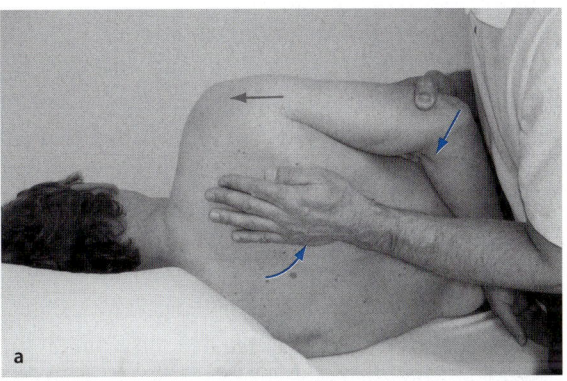

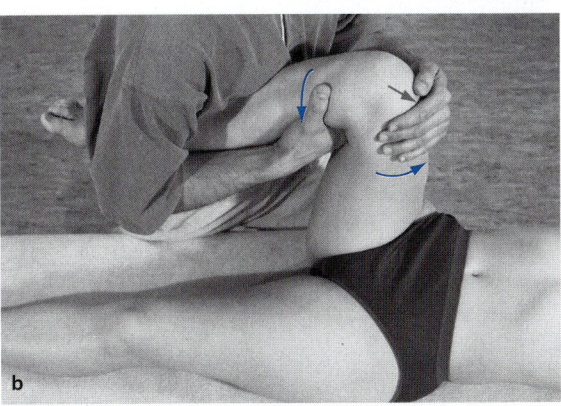

◘ **Abb. 3.2 a,b** Widerlagernde Mobilisation **a** des Schultergelenks in Adduktion: Arm bereits in endgradiger Extension/Innenrotation eingestellt, **b** des Kniegelenks in Flexion/Innenrotation: Ausgangsstellung.

3

Dazu muss der Therapeut das Gewicht der zu bewegenden Körperteile übernehmen bzw. gut lagern. Treten bremsende muskuläre Aktivitäten gegen die Schwerkraft auf, dann können sie ein Zeichen dafür sein, dass der Patient nicht loslassen kann, weil der Therapeut die Gewichte nicht korrekt übernommen hat bzw. nicht optimal gelagert hat.

3.1.6 Bewegungstempo

Zu Beginn ist das Tempo immer langsam. Der Therapeut wählt das Tempo, mit dem er behandeln möchte, in Abhängigkeit

- vom Problem des Patienten (Pathologie, Belastbarkeit des Bindegewebes, Phase der Wundheilung, Schmerzen etc.),
- vom Lernziel und
- vom vorhandenen Bewegungsausmaß.

Bei **kleiner Bewegungsamplitude** kann ein Tempo von 120 Bewegungsausschlägen/min angestrebt werden. Hauptziele sind die Detonisierung der Muskulatur und die Verbesserung der Durchblutung. Durch das schnelle Hin- und Herbewegen sollen beim Patienten bremsende Muskelaktivitäten reduziert bzw. ausgeschaltet werden. Um eine reflektorische Tonuserhöhung zu vermeiden, müssen die Bewegungen schmerzfrei ausgeführt werden (Klein-Vogelbach et al. 2000a, van den Berg 2001).

Techniken am Bewegungsende werden langsamer ausgeführt. Zum Lösen, Dehnen bzw. Verlängern von Strukturen braucht man Zeit. Pro Arbeitsgang werden ca. 10 bis 15 Bewegungsausschläge empfohlen.

> ❗ Wenn das gegensinnige Bewegen langsam ausgeführt wird, dann können vorhandene Bewegungstoleranzen endgradig ausgeschöpft werden.

3.1.7 Verschiedene Ausführungs-
möglichkeiten

Es gibt verschiedene Möglichkeiten, das Prinzip der widerlagernden Mobilisation in der Praxis auszuführen:

- Der Therapeut nimmt die Gewichte ab und bewegt. Der Patient lässt die Bewegung zu.
- Der Therapeut nimmt die Gewichte ab und unterstützt die Bewegung des Patienten (◼ Abb. 3.3a).
- Um die Koordination zu fördern, soll der Patient selbstständig zunächst hubfrei und dann mit zunehmender Hubbelastung arbeiten (◼ Abb. 3.3b).
- Mit oder ohne Hilfe des Patienten bewegt der Therapeut in die geplante Richtung, der Patient hält die erreichte Endstellung (◼ Abb. 3.3c).
- Der Therapeut gibt in der Endstellung statische Widerstände, um das erreichte Bewegungsausmaß zu stabilisieren (◼ Abb. 3.3d).
- Der Patient stabilisiert bzw. kontrolliert den proximalen Gelenkpartner (z. B. die Skapula) und bewegt den distalen (z. B. den Arm) (◼ Abb. 3.3e).
- Der Therapeut gibt Widerstände, gegen die der Patient dynamisch konzentrisch oder dynamisch exzentrisch arbeiten muss. Er setzt gezielt Widerstände, um bestimmte Muskeln über die reziproke Innervation zu hemmen (◼ Abb. 3.3f).

Endstellung der Abduktion im Schultergelenk: Zur Aktivierung der Adduktoren und Hemmung eines überaktiven bzw. hypertonen Trapezius pars descendens (reziproke Innervation) setzt der Therapeut an der Innenseite des Oberarms einen Widerstand. Gegen diesen leichten Führungswiderstand führt der Patient den Rückweg der Bewegung aus.

3.1.8 Zusammenfassung

Ziele der widerlagernden Mobilisation sind die qualitative und quantitative Verbesserung der Beweglichkeit eines Gelenkes und die Verbesserung des Bewegungsverhaltens eines Patienten. Um Ausweichbewegungen auszuschalten und vorhandene Bewegungstoleranzen maximal ausschöpfen zu können, wird das Prinzip des gegensinnigen Bewegens der beteiligten Gelenkpartner genutzt. Durch selektives Üben (z. B. die Konzentration der Bewegung auf ein bestimmtes Gelenk) lernt der Patient, einen Bewegungsablauf wieder zu kontrollieren.

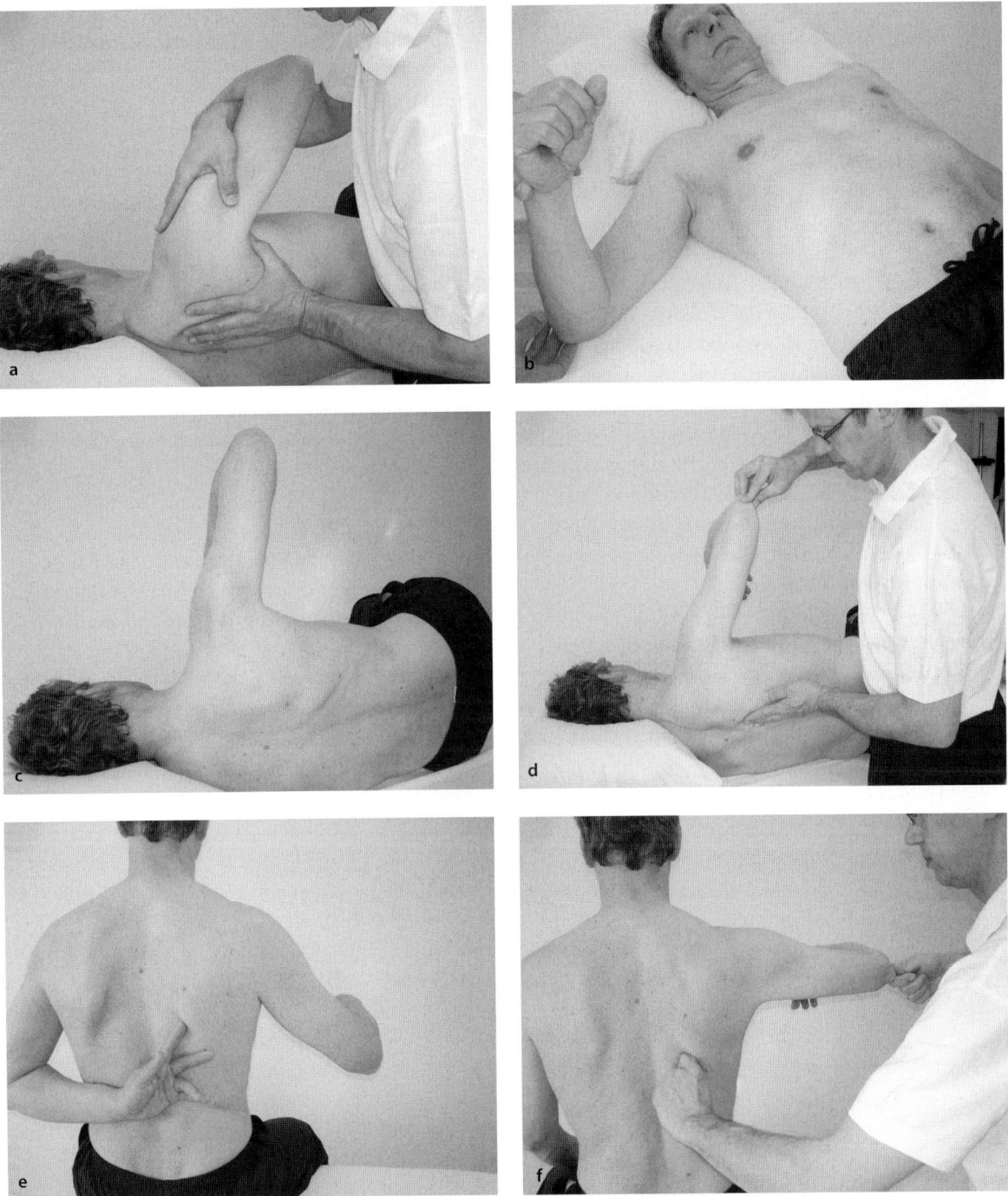

◘ Abb. 3.3 a–f Widerlagernde Mobilisation **a** der Therapeut unterstützt die Bewegung des Patienten, **b** der Patient arbeitet zunächst hubfrei, dann mit zunehmender Hubbelastung, **c** der Therapeut bewegt in die geplante Richtung, der Patient hält die erreichte Endstellung, **d** der Therapeut gibt in der Endstellung statische Widerstände, **e** der Patient stabilisiert bzw. kontrolliert statische Widerstände, **f** der Therapeut gibt Widerstände gegen die der Patient arbeiten muss.

3

3.2 Widerlagernde Mobilisation des Hüftgelenks

Patienten mit Hüftgelenksbeschwerden und/oder Bewegungseinschränkungen haben häufig Schwierigkeiten, ihr **Hüftgelenk** (◘ Abb. 3.4) **kontrolliert zu bewegen**, ohne dass sich das Becken und die LWS frühzeitig mitbewegen. Vermeiden bzw. begrenzen kann man diesen Ausweichmechanismus des Beckens durch widerlagerndes Bewegen von Becken und Bein.

Folgende Schritte erleichtern es dem Patienten, das selektive Bewegen der Hüftgelenke zu erlernen:

- Der Patient bewegt in einer Ausgangsstellung, in der die Muskulatur hubfrei oder hubarm arbeitet.
- Als Vorbereitung für die widerlagernde Mobilisation des Hüftgelenks kann der Therapeut zunächst die hubfreie Mobilisation der Hüftgelenke und der Lendenwirbelsäule ausführen, um die Bewegungen des proximalen Gelenkpartners Becken anzubahnen (▶ Kap. 2).

❗ Bei der widerlagernden Mobilisation des Hüftgelenks muss der Patient aktiv mitarbeiten und den proximalen Gelenkpartner Becken bewegen, während der Therapeut das Bein widerlagernd bewegt.

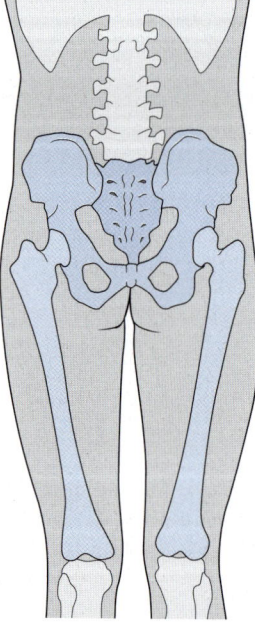

◘ **Abb. 3.4** Bewegungsniveau des Hüftgelenks

3.2.1 Widerlagernde Mobilisation des Hüftgelenks in Abduktion/Adduktion

Abduktion
Ausgangsstellung
Der Patient liegt auf dem Rücken, die Beine sind gestreckt.

Bewegungsablauf
Der Patient bewegt seine linke Spina iliaca anterior superior nach kranial/medial. Der Therapeut bewegt das rechte Bein nach lateral und unterstützt die Drehpunktverschiebung des rechten Hüftgelenks nach medial/etwas nach kaudal (◘ Abb. 3.5a, b). In der Lendenwirbelsäule kommt es zu einer linkskonkaven Lateralflexion vom Becken aus.

Variante
❗ Die widerlagernde Mobilisation kann auch über die Bewegung des proximalen Gelenkpartners mit Drehpunktverschiebung durchgeführt werden.

Der Patient bewegt seine linke Spina nach kranial/medial, der Therapeut unterstützt die Bewegung manuell am Becken und verschiebt das rechte Hüftgelenk nach medial/etwas nach kaudal. Das rechte Bein bleibt dabei ruhig liegen (◘ Abb. 3.5c, d). Als Progression kann das rechte Bein in Abduktion gelagert werden.

Adduktion
Ausgangsstellung
Der Patient liegt in Rückenlage mit ausgestreckten Beinen (◘ Abb. 3.5e).

Bewegungsablauf
Der Patient bewegt seine linke Spina nach kaudal/medial. Der Therapeut führt gleichzeitig das rechte Bein nach medial. Dabei verschiebt sich das rechte Hüftgelenk nach kranial/lateral. In der Lendenwirbelsäule kommt es zu einer rechts konkaven Lateralflexion vom Becken aus.

ℹ Praxis-Tipp
- Um den Reibungswiderstand zu vermindern, kann der Therapeut das Bein leicht anheben.

— Einleitend kann zunächst die hubfreie Mobilisation für das Hüftgelenk in Abduktion/Adduktion und für die Lendenwirbelsäule in Lateralflexion instruiert werden. Der Therapeut unterstützt manuell die Bewegung des proximalen Gelenkpartners Becken (◘ Abb. 3.5d). Beispielsweise bei einer Fraktur des Oberschenkels oder nach einer Hüftgelenkoperation kann so relativ früh mit Bewegung bzw. Mobilisation begonnen werden, ohne dass das betroffene Bein bewegt werden muss.

(Siehe auch »Mobilisierende Massage von Lendenwirbelsäule–Hüftgelenk«, ▶ Kap. 4)

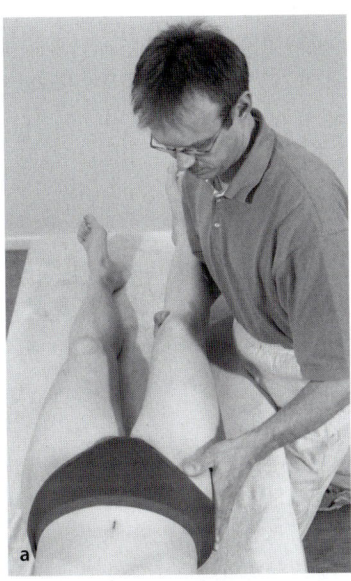
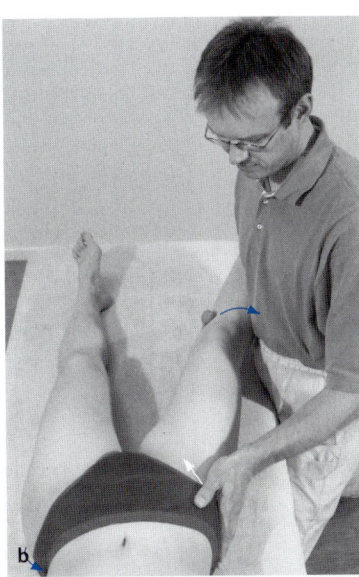

◘ Abb. 3.5 a–e Widerlagernde Mobilisation des Hüftgelenks in Abduktion. a Ausgangsstellung. b Endstellung. c Ausgangsstellung. d Drehpunktverschiebung nach medial. e Widerlagernde Mobilisation des Hüftgelenks in Adduktion, Endstellung.

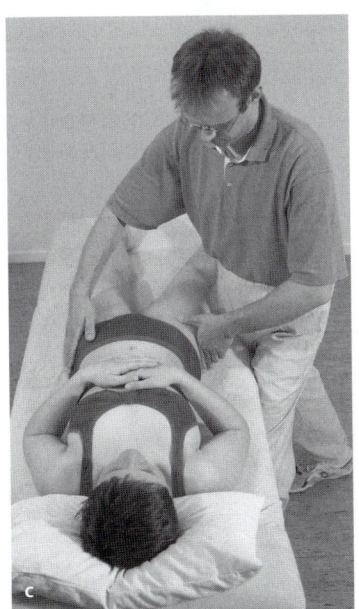
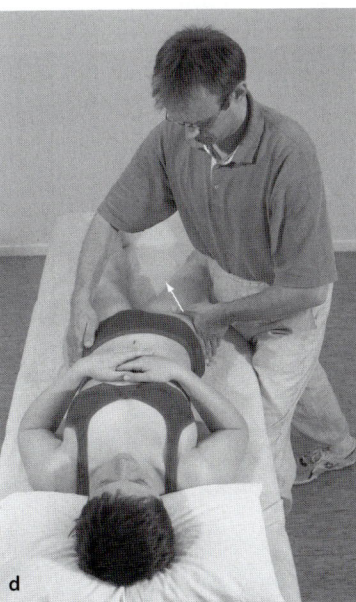
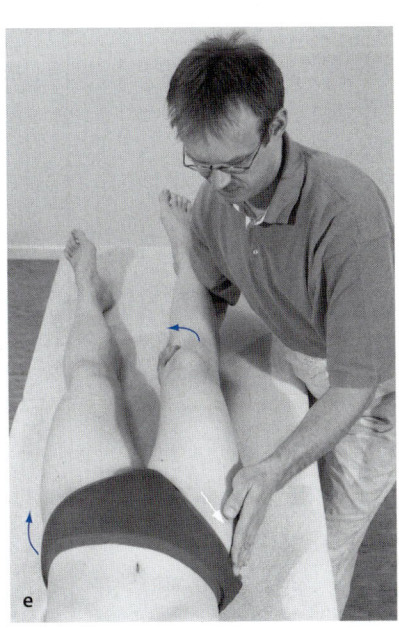

3.2.2 Widerlagernde Mobilisation des Hüftgelenks in Flexion/Extension

Flexion
Ausgangsstellung

Der Patient liegt auf der linken Seite, das untere Bein ist in Hüft- und Kniegelenk leicht angebeugt. Die widerlagernde Mobilisation wird am oben liegenden Bein ausgeführt.

Bewegungsablauf

Der Therapeut bewegt das Knie nach ventral/kranial, gleichzeitig bewegt der Patient die Spina bzw. den lumbosakralen Übergang nach ventral/kaudal. Dabei verschiebt sich das Hüftgelenk nach dorsal/etwas nach kranial. Durch diese Beckenbewegung wird die Lendenwirbelsäule von kaudal her in Extension eingestellt (◘ Abb. 3.6a, b).

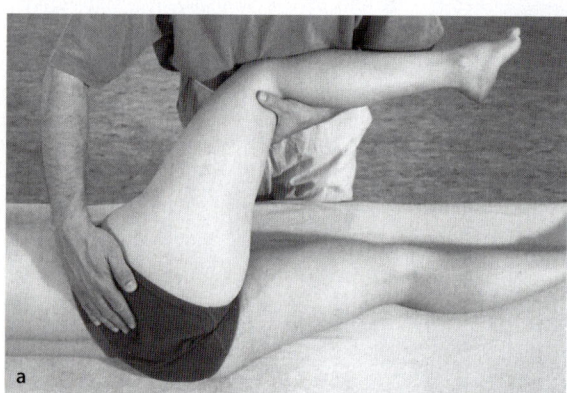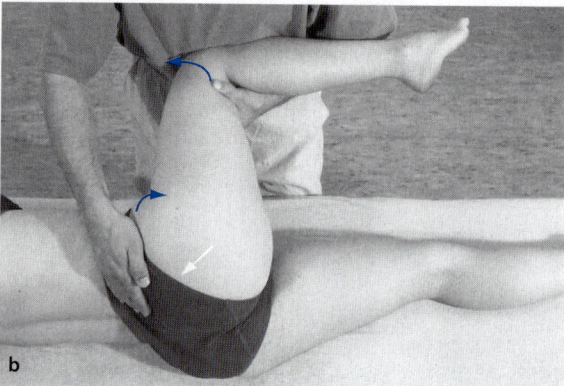

◘ **Abb. 3.6 a,b** Widerlagernde Mobilisation des Hüftgelenks in Flexion. **a** Ausgangsstellung. **b** Endstellung.

Variante

Um die Bewegung des proximalen Gelenkpartners Becken mit gleichzeitiger Drehpunktverschiebung durchzuführen, bewegt der Patient die Spina nach ventral/kaudal. Der Therapeut unterstützt die Bewegung des Beckens und verschiebt das Hüftgelenk nach dorsal/etwas nach kranial (◘ Abb. 3.6c, d).

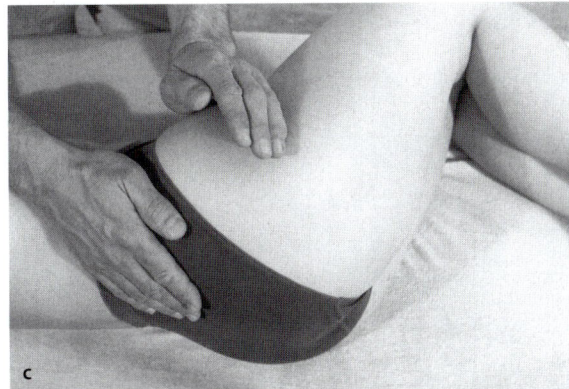

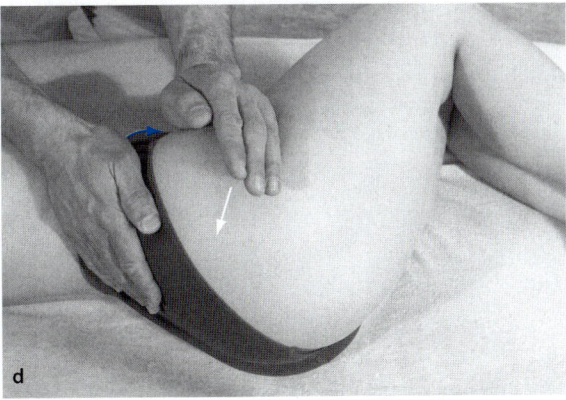

◘ **Abb. 3.6 c,d** Widerlagernde Mobilisation des Hüftgelenks in Flexion. **c** Position der Hände des Therapeuten. **d** Drehpunktverschiebung nach dorsal/kranial.

ⓘ Praxis-Tipp

— Durch leichten Druck in die Oberschenkellängsachse wird das Hüftgelenk zentriert und die Verschiebung des Drehpunktes verstärkt. Eine bessere Zentrierung des Hüftgelenkes wirkt sich positiv auf die Flexionsbewegung aus. Sie kann den Widerstand und/oder die Schmerzen beim Bewegen reduzieren. Der Druck wirkt außerdem stimulierend auf die Syntheseaktivität der Knorpelzellen und verbessert die Belastbarkeit des Knorpels. Dies ist v. a. nach längerer Immobilisation wichtig (van den Berg 2001).
Wenn der Druck allerdings Schmerzen provoziert, z. B. bei einer fortgeschrittenen Arthrose, dann sollte ohne Kompression bewegt werden.

— Kann der Patient das Bein nicht mehr in die Sagittalebene einordnen, muss man die Ausgangsstellung entsprechend anpassen und andere Bewegungskomponenten zulassen, z. B. Flexion mit Abduktion und Außenrotation (=Schonhaltung des Hüftgelenkes).

Extension

Ausgangsstellung

Der Patient liegt in Seitenlage, das obere Bein wird behandelt.

Bewegungsablauf

Der Patient bewegt die Spina nach dorsal/kranial bzw. die Sakrumspitze nach kaudal/ventral. Der Therapeut unterstützt die Bewegung des Beckens. Dabei verschiebt sich das Hüftgelenk nach ventral/etwas nach kranial. (□ Abb. 3.6e–g).

Zeitlich etwas versetzt bewegt der Therapeut den Oberschenkel extensorisch im Hüftgelenk, dabei geht das Knie nach dorsal/leicht nach kaudal.

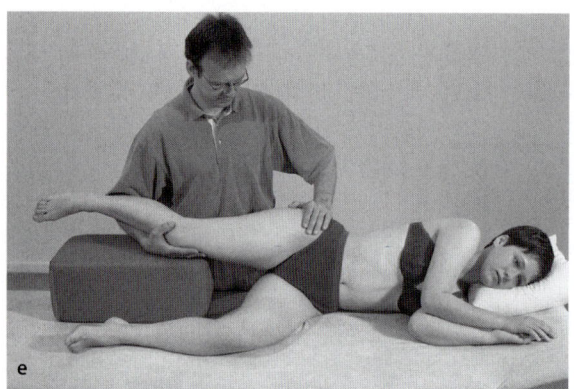

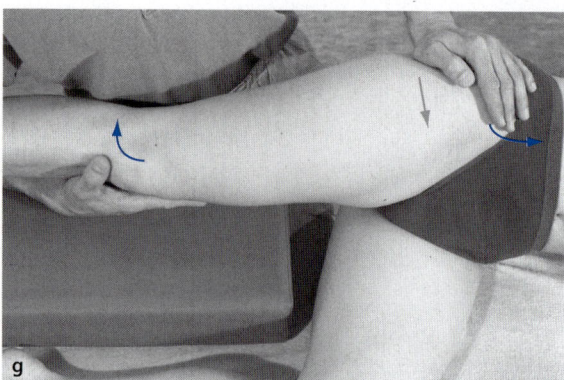

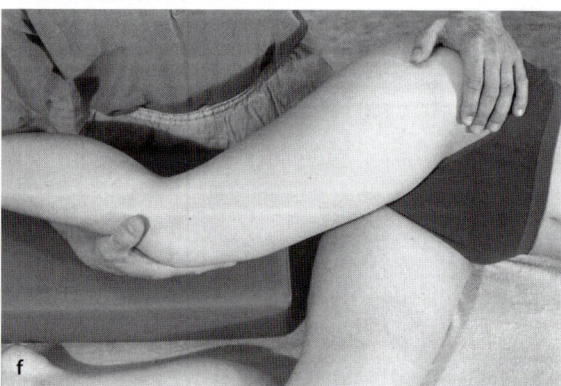

□ **Abb. 3.6 e–g** Widerlagernde Mobilisation des Hüftgelenks in Extension. **e** Ausgangsstellung. **f** Position der Hände des Therapeuten. **g** Endstellung.

Variante

Der Patient bewegt die Spina nach dorsal/kranial. Der Therapeut unterstützt die Bewegung des proximalen Gelenkpartners Becken und verschiebt den Drehpunkt Hüftgelenk nach ventral/etwas nach kranial (◘ Abb. 3.6h, i). Die rechte Hand des Therapeuten liegt dabei dorsal des Trochanter major.

> ❗ **Bei flektiertem Kniegelenk kann ein dehnungs-empfindlicher M. rectus femoris die Bewegung erschweren. Dann muss die Lagerung entsprechend angepasst werden.**

ℹ Praxis-Tipp

– Bei einem deutlichen Extensionsdefizit des Hüftgelenks kommt es schnell zu einer Ausweichbewegung der Lendenwirbelsäule in die Hyperextension. In diesem Fall kann das untere Bein im Hüftgelenk maximal flektiert werden, um das Becken zu fixieren und die Ausweichbewegung zu verhindern. Die Möglichkeit, das Becken widerlagernd zu bewegen, fällt dann aber weg.

– Transfer der Technik auf eine Heimübung: »Auf und zu« (◘ Abb. 3.6 j–l).

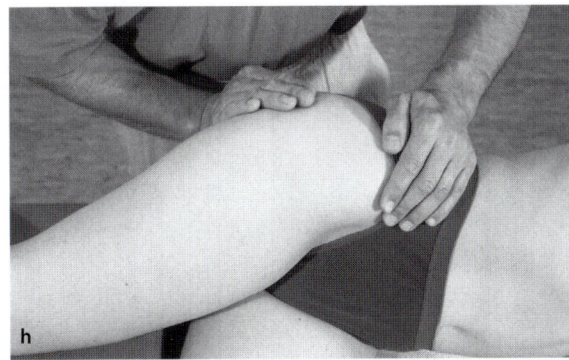
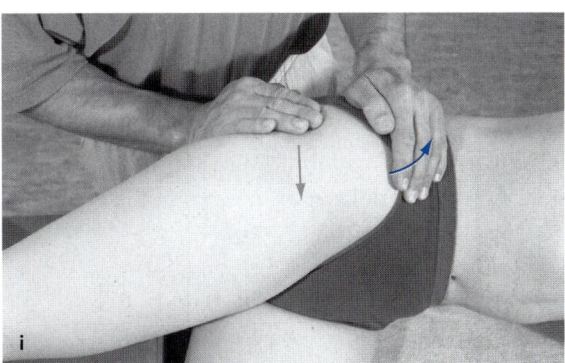

◘ **Abb. 3.6 h,i** Widerlagernde Mobilisation des Hüftgelenks in Extension. **h** Position der Hände des Therapeuten. **i** Drehpunktverschiebung nach ventral/kranial.

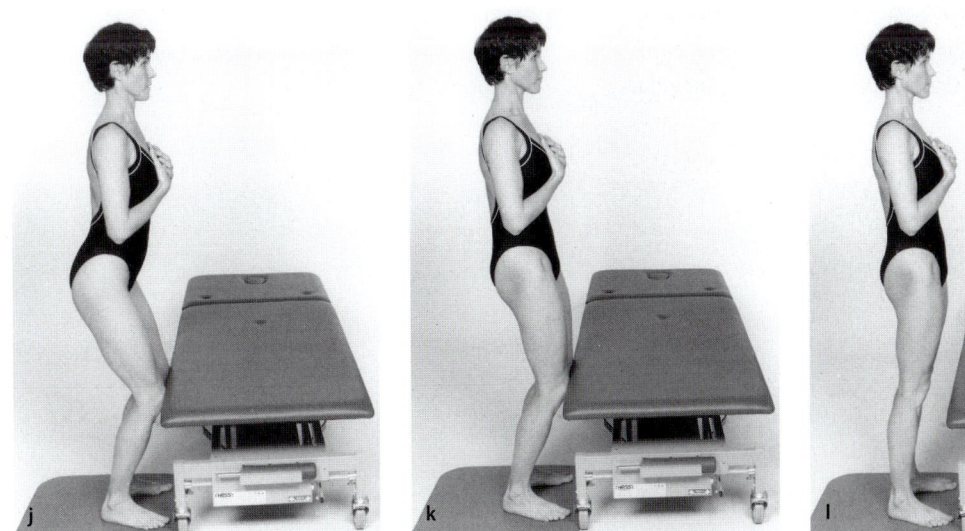

◘ **Abb. 3.6 j–l** Heimübung. **j** »Auf«: Hüftgelenk in Flexion durch Drehpunktverschiebung. **k** »Zu«: Extension im Hüftgelenk vom Becken und durch Drehpunktverschiebung nach vorn. **l** »Zu«: Extension im Hüftegelenk vom Becken, Oberschenkel und durch Drehpunktverschiebung.

3.2.3 **Widerlagernde Mobilisation des Hüftgelenks in Innen-/Außenrotation**

Innenrotation
Ausgangsstellung

Der Patient liegt auf der rechten Seite. Das untere Bein ist gestreckt, das obere ist in Hüft- und Kniegelenk flektiert. Das linke Bein liegt in Abduktions-Adduktions-Nullstellung auf einem Kissen.

Bewegungsablauf

Der Patient schiebt das linke Knie nach vorn und der Therapeut dreht das Bein innenrotatorisch im Hüftgelenk, die Patella bewegt sich dabei nach oben/medial/dorsal. Durch die Rechtsdrehung des Beckens stellt sich die untere Brustwirbelsäule in Rotation ein. Der linke Arm des Patienten verhindert durch das Abstützen eine Rotation des Brustkorbs nach rechts bzw. ein Drehen des ganzen Körpers in die Bauchlage (◘ Abb. 3.7a, b).

ⓘ **Praxis-Tipp**
- Wenn z. B. wegen Schmerzen die Rotation in der unteren Brustwirbelsäule vermieden werden soll, kann der Patient auch en bloc Brustkorb und Becken drehen.
- Bei der Mobilisation der Innenrotationen sollte das untere Bein so gelagert werden, dass der Fuß über die Bankkante hinausragt, damit er die Bewegungen des Oberschenkels nicht behindert

und damit es nicht zu unbeabsichtigten Rotationsbewegungen im Kniegelenk kommt.

Außenrotation
Ausgangsstellung

Der Patient liegt auf der linken Seite, das untere Bein ist gebeugt, das obere gestreckt. Es wird vom Therapeuten unterstützt (◘ Abb. 3.7c).

Bewegungsablauf

Der Patient bewegt die rechte Spina nach ventral/medial, der Therapeut führt die rechte Patella nach oben/lateral/dorsal, außenrotatorisch im rechten Hüftgelenk. Dabei wird die Oberschenkellängsachse parallel etwas nach ventral mitverschoben. Die untere Brustwirbelsäule rotiert durch die Linksdrehung des Beckens. Der rechte Arm des Patienten verhindert durch das Abstützen eine Rotation des Brustkorbs nach links bzw. ein Drehen des ganzen Körpers in die Bauchlage (◘ Abb. 3.7d).

Variante

Die ◘ Abb. 3.7e und f zeigen eine Griffvariante, bei der das Kniegelenk in 90° Flexion eingestellt ist.

❗ **Der Dehnungswiderstand des M. rectus femoris muss berücksichtigt werden.**

ⓘ **Praxis-Tipp**
Transfer der Technik auf eine Heimübung (◘ Abb. 3.7g, h).

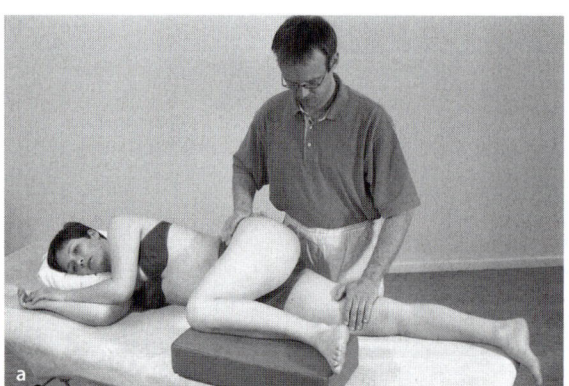
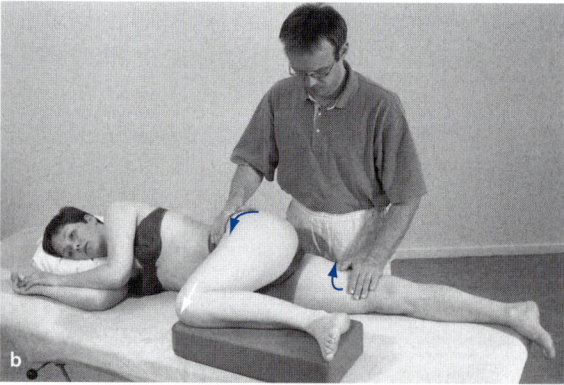

◘ **Abb. 3.7 a,b** Widerlagernde Mobilisation des Hüftgelenks in Innenrotation. **a** Ausgangsstellung. **b** Endstellung.

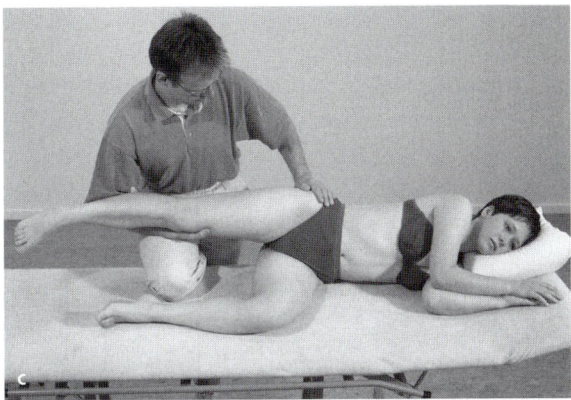

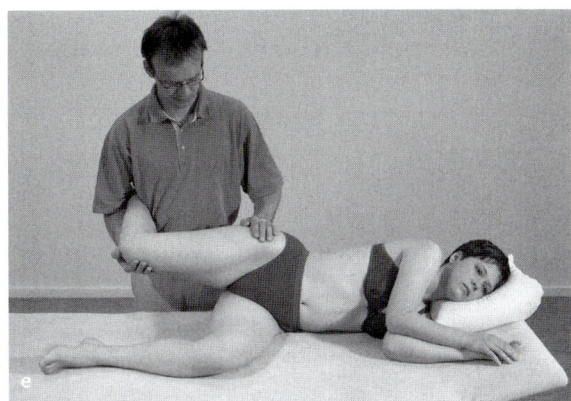

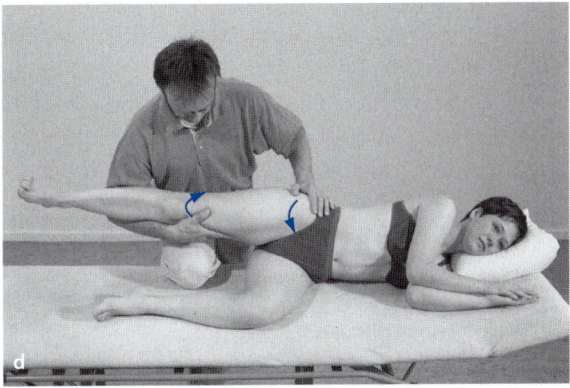

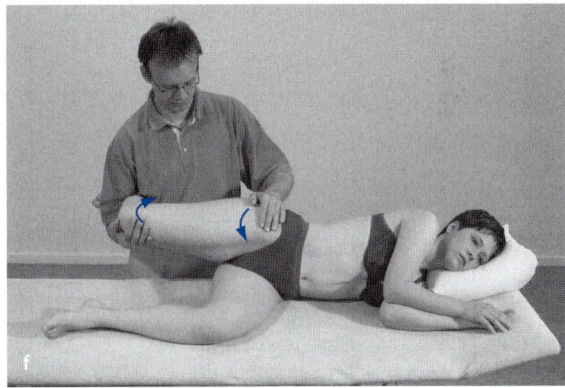

Abb. 3.7 c–f Widerlagernde Mobilisation des Hüftgelenks in Außenrotation. **c** Ausgangsstellung. **d** Endstellung. **e** Ausgangsstellung mit Knieflexion. **f** Endstellung mit Knieflexion.

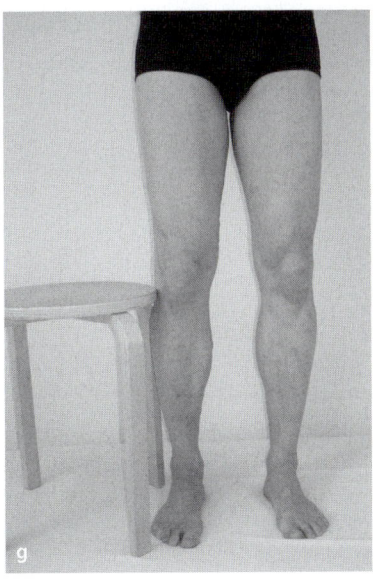

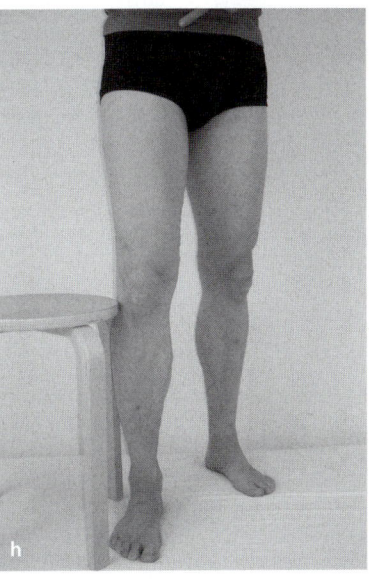

Abb. 3.7 g,h Heimübung. **g** Ausgangsstellung, der Patient stabilisiert sein Bein. **h** Endstellung, der Patient bewegt sein Becken außenrotatorisch im Hüftgelenk.

3

3.2.4 Widerlagernde Mobilisation des Hüftgelenks in Innen-/Außenrotation in 90° Flexion

Innenrotation
Ausgangsstellung

Der Patient liegt auf dem Rücken, das linke Bein ist gestreckt, das rechte in 90° Flexion in Hüft- und Kniegelenk eingestellt. Der Therapeut unterstützt das rechte Bein (◘ Abb. 3.8a).

Bewegungsablauf

❗ **Wie bei der Mobilisation der Abduktion bewegt sich der proximale Gelenkpartner Becken in der Frontalebene.**

Der Patient bewegt die linke Spina nach kranial/medial. Der Therapeut führt die rechte Ferse nach kranial/lateral rechts, innenrotatorisch im rechten Hüftgelenk (◘ Abb. 3.8b). Dabei verschiebt sich das Hüftgelenk etwas nach kaudal/medial. In der Lendenwirbelsäule kommt es zu einer links konkaven Lateralflexion vom Becken aus.

Der Therapeut hält den Unterschenkel zwischen Unterarm und Brustkorb. Durch eine Drehbewegung seines Körpers kann er die Rotation des Oberschenkels im Hüftgelenk unterstützen.

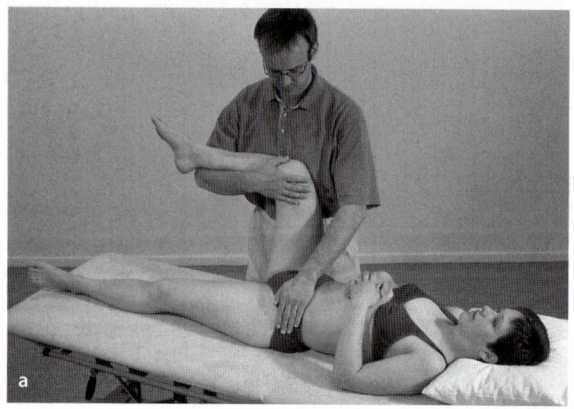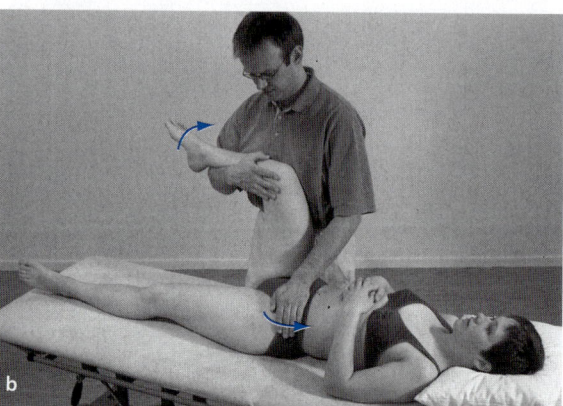

◘ **Abb. 3.8 a,b** Widerlagernde Mobilisation des Hüftgelenks in Innenrotation. **a** Ausgangsstellung. **b** Endstellung.

Griffvariante

◘ Abb. 3.8c zeigt eine Variante, bei der die Drehpunkt-verschiebung des rechten Hüftgelenks betont wird. Der Therapeut schiebt zusätzlich kranial des rechten Trochanter major das Hüftgelenk bei der Innenrotation nach medial/kaudal.

Außenrotation
Ausgangsstellung

Der Patient liegt in Rückenlage. Das linke Bein ist gestreckt, das rechte ca. 90° flektiert.

Bewegungsablauf

❶ **Wie bei der Adduktion bewegt sich der proximale Gelenkpartner Becken in der Frontalebene.**

Der Patient bewegt die linke Spina nach kaudal/medial. Gleichzeitig dreht der Therapeut die rechte Ferse nach kranial/medial links, außenrotatorisch im rechten Hüftgelenk (◘ Abb. 3.8d). Dabei verschiebt sich der Drehpunkt rechtes Hüftgelenk nach lateral rechts/etwas nach kranial. In der Lendenwirbelsäule kommt es zu einer rechts konkaven Lateralflexion.

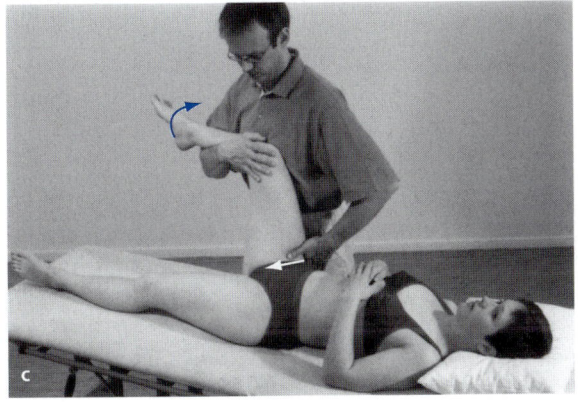
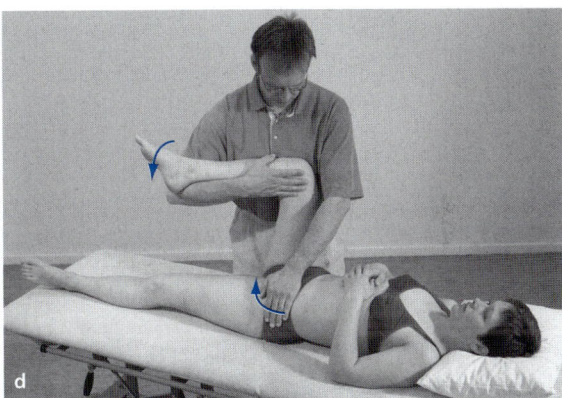

◘ **Abb. 3.8 c,d   c** Widerlagernde Mobilisation des Hüftgelenks in Innenrotation, Drehpunktverschiebung nach medial/kaudal. **d** Widerlagernde Mobilisation des Hüftgelenks in Außenrotation.

3.2.5 Widerlagernde Mobilisation des Hüftgelenks in transversale Abduktion/Adduktion

Transversale Abduktion

Ausgangsstellung

Der Patient liegt mit angebeugten Beinen auf der linken Seite. Der Therapeut steht vor ihm und unterstützt mit seinem Arm das obere Bein.

Bewegungsablauf

❗ **Wie bei der Innenrotation bewegt sich der proximale Gelenkpartner Becken in der Transversalebene.**

Der Patient bewegt die rechte Beckenseite nach vorn. Der Therapeut unterstützt mit seiner rechten Hand die Drehbewegung des Beckens, gleichzeitig hebt er das 90° flektierte rechte Bein am Unterschenkel nach lateral/dorsal (oben) an. Die untere Brustwirbelsäule hat sich durch die Linksdrehung des Beckens in Rotation eingestellt. Durch das Abstützen mit der rechten Hand verhindert der Patient eine Rotation des Brustkorbs nach links bzw. vorne (◻ Abb. 3.9a–c).

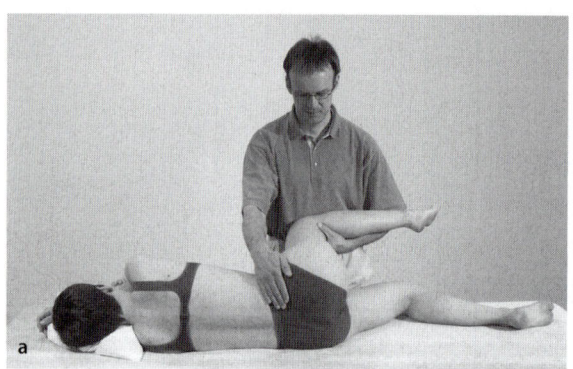

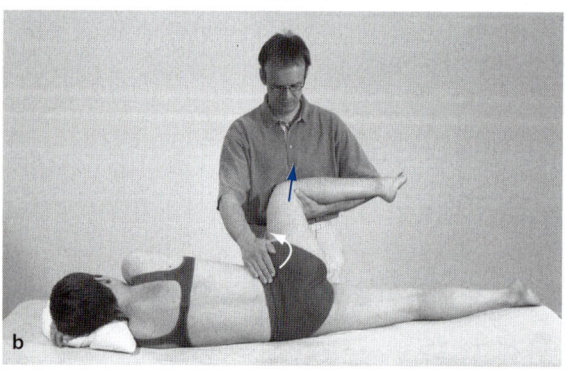

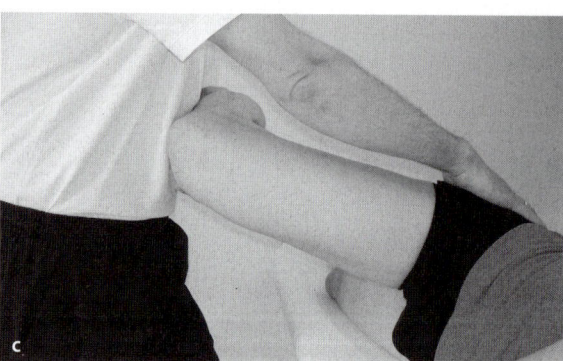

◻ **Abb. 3.9 a–c** Widerlagernde Mobilisation des Hüftgelenks in transversale Abduktion. **a** Ausgangsstellung. **b, c** Endstellung.

Transversale Adduktion

Ausgangsstellung

Der Patient liegt mit angebeugten Beinen auf der linken Seite.

Bewegungsablauf

🔵 **Wie bei der Außenrotation bewegt sich der proximale Gelenkpartner Becken in der Transversalebene.**

Der Patient bewegt die rechte Beckenseite nach hinten. Der Therapeut unterstützt mit seiner rechten Hand die Drehbewegung des Beckens, gleichzeitig bewegt er das 90° flektierte rechte Bein, das er am Unterschenkel unterstützt, nach medial/dorsal (unten). Die untere Brustwirbelsäule hat sich durch die Rechtsdrehung des Beckens rotiert (🔲 Abb. 3.9d–f).

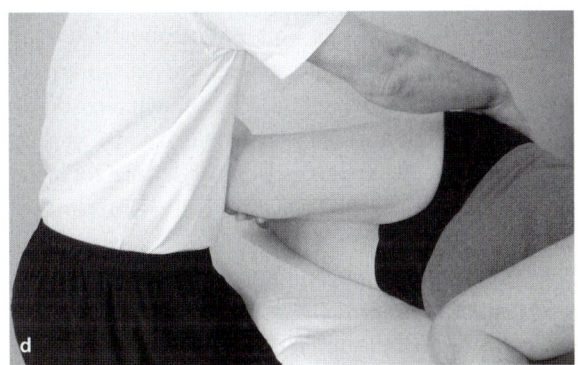

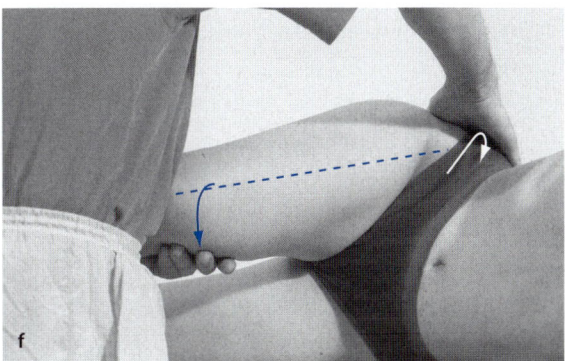

🔲 **Abb. 3.9 d–f** Widerlagernde Mobilisation des Hüftgelenks in transversale Adduktion. **d, e** Ausgangsstellung. **f** Endstellung.

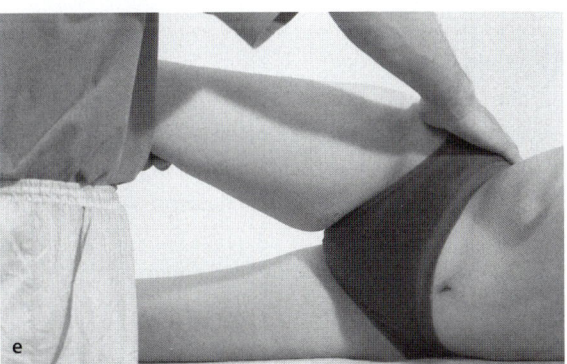

3.3 Entlastungsstellungen bzw. entlastende Manipulationen für die Sakroiliakalgelenke

> ❗ In der Funktionellen Bewegungslehre wird »Manipulation« in seiner ursprünglichen Bedeutung als »Handhabung«, »Verfahren«, »Hantieren« verstanden. »Manipulation« wird hier nicht verwendet wie der in der »manuellen Therapie« spezifisch definierte Begriff.

Das **Becken** befindet sich zwischen zwei funktionell sehr unterschiedlichen Körperabschnitten (◘ Abb. 3.10):

- Die Beine dienen der Fortbewegung und bilden den Unterbau für die Wirbelsäule,
- der Brustkorb ist das dynamisch stabilisierte Zentrum, in dem die Bewegungsimpulse der Arme, der Beine und des Kopfes koordiniert werden.

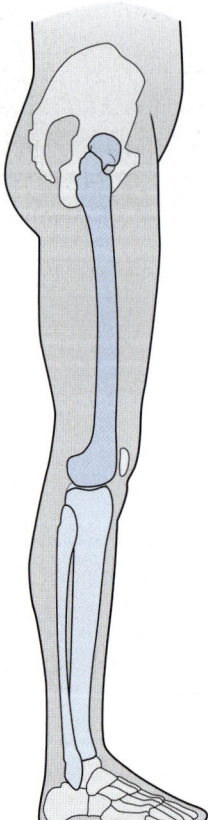

◘ Abb. 3.10
Bewegungsniveau des Sakroiliakalgelenks

Das Becken überträgt die Beinbewegungen auf die Wirbelsäule und führt in der aufrechten Haltung ständig **minimale Balanceakte** in den Hüft- und Lendenwirbelsäulengelenken aus (Klein-Vogelbach 2000a).

Durch die weiterlaufenden Bewegungen des Spielbzw. Standbeins auf das Ilium entstehen während des normalen Gehens im SIG **gegenläufige Torsionen**. Das SIG hat bei dieser Interaktion zwischen LWS, Becken und Hüftgelenk die **Funktion eines Stoßdämpfers** (Greenman 1997; Schomacher 2003).

Überlegungen zur Behandlung des SIG

Ist der Physiotherapeut zu der Hypothese gekommen, dass das SIG eine mögliche Quelle der Beschwerden des Patienten ist und dass die Symptome mechanisch bzw. teilweise mechanisch bedingt sind, dann wird er versuchen, die Beschwerden zu reduzieren.

Bei der Behandlung mit **Entlastungsstellungen** bzw. entlastenden Manipulationen der Sakroiliakalgelenke sucht der Therapeut nach Positionen oder Bewegungen, die die Symptome des Patienten günstig beeinflussen. Ist die Behandlung erfolgreich, dann sollte der Patient die Übungen erlernen und als **Selbstbehandlung** ausführen.

Das Prinzip der Behandlung basiert auf widerlagernden Bewegungen. Diese werden von den Beinen ausgeführt. Der Drehpunkt der Widerlagerung wird in die Sakroiliakalgelenke verlegt.

> ℹ️ **Praxis-Tipp**
>
> Die Beinbewegungen müssen so gestaltet sein, dass z. B. eine Bewegung des rechten Beins das rechte Ilium und Sakrum, die Gegenbewegung des linken Beins nur das linke Ilium weiterlaufend beeinflusst.

Dies kann z. B. genutzt werden bei einer

- Bewegungseinschränkung,
- Fehlstellung,
- Dysfunktion oder
- schmerzhaften Überbeanspruchung des SIG.

Die gegenläufigen Beinbewegungen, die der Entlastung der Sakroiliakalgelenke dienen, spielen sich in sagittalen, frontalen und transversalen Ebenen ab. Im Folgenden werden sie vorgestellt.

3.3.1 Entlastende Manipulation für die Sakroiliakalgelenke in frontalen Ebenen

Ausgangsstellung

Der Patient liegt in Rückenlage auf einer Behandlungsbank. Die Körperabschnitte Becken, Brustkorb und Kopf sind in die Körperlängsachse eingeordnet. Die Beine befinden sich in Nullstellung.

Die Hände des Patienten liegen auf dem Brustkorb. Wenn v. a. das rechte Sakroiliakalgelenk entlastet bzw. korrigiert werden soll, steht der Therapeut auf der linken Seite des Patienten. Die linke Hand des Therapeuten liegt an der rechten Fußsohle des Patienten. Die rechte Hand des Therapeuten umfasst den linken Beckenkamm von kranial (◨ Abb. 3.11a).

Bewegungsablauf

Der Patient wird aufgefordert, seine Fersen alternierend auf der Unterlage fußwärts zu verschieben. Dies entspricht einer Variante der hubfreien Mobilisation der LWS in Lateralflexion (▸ Kap. 2.2.2).

Nach einer kurzen Pause soll der Patient gegen den energischen Widerstand des Therapeuten den rechten Fuß fußwärts auf der Unterlage verschieben. Simultan hängt sich der Therapeut mit der rechten Hand an den linken Beckenkamm und verhindert die Verschiebung des Beckenkamms nach kranial (◨ Abb. 3.11b). Dadurch soll v. a. auf das rechte SIG eingewirkt werden im Sinne einer Mobilisation des Iliums nach kaudal.

Variante

Der Therapeut kann auch am rechten Bein ziehen (Comerford 2001; Lee 1999). Im linken SIG findet bei dieser Technik natürlich auch eine Mitbewegung statt, die durch die Fixation am Beckenkamm aber begrenzt wird.

> ❗ Wird das linke Sakroiliakalgelenk behandelt, gelten die Seitenangaben genau umgekehrt.

Wenn der Patient die Übung als **Heimübung** durchführt, umfasst er mit den Händen den Beckenkamm von kranial. Er stemmt mit seiner linken Hand den

linken Beckenkamm fußwärts, während er kraftvoll den rechten Fuß fußwärts auf der Unterlage verschiebt, wenn möglich gegen einen Widerstand (◨ Abb. 3.11c).

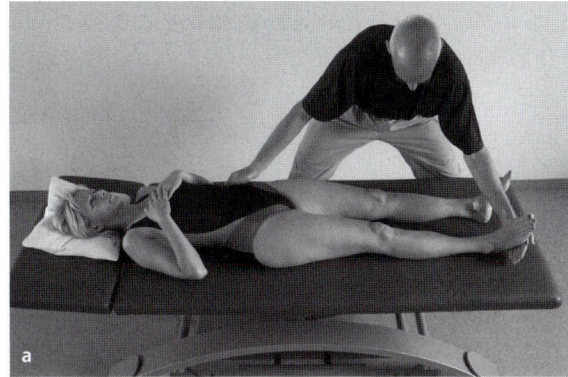

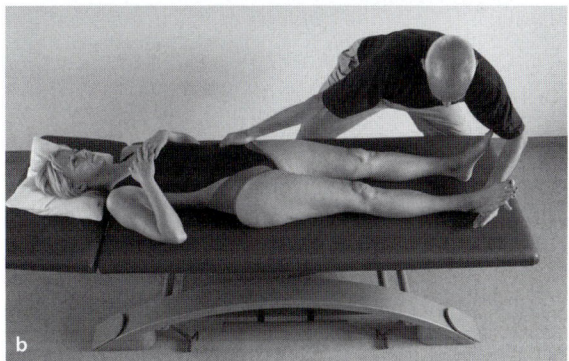

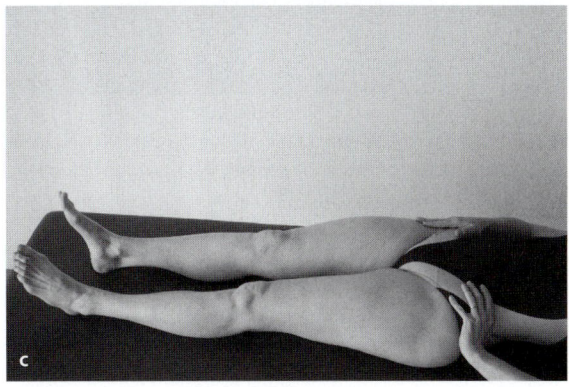

◨ **Abb. 3.11 a–c** Entlastende Manipulation der Sakroiliakalgelenke in frontalen Ebenen. **a** Ausgangsstellung, Position der Hände des Therapeuten. **b** Entlastende Manipulation des rechten Sakroiliakalgelenks. **c** Heimübung

3.3.2 Entlastende Manipulation für die Sakroiliakalgelenke in sagittalen Ebenen

Ausgangsstellung

Der Patient befindet sich in Rückenlage, die Schmalseite der Behandlungsbank liegt bündig mit den Hüftgelenken. Der Therapeut steht seitlich vom Patienten und hält dessen Beine (◘ Abb. 3.11d).

Bewegungsablauf

Steht der Therapeut rechts vom Patienten, fasst er das linke Bein dorsal an der Ferse und bewegt diese nach ventral (oben)/kranial, extensorisch im Kniegelenk. Dabei wird die Ischiokruralmuskulatur gedehnt. Sie hebt das Becken weiterlaufend ein wenig von der Unterlage ab, das linke Ilium dreht nach dorsal, und im linken SIG entsteht eine Nutationsbewegung. Dies bedeutet für das linke SIG eine gute Gelenkstabilität (◘ Abb. 3.11e).

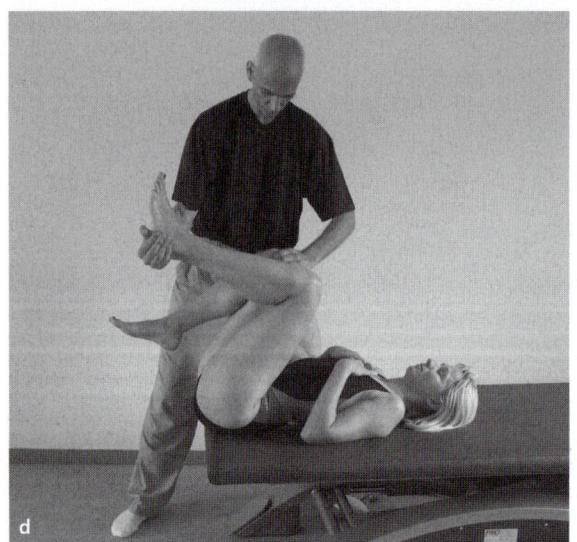
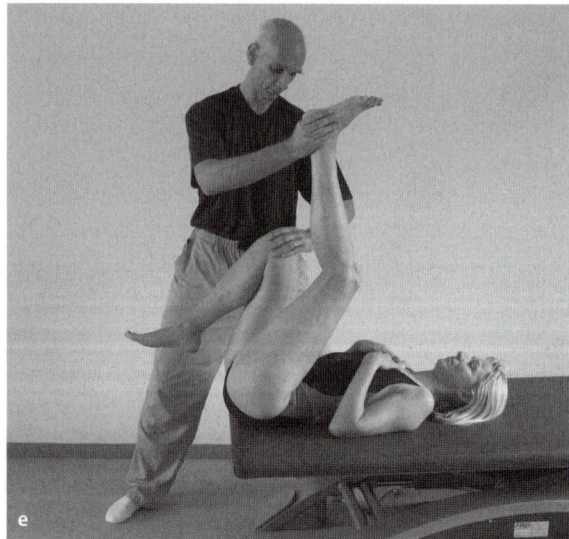

◘ **Abb. 3.11 d,e** Entlastende Manipulation der Sakroiliakalgelenke in sagittalen Ebenen. **d** Ausgangsstellung, Position der Hände des Therapeuten. **e** Beginn der entlastenden Manipulation des linken Sakroiliakalgelenks.

Gleichzeitig gibt der Therapeut mit der linken Hand dem rechten Knie des Patienten einen Impuls in Richtung Füße, sodass das Bein nach kaudal/dorsal (unten) fällt, extensorisch im Hüftgelenk. Weil das Becken von der Unterlage abgehoben wurde, wirkt sich die weiterlaufende Bewegung des fallenden Beins auf das rechte Ilium im Sinne einer Gegennutation aus (◻ Abb. 3.11f, g).

Das Anheben der linken Ferse verstärkt über eine weiterlaufende Bewegung auf das Becken zudem die Dehnung der Flexoren des rechten Hüftgelenks. Eine Dorsalrotation des rechten Iliums kann hierdurch günstig beeinflusst bzw. mobilisiert werden, weil der Zug der Hüftbeuger am Ilium dieses nach ventral dreht und so eine Fehlstellung des Iliums beeinflussen kann

(Dvořák 1997; Frisch 1991; Klein-Vogelbach 1995; Klein-Vogelbach u. Eicke-Wieser 2001; Lee 1999).

> ℹ **Praxis-Tipp**
>
> Diese Technik ist einsetzbar bei einem positiven Provokationstest für eine anteriore oder posteriore Rotationsstellung des Iliums bzw. bei einem positiven Federungstest auf dem Sakrum in Gegennutation (Frisch 1991; Comerford 2000).

Variante

Wenn der Patient die Übung als **Selbstmanipulation** durchführen möchte, sollte ihm die therapeutische Übung »Rosinchen« (s. Klein-Vogelbach 1995) empfohlen werden (◻ Abb. 3.11h).

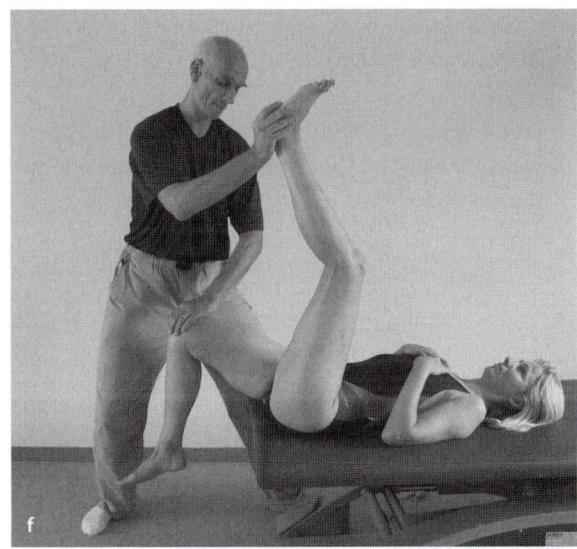

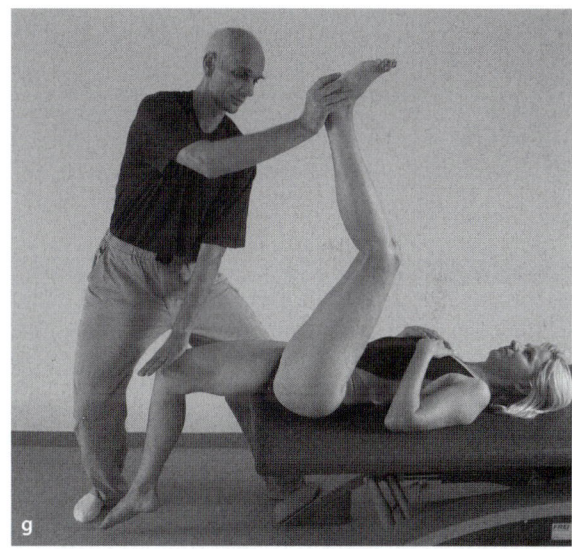

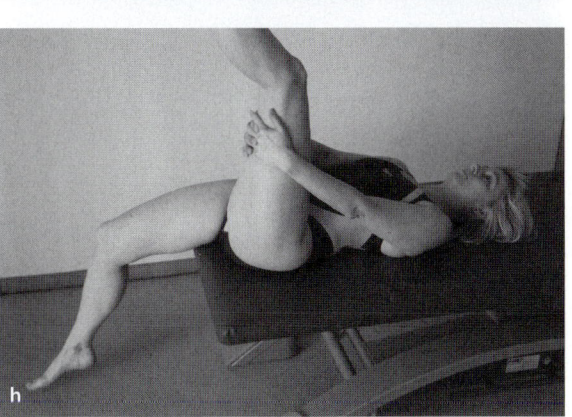

◻ **Abb. 3.11 f–h** Entlastende Manipulation der Sakroiliakalgelenke. **f** Mittelstellung. **g** Endstellung. **h** Selbstmanipulation (»Rosinchen«).

3.3.3 Entlastende Manipulation für die Sakroiliakalgelenke in transversalen Ebenen

Ausgangsstellung

Der Patient liegt in Rückenlage, beide Beine befinden sich in angepasster Flexion in den Hüft- und Kniegelenken.

Bewegungsablauf

Der Therapeut steht seitlich neben dem Patienten. Wenn sich das rechte Knie weiter kranial als das linke befindet, steht der Therapeut auf der linken Seite des Patienten. Er fasst mit seiner rechten Hand das rechte Knie des Patienten und mit der linken Hand das linke Knie und zieht das rechte Knie nach kranial/links und das linke Knie nach rechts (◻ Abb. 3.11i).

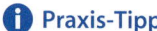 **Praxis-Tipp**

Diese Technik ist einsetzbar
- bei einem positiven Stresstest für die ventralen Strukturen (»transverse anterior distraction« – »posterior distraction test«, Lee 1999) und
- wenn man die Stellung des rechten und linken Iliums im Sinne einer Annäherung korrigieren möchte.

Durch den Zug an beiden Knien kommt es in den Sakroiliakalgelenken ventral zu einer Kompression und dorsal zu einer Distraktion. Die beiden Spinae iliacae anteriores superiores nähern sich dabei etwas an.

Bei einer Fehlstellung im Sinne einer **Ventralrotation des Iliums** kommt es weiterlaufend zu einer Entfernung der beiden Spinae iliacae anteriores superiores (Comerford 2000; Lee 1999). Durch die transversale Adduktion kann so auch eine Ventralrotation beeinflusst werden (◻ Abb. 3.11j).

! **Wenn das rechte Knie weiter kranial und das linke weiter kaudal steht, wirkt sich diese Technik v. a. auf die rechte Seite aus.**

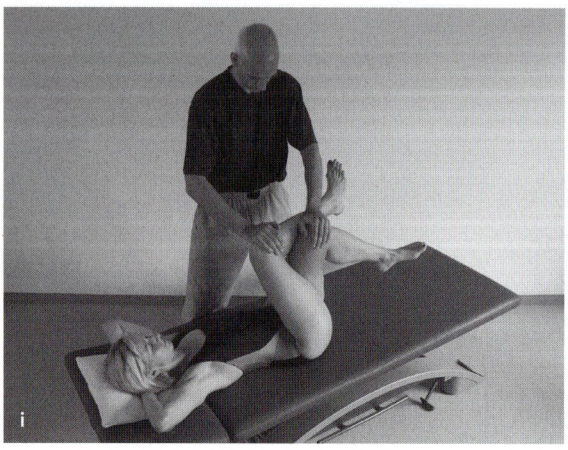
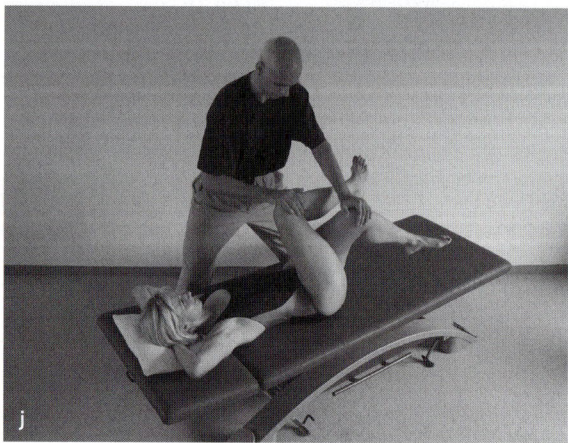

◻ **Abb. 3.11i,j** Entlastende Manipulation der Sakroiliakalgelenke in transversalen Ebenen. **i** Ausgangsstellung, Position der Hände des Therapeuten. **j** Endstellung der entlastenden Manipulation der Sakroiliakalgelenke.

Variante

Selbstmanipulation des Patienten in Rückenlage. Der Patient zieht das weiter kranial stehende rechte Knie mit der linken Hand nach kranial/links, das weiter kaudal stehende linke Knie mit der rechten Hand nach medial rechts, transversaladduktorisch im Hüftgelenk. Dadurch werden das rechte und linke Sakroiliakalgelenk im dorsalen Bereich gedehnt und die Beckenschaufeln nähern sich an (Abb. 3.11k).

> ℹ **Praxis-Tipp**
>
> Die Selbstmanipulation durch den Patienten gelingt aber nur, wenn er ausreichend lange Arme hat.

Selbstmanipulation des Patienten im Sitz. Die entlastende Manipulation der Sakroiliakalgelenke in transversalen Ebenen kann auch in sitzender Ausgangsstellung durchgeführt werden (s. Klein-Vogelbach u. Eicke-Wieser 2005, die Übung »Korkenzieher«). In der Ausgangsstellung »Korkenzieher« werden die Beine möglichst weit übereinander geschlagen. Am oberen rechten Bein wird das Knie von der linken Hand nach links, am unteren linken Bein wird das Knie von der rechten Hand nach rechts gezogen und umgekehrt.

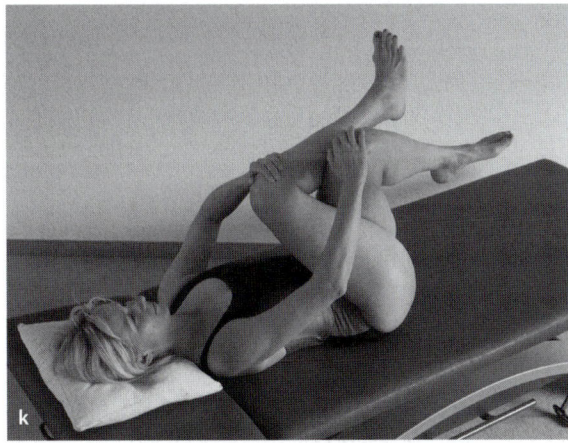

 Abb. 3.11k Selbstbehandlung des Patienten.

3.4 Widerlagernde Mobilisation des Kniegelenks

Das Kniegelenk (Abb. 3.12) ist ein Drehscharniergelenk mit **zwei Freiheitsgraden**. Es kann aktiv in Flexion-Extension und Innenrotation-Außenrotation bewegt werden.

Funktionell wichtige **Bewegungskombinationen** im Kniegelenk sind:
- Flexion mit Innenrotation und
- Extension mit Außenrotation.

Durch die unterschiedlichen Krümmungen der Femurkondylen kommt es bei der Extensionsbewegung zu einer Außenrotation und während der Flexion zu einer Innenrotation im Kniegelenk (Kapandji 1985). Bei der **Außenrotation** dreht entweder der distale Zeiger Unterschenkel nach außen, wenn sich das Bein in Spielfunktion bzw. in einer offenen Bewegungskette befindet, oder der proximale Zeiger Oberschenkel nach innen, wenn der Fuß am Boden steht bzw. sich das Bein in einer geschlossenen Bewegungskette befindet. Bei der **Innenrotation** verhält es sich umgekehrt.

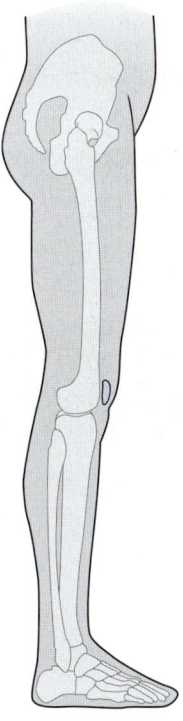

 Abb. 3.12
Bewegungsniveau
des Kniegelenks

Bei Kniebeschwerden können diese Rotationen **eingeschränkt** sein. Bei einem Extensionsdefizit, das z. B. postoperativ auftreten kann, ist häufig die Außenrotation im Kniegelenk vermindert. Ein Genu valgum dagegen, das sich mit außenrotiertem Unterschenkel bzw. medial rotiertem Oberschenkel präsentiert, zeigt oft eine eingeschränkte Innenrotation und eine entsprechend vergrößerte Außenrotation.

3.4.1 Widerlagernde Mobilisation des Kniegelenks in Flexion/Extension

Flexion
Ausgangsstellung
Der Patient liegt auf der rechten Seite. Das untere Bein ist gestreckt, das obere in ca. 90° Hüft- und Knieflexion auf der Behandlungsbank abgelegt.

Bewegungsablauf
Der Therapeut bewegt das Kniegelenk des unteren Beines nach ventral, flexorisch im Kniegelenk durch Drehpunktverschiebung. Dabei bewegt sich die Ferse in Richtung Gesäß (■ Abb. 3.13a, b).

Variante
Der Therapeut umgreift Unter- und Oberschenkel des oben liegenden Beines und steuert die Drehpunktverschiebung des Knies und die Bewegung des Unterschenkels (■ Abb. 3.13c). Diese Technik bietet sich an bei Problemen des Kniegelenks im Bereich zwischen ca. 50 und 120° Flexion.

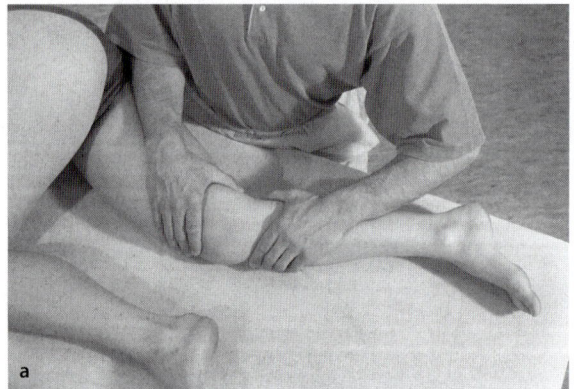

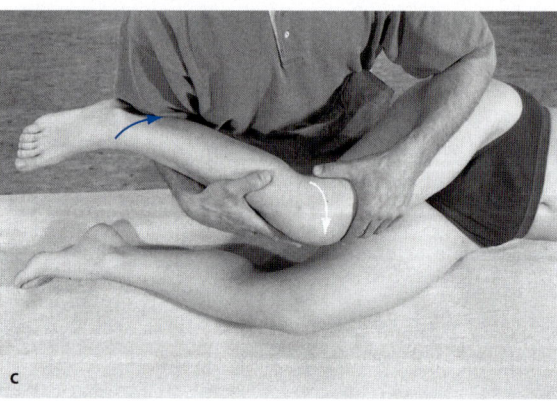

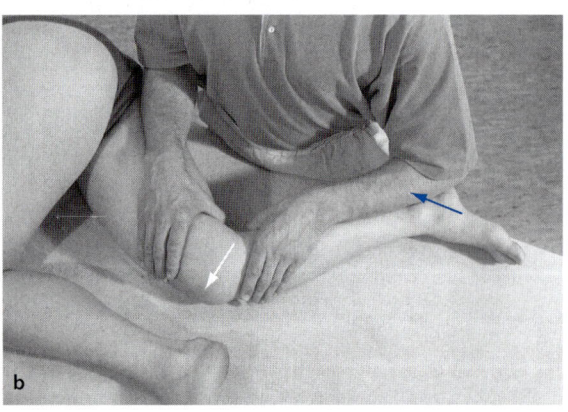

■ **Abb. 3.13 a–c** Widerlagernde Mobilisation des Kniegelenks in Flexion. **a** Ausgangsstellung. **b** Endstellung. **c** in Flexion.

Extension

Ausgangsstellung

Ausgangsstellung ist ebenfalls die Seitenlage, der Therapeut behandelt das untere Bein.

Bewegungsablauf

Der Therapeut bewegt das Kniegelenk des unteren Beines nach dorsal, extensorisch im Kniegelenk durch Drehpunktverschiebung. Die Ferse entfernt sich vom Gesäß (■ Abb. 3.13d).

ⓘ Praxis-Tipp

— Der Therapeut kann bei der Extension manuell das physiologische Gleiten der Tibia nach ventral bzw. der Femurkondylen nach dorsal unterstützen.

— Mobilisationen für Flexion/Extension können auch sehr gut mit Hilfe eines Therapieballs ausgeführt werden (■ Abb. 3.13e). Der Patient kann in Rückenlage durch Beugung und Streckung des Kniegelenks aktiv den Ball kopf- und fußwärts rollen, oder der Therapeut nutzt den Ball als mobile Unterlage. Das Gewicht des Beins wird an den Ball abgegeben, und der Therapeut hat die Hände frei, um am Kniegelenk zu greifen.

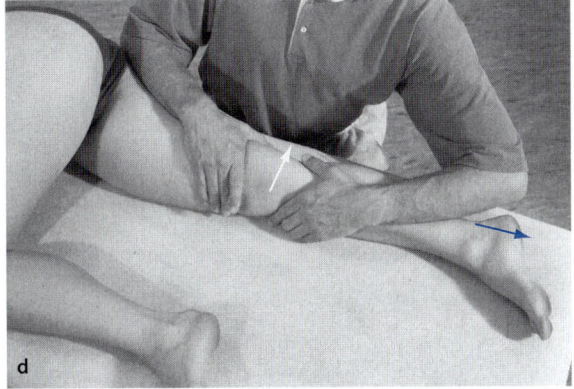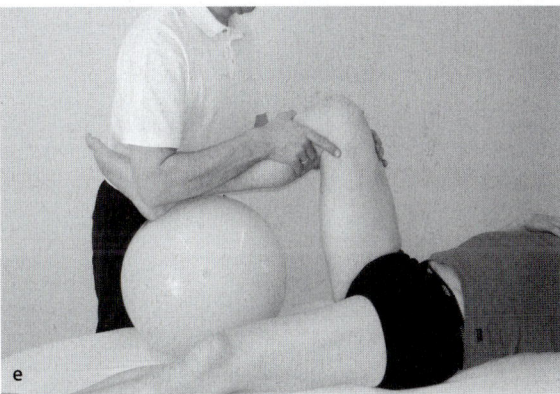

■ **Abb. 3.13 d,e** Widerlagernde Mobilisation des Kniegelenks in Seitenlage: **d** in Extension, **e** in Flexion mit Ball als mobile Unterlage.

3.4.2 Widerlagernde Mobilisation des Kniegelenks in Innenrotation/ Außenrotation

⚠️ In 90° Flexion sind die Bewegungstoleranzen für die Innen- und Außenrotation im Kniegelenk am größten.

Innenrotation
Ausgangsstellung

Der Patient liegt in Rückenlage, Hüft- und Kniegelenk des rechten Beines sind ca. 90° gebeugt.

Bewegungsablauf

Der Therapeut bewegt den Oberschenkel transversalabduktorisch im Hüftgelenk, der rechte Unterschenkel (Rotationsachse) wird dabei parallel nach lateral mitverschoben. Durch die transversale Abduktion kommt es zu einer Innenrotation im Kniegelenk von proximal her. Der distale Zeiger Unterschenkel kann gehalten oder gegensinnig nach innen gedreht werden (◙ Abb. 3.14a, b).

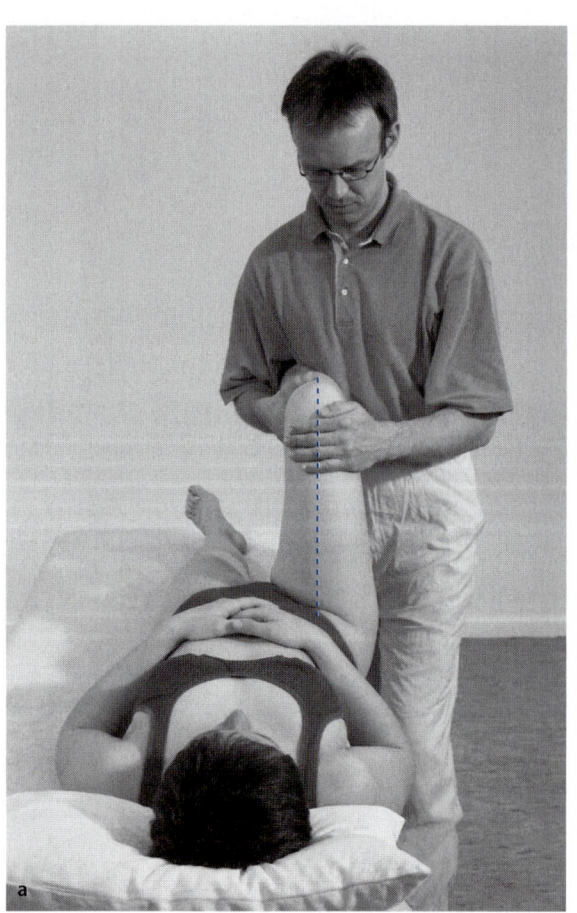
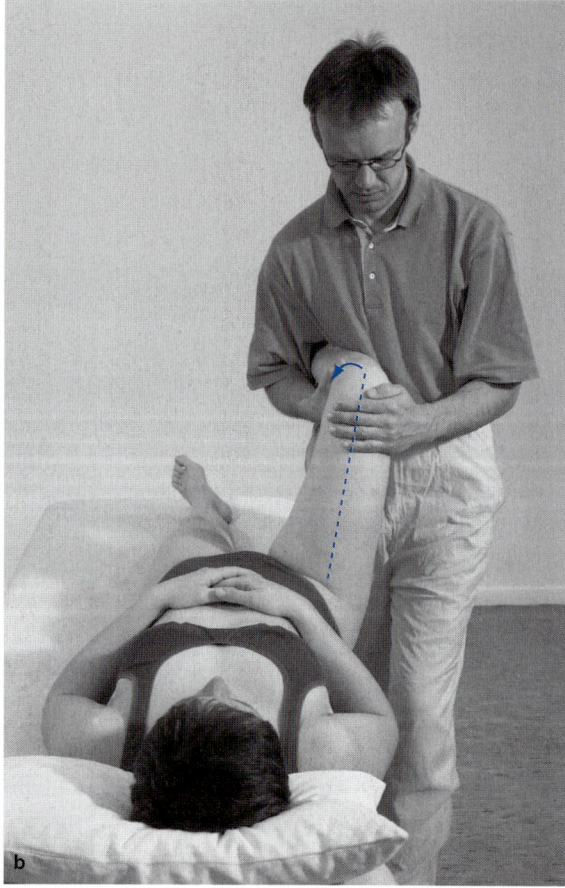

◙ **Abb. 3.14 a,b** Widerlagernde Mobilisation des Kniegelenks in Innenrotation. **a** Ausgangsstellung. **b** Endstellung.

Außenrotation
Ausgangsstellung

Der Patient liegt in Rückenlage, das rechte Bein ist gebeugt.

Bewegungsablauf

Der Therapeut bewegt den rechten Oberschenkel transversaladduktorisch im Hüftgelenk, der Unterschenkel (Rotationsachse) wird dabei parallel nach medial mitverschoben. Durch die transversale Adduktion kommt es zu einer Außenrotation im Kniegelenk von proximal her. Der distale Zeiger Unterschenkel kann gehalten oder gegensinnig nach außen gedreht werden (◘ Abb. 3.14c).

ⓘ Praxis-Tipp

Durch die Mobilisation der Außenrotation kann man indirekt die Extension, durch die Mobilisation der Innenrotation die Flexion im Kniegelenk verbessern.

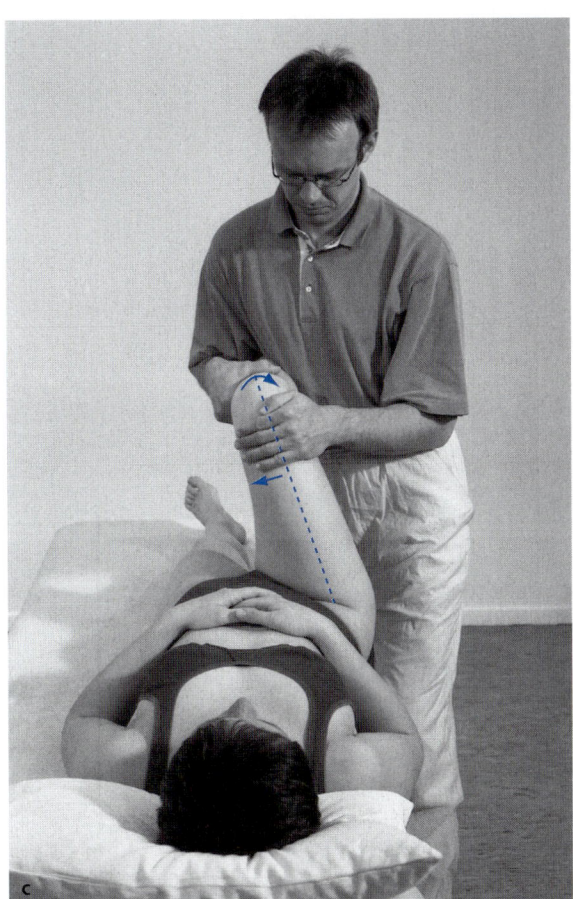

◘ **Abb. 3.14 c** Widerlagernde Mobilisation des Kniegelenks in Außenrotation.

3.4.3 Widerlagernde Mobilisation des Kniegelenks in Flexion/Innenrotation und Extension/Außenrotation

Flexion/Innenrotation
Ausgangsstellung
Der Patient liegt auf dem Rücken, das zu behandelnde Bein ist gebeugt.

Bewegungsablauf
Der Therapeut hält den rechten Unterschenkel des Patienten im Klemmgriff zwischen seinem Brustkorb und dem rechten Arm. Dann bewegt er das Kniegelenk flexorisch durch Drehpunktverschiebung. Die linke Hand des Therapeuten bewegt die Femurkondylen zusätzlich nach lateral, die rechte Hand dreht die Tibiakondylen nach medial, innenrotatorisch im Kniegelenk (◘ Abb. 3.15a, b).

Extension/Außenrotation
Ausgangsstellung
Der Therapeut hält das gestreckte Bein des auf dem Rücken liegenden Patienten. Er kann evtl. den Arm, der den Unterschenkel unterstützt, auf seinem eigenen Oberschenkel ablegen.

Bewegungsablauf
Der Therapeut bewegt das Kniegelenk des Patienten nach dorsal/kaudal, extensorisch im Kniegelenk durch Drehpunktverschiebung. Mit der linken Hand dreht er die Femurkondylen nach medial, mit der rechten Hand die Tibiakondylen nach lateral, außenrotatorisch im Kniegelenk (◘ Abb. 3.15c).

ⓘ Praxis-Tipp
- Transfer der Technik auf eine Heimübung: »Fersenschaukel« (◘ Abb. 3.15d,e).
- Transfer der Technik auf das normale Gehen: »Manipulierte Schrittauslösung« (◘ Abb. 3.15f–h). Die Therapeutin hält den rechten Unterschenkel rotatorisch in seiner Stellung, während sie die Femurkondylen innenrotatorisch im Kniegelenk etwas nach vorn dreht. Diese innenrotatorische Verschraubung im Kniegelenk stabilisiert das Standbein für die Gewichtsübernahme.

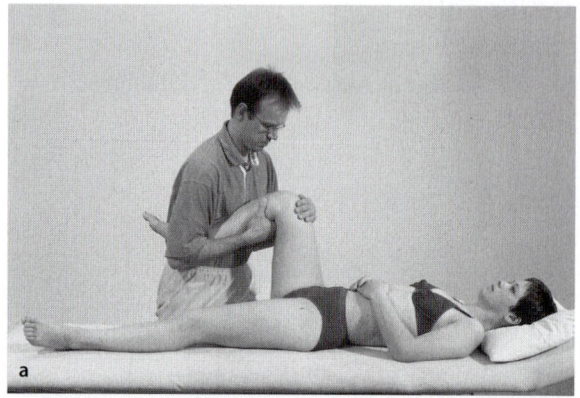

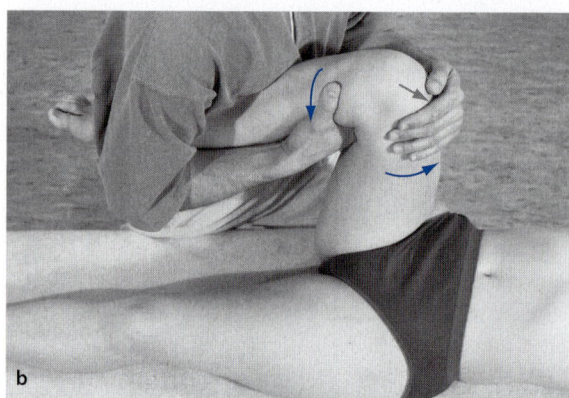

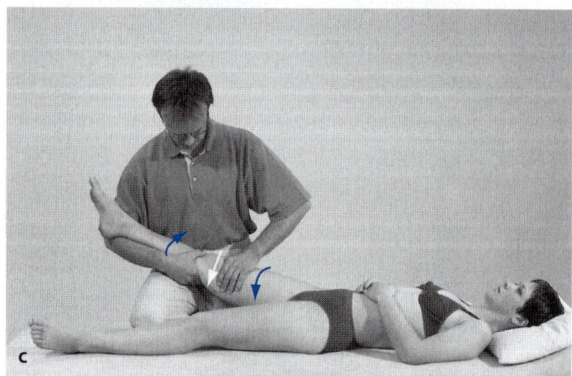

◘ **Abb. 3.15 a,b** Widerlagernde Mobilisation des Kniegelenks in Flexion/Innenrotation. **a** Ausgangsstellung. **b** Endstellung. **c** Widerlagernde Mobilisation des Kniegelenks in Extension/Außenrotation.

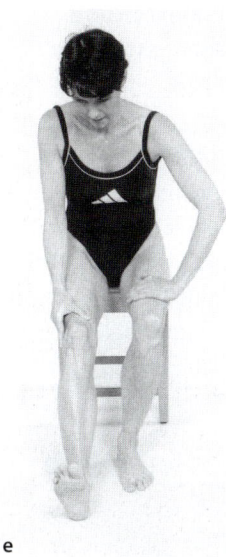

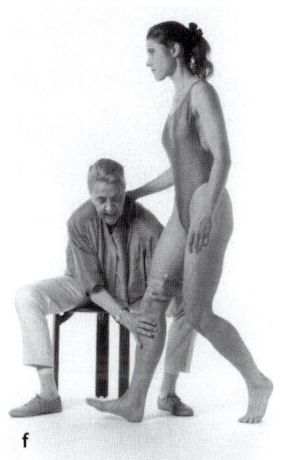

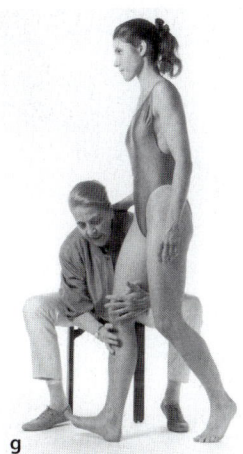

3.5 Widerlagernde Mobilisation der Sprung- und Fußgelenke

Der Fuß (◘ Abb. 3.16) muss sich an viele verschiedene Aufgaben im Alltag anpassen. Im Stehen müssen die **Gelenke stabilisiert** werden, um das Körpergewicht zu tragen. Für ein müheloses Gehen müssen dagegen **Mobilität und dynamische Stabilisation** bzw. **muskuläre Kontrolle** koordiniert werden. Wesentliche Voraussetzungen dafür sind:

- Bewegungstoleranzen in den Sprung- und Fußgelenken und
- eine funktionierende Längswölbung.

Die **Längswölbung des Fußes** wirkt als Stoßdämpfer, wenn die Fußsohle den Boden berührt. Sie ist aber auch ein stabilisierendes System, wenn die Ferse sich vom Boden löst (Corrigan 1994; Klein-Vogelbach et al. 2000a; Perry 1992).

Durch gegenläufige (gegensinnige) Aktivitäten kann sie verstärkt oder abgeschwächt werden:

- Inversion des Rückfußes und Pronation des Vorfußes verstärken die Längswölbung.
- Eversion des Rückfußes und Supination flachen die Längswölbung ab bzw. heben sie auf (s. Klein-Vogelbach et al. 2000a).

Diese Bewegungen ermöglichen es der Fußsohle, sich an Unebenheiten oder an eine schiefe Ebene anzupassen.

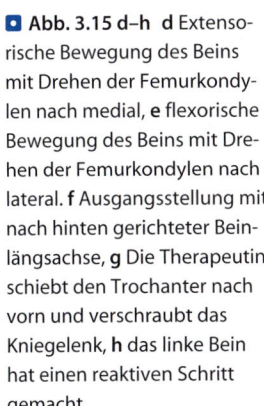

◘ Abb. 3.15 d–h **d** Extensorische Bewegung des Beins mit Drehen der Femurkondylen nach medial, **e** flexorische Bewegung des Beins mit Drehen der Femurkondylen nach lateral. **f** Ausgangsstellung mit nach hinten gerichteter Beinlängsachse, **g** Die Therapeutin schiebt den Trochanter nach vorn und verschraubt das Kniegelenk, **h** das linke Bein hat einen reaktiven Schritt gemacht.

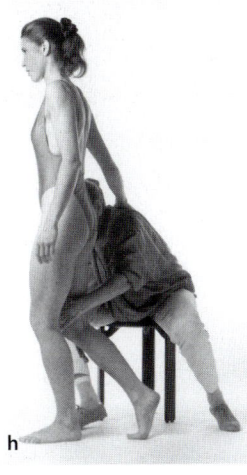

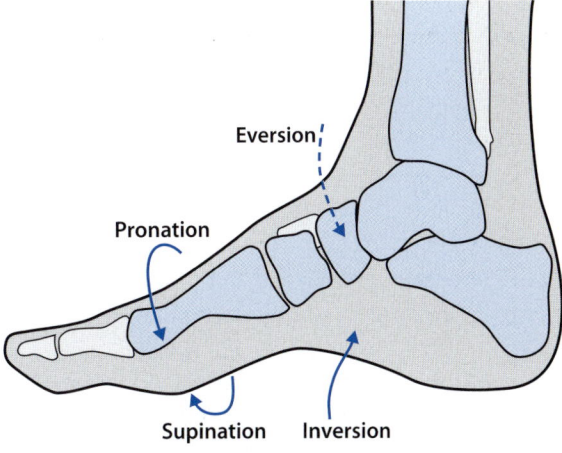

◘ Abb. 3.16 Bewegungsniveau der Fußgelenke

3.5.1 Widerlagernde Mobilisation des oberen Sprunggelenks in Plantarflexion/Dorsalextension

Plantarflexion

Ausgangsstellung

Der Patient liegt auf der rechten Seite.

Bewegungsablauf

Der Therapeut greift mit der rechten Hand dorsal am Kalkaneus, seine linke Hand liegt mit einem Gabelgriff ventral über dem Sprunggelenk und Mittelfuß. Die dorsale Hand am Kalkaneus verschiebt den Drehpunkt nach ventral, die ventrale Hand bewegt gleichzeitig den Fuß in Plantarflexion (■ Abb. 3.17a, b).

Dorsalextension

Ausgangsstellung

Der Patient liegt auf der rechten Seite.

Bewegungsablauf

Die rechte Hand des Therapeuten liegt plantar an der Fußsohle und am Kalkaneus, die linke mit einem Gabelgriff ventral über dem Os naviculare und dem Os cuboideum. Der Therapeut führt die Drehpunktverschiebung nach dorsal aus und bewegt dabei gleichzeitig den Fuß in Dorsalextension (■ Abb. 3.17c, d).

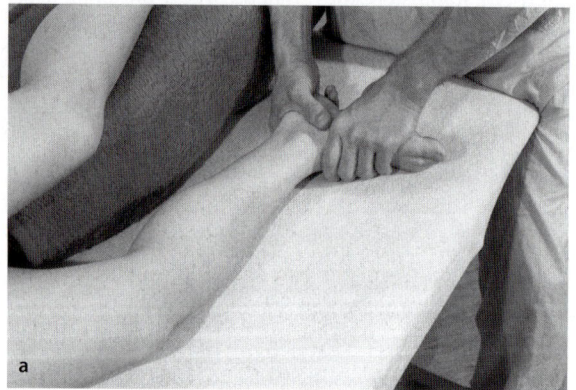
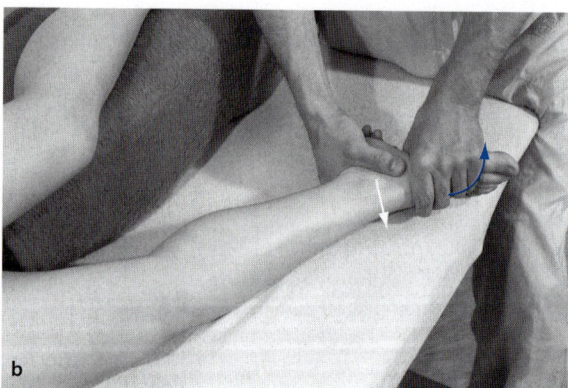

■ **Abb. 3.17 a,b** Widerlagernde Mobilisation des oberen Sprunggelenks in Plantarflexion. **a** Ausgangsstellung. **b** Endstellung.

Varianten

– Der Patient liegt in Seitenlage rechts, der Therapeut platziert den Fuß des Patienten ventral an seinem Becken. Eine Hand liegt dorsal am Kalkaneus, die andere liegt mit einem Gabelgriff ventral über dem Talus und Mittelfuß. Die ventrale Hand verschiebt den Drehpunkt nach dorsal, während die dorsale Hand den Kalkaneus in Dorsalextension bewegt. Der Therapeut unterstützt die Dorsalextension des Fußes durch eine Drehung seines Beckens nach rechts.
– Ausgangsstellung ist die Bauchlage, das Kniegelenk ist in 90° Flexion, das OSG in Nullstellung.

ⓘ Praxis-Tipp

Die Bauchlage ist günstig bei der Behandlung von deutlichen Bewegungseinschränkungen, weil hier der Therapeut zusätzlich sein Körpergewicht bei der Mobilisation einsetzen kann, v. a. bei der Mobilisation der Dorsalextension (◘ Abb. 3.17e).

❗ Folgende Behandlungsregeln erleichtern es dem Therapeuten, die widerlagernde Mobilisation durchzuführen:

– **Das Arbeiten von sich weg und**
– **Griffe, die proximal und distal möglichst nah am Gelenk liegen.**

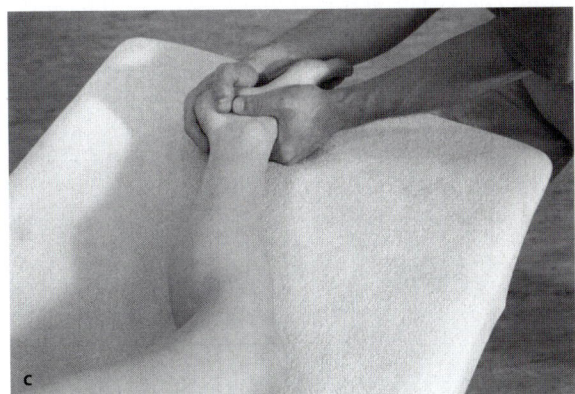

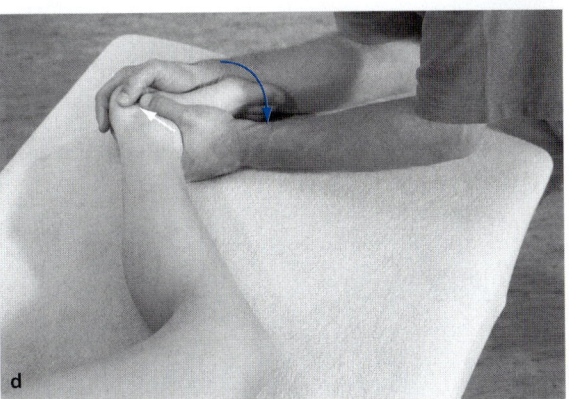

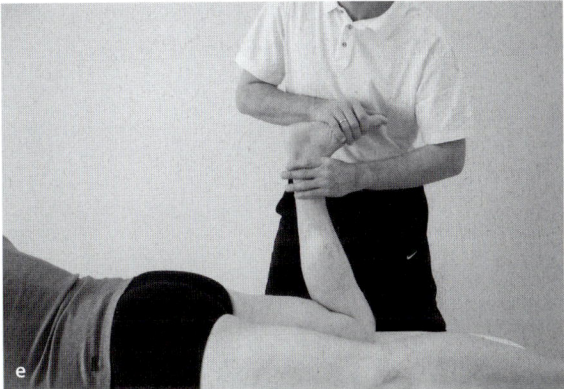

◘ **Abb. 3.17 c–e** Widerlagernde Mobilisation des oberen Sprunggelenks in Dorsalextension. **c** Ausgangsstellung. **d** Endstellung. **e** In Bauchlage.

3.5.2 Widerlagernde Mobilisation des unteren Sprunggelenks in Inversion/Eversion

❗ Die Bewegungsachse für Inversion/Eversion verläuft vom Os naviculare zum Talus, von ventral/medial/kranial nach dorsal/lateral/kaudal (◻ Abb. 3.18).

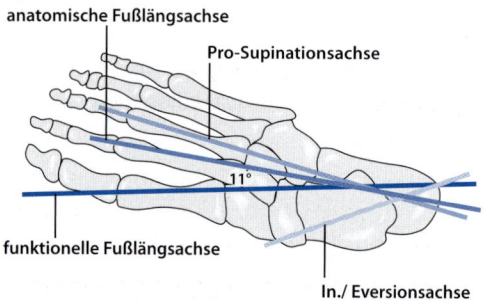

anatomische Fußlängsachse

Pro-Supinationsachse

11°

funktionelle Fußlängsachse

In./ Eversionsachse

◻ **Abb. 3.18** Bewegungsachse für Inversion/Eversion

Inversion
Ausgangsstellung

Der Patient liegt in Bauchlage, das rechte Bein ist im Kniegelenk ca. 90° flektiert.

Bewegungsablauf

Der Therapeut umgreift mit der linken Hand Talus und Unterschenkel, die rechte Hand fasst den Kalkaneus. Über eine Innenrotation im Hüftgelenk wird der Fuß nach lateral/rechts bewegt. Dadurch kommt es zu einer Inversion von proximal her. Die rechte Hand bewegt dabei den Kalkaneus nach medial, inversorisch im unteren Sprunggelenk, oder sie fixiert ihn (◻ Abb. 3.19a, b).

Variante

Der Patient liegt auf der rechten Seite, das rechte Bein ist im Hüftgelenk gestreckt und im Kniegelenk ca. 90° flektiert. Die Grifffassung ist wie oben. Der Vorteil die-

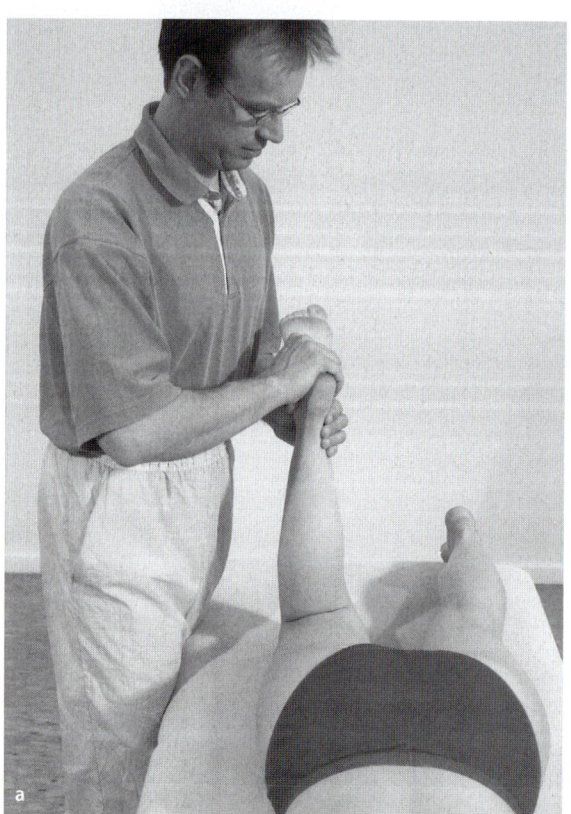

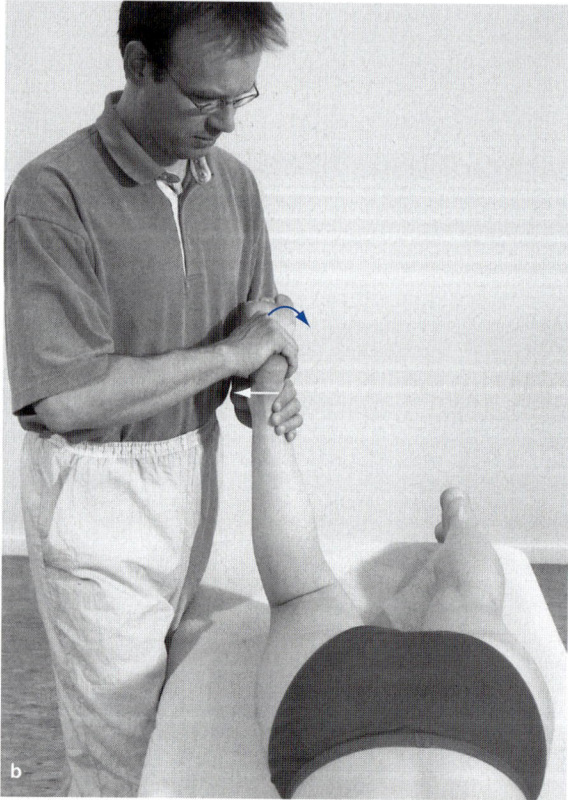

◻ **Abb. 3.19. a,b** Widerlagernde Mobilisation des unteren Sprunggelenks in Inversion. **a** Ausgangsstellung. **b** Endstellung.

ser Variante ist, dass der Therapeut mit der Schwerkraft arbeiten kann, d. h., bei der Inversion gibt er mit den Händen Druck nach unten (■ Abb. 3.19c).

> ### ⓘ Praxis-Tipp
> Für die Mobilisation der Eversion wird der Patient umgelagert.

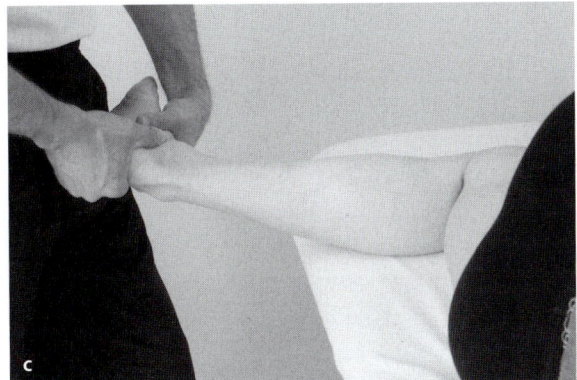

Der Patient liegt auf dem Rücken, so kann alternierend die In- und Eversion mobilisiert werden (■ Abb. 3.19d,e).

Eversion
Ausgangsstellung
Der Patient liegt in Bauchlage, das rechte Kniegelenk ist gebeugt.

Bewegungsablauf
Der Therapeut umgreift mit der linken Hand Talus und Unterschenkel des Patienten. Die rechte Hand fasst den Kalkaneus. Über eine Außenrotation im Hüftgelenk wird der Fuß nach medial/links bewegt. Dadurch kommt es zu einer Eversion von proximal her. Die rechte Hand bewegt dabei den Kalkaneus nach lateral, eversorisch im unteren Sprunggelenk, oder sie fixiert ihn (■ Abb. 3.19f).

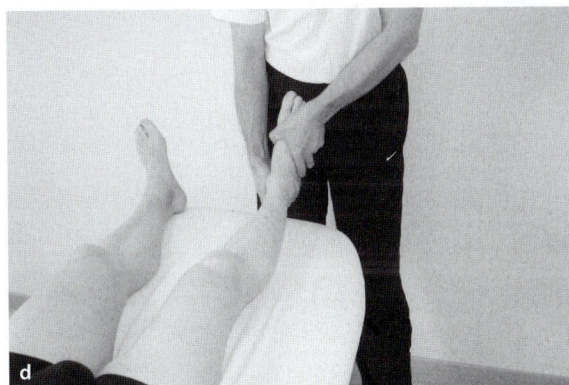

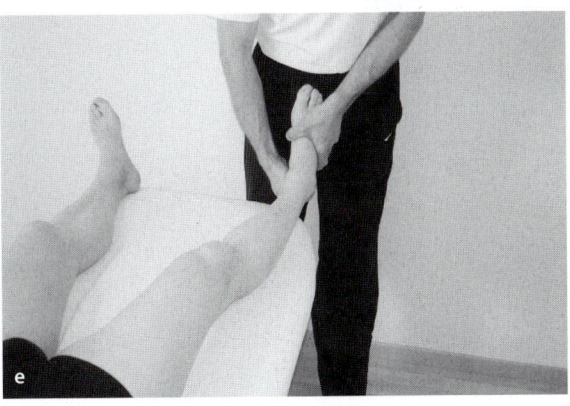

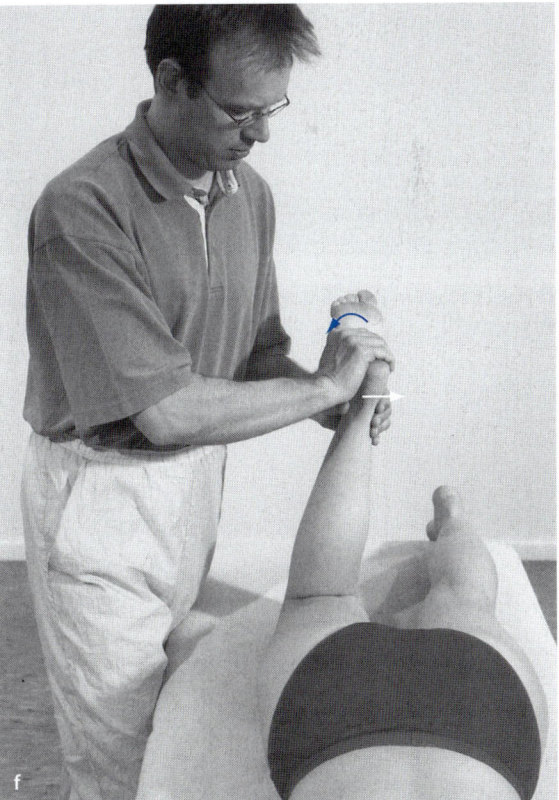

■ **Abb. 3.19 c** Variante in Seitlage, **d, e** Variante in Rückenlage, **f** widerlagernde Mobilisation des unteren Sprunggelenks in Eversion.

3.5.3 Widerlagernde Mobilisation der Chopart- und Lisfranc-Gelenke in Pronation/Supination

> ❗ Die Bewegungsachse für Pronation/Supination verläuft von der hinteren Fersenmitte durch das Grundgelenk der 3. Zehe (◻ Abb. 3.18).

Pronation
Ausgangsstellung

Der Patient liegt in Rückenlage so auf der Behandlungsbank, dass sich der Fuß im Überhang befindet.

Bewegungsablauf

Der Therapeut bewegt den Mittelfuß und Vorfuß pronatorisch und den Rückfuß inversorisch (◻ Abb. 3.20a). Inversion kombiniert mit Pronation sichert die Längswölbung des Fußes und garantiert einen stabilen Fuß. Die ◻ Abb. 3.20b zeigt den therapeutischen Widerstand in der Endstellung der Pronation und Inversion; Instruktion: »Lassen Sie keine Bewegung zu.«

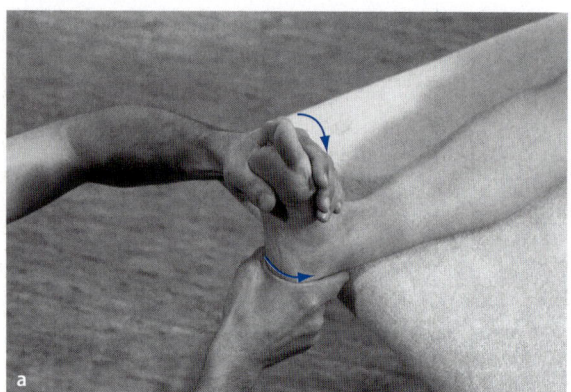
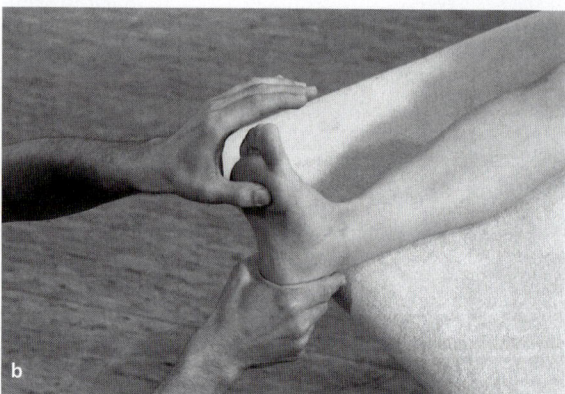

◻ **Abb. 3.20 a,b** Widerlagernde Mobilisation der Chopart- und Lisfranc-Gelenke. **a** Inversion mit Pronation. **b** Therapeutischer Widerstand.

Praxis-Tipp

Transfer der Technik auf eine Heimübung: »Gewölbebauer« (◘ Abb. 3.20c–e).

Supination
Ausgangsstellung

Ausgangsstellung ist die Rückenlage mit frei hängendem Fuß.

Bewegungsablauf

Der Therapeut bewegt den Mittelfuß und Vorfuß supinatorisch und den Rückfuß eversorisch (◘ Abb. 3.20f).

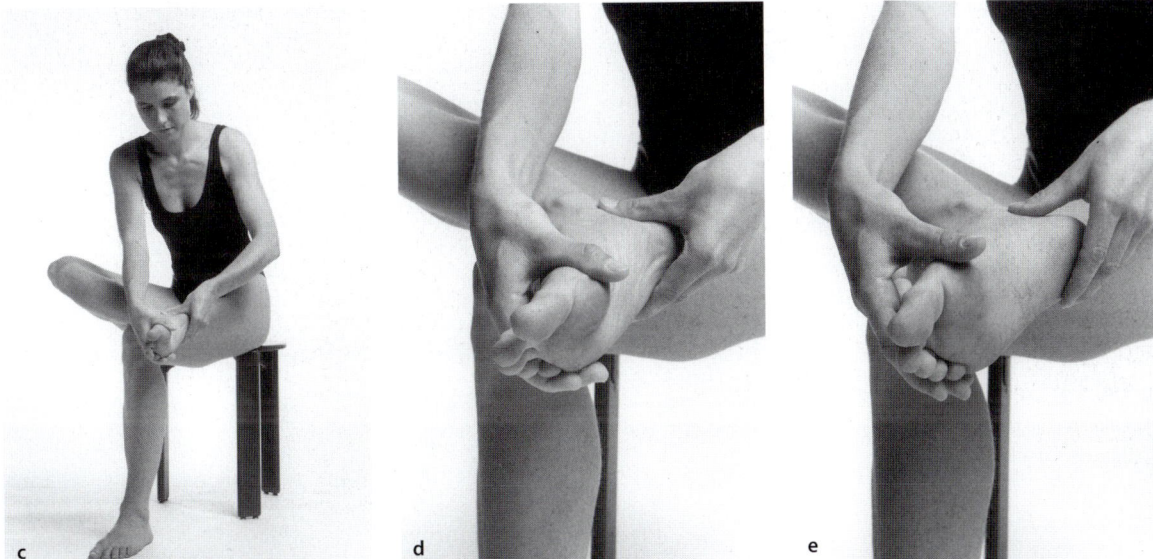

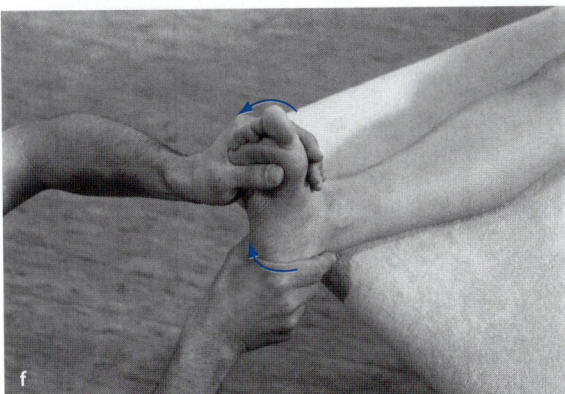

◘ **Abb. 3.20 c–f** »Gewölbebauer«. **c** die Hände umfassen die Ferse und den Vorfuß, **d** Verschrauben des Fußes in Pronation und Inversion, **e** die verstärkte Fußwölbung wird aufgelöst und der Fuß lang gezogen. **f** Eversion mit Supination.

3.5.4 Widerlagernde Mobilisation des Zehengrundgelenks in Flexion/Extension

Flexion
Ausgangsstellung
Der Patient liegt in Seitenlage rechts.

Bewegungsablauf
Der Therapeut verschiebt das Zehengrundgelenk nach dorsal, dabei bewegt sich der Fuß dorsalextensorisch im oberen Sprunggelenk. Gleichzeitig bewegt er die Zehe nach plantar, im Grundgelenk wird flektiert (◘ Abb. 3.21a, b).

Extension
Ausgangsstellung
Der Patient liegt auf der rechten Seite.

Bewegungsablauf
Der Therapeut verschiebt den Drehpunkt Zehengrundgelenk nach plantar, dabei bewegt sich der proximale Gelenkpartner Fuß plantarflexorisch im oberen Sprunggelenk. Währenddessen wird die Zehe nach dorsal bewegt, im Grundgelenk kommt es zu einer Extension (◘ Abb. 3.21c).

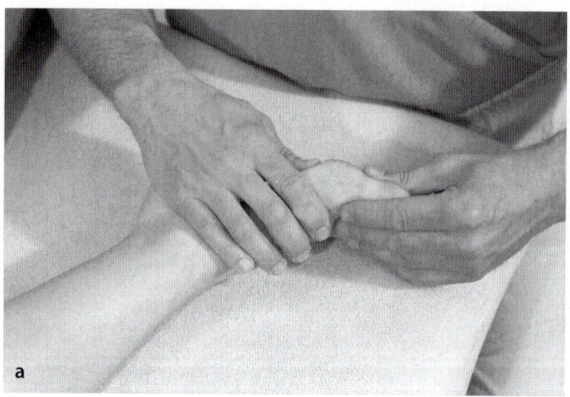

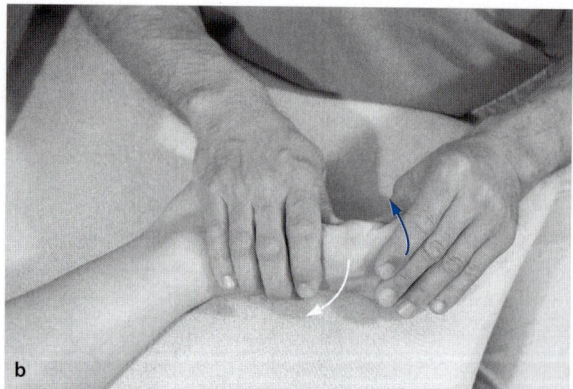

◘ **Abb. 3.21 a–c** Widerlagernde Mobilisation der Zehengrundgelenke. **a** Ausgangsstellung. **b** Endstellung in Flexion. **c** Endstellung in Extension.

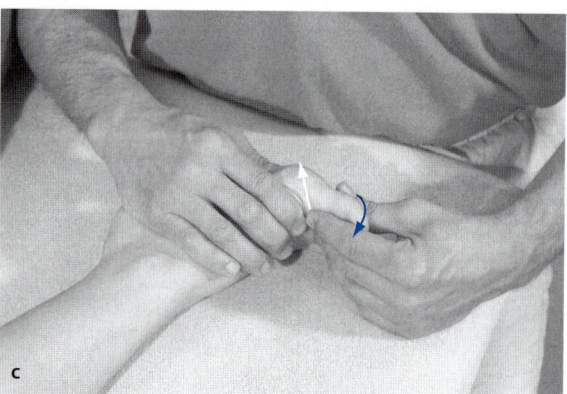

3.6 Widerlagernde Mobilisation des Schultergelenks

Der Körperabschnitt Arme wird gebildet von Hand, Unter-, und Oberarm, Klavikula und Skapula (◘ Abb. 3.22). Über das Sternoklavikulargelenk ist er **gelenkig** mit dem Brustkorb verbunden, über **Muskelschlingen** mit Brustkorb und HWS/Kopf. Ein typisches Merkmal für einen gut funktionierenden Körperabschnitt Arme ist die »**Spielfunktion**« (Klein-Vogelbach et al. 2000a), d. h., eine Extremität ist proximal muskulär verankert

und kann sich distal frei im Raum bewegen. Eine optimale Spielfunktion ist abhängig von verschiedenen Voraussetzungen:

- Der Brustkorb muss als Basis für die muskuläre Verankerung des Schultergürtels dynamisch stabilisiert sein,
- alle Gelenke der oberen Extremität und der Brustwirbelsäule/Rippen müssen ausreichend Bewegungstoleranzen haben, und
- ein selektives Bewegungsverhalten muss möglich sein.

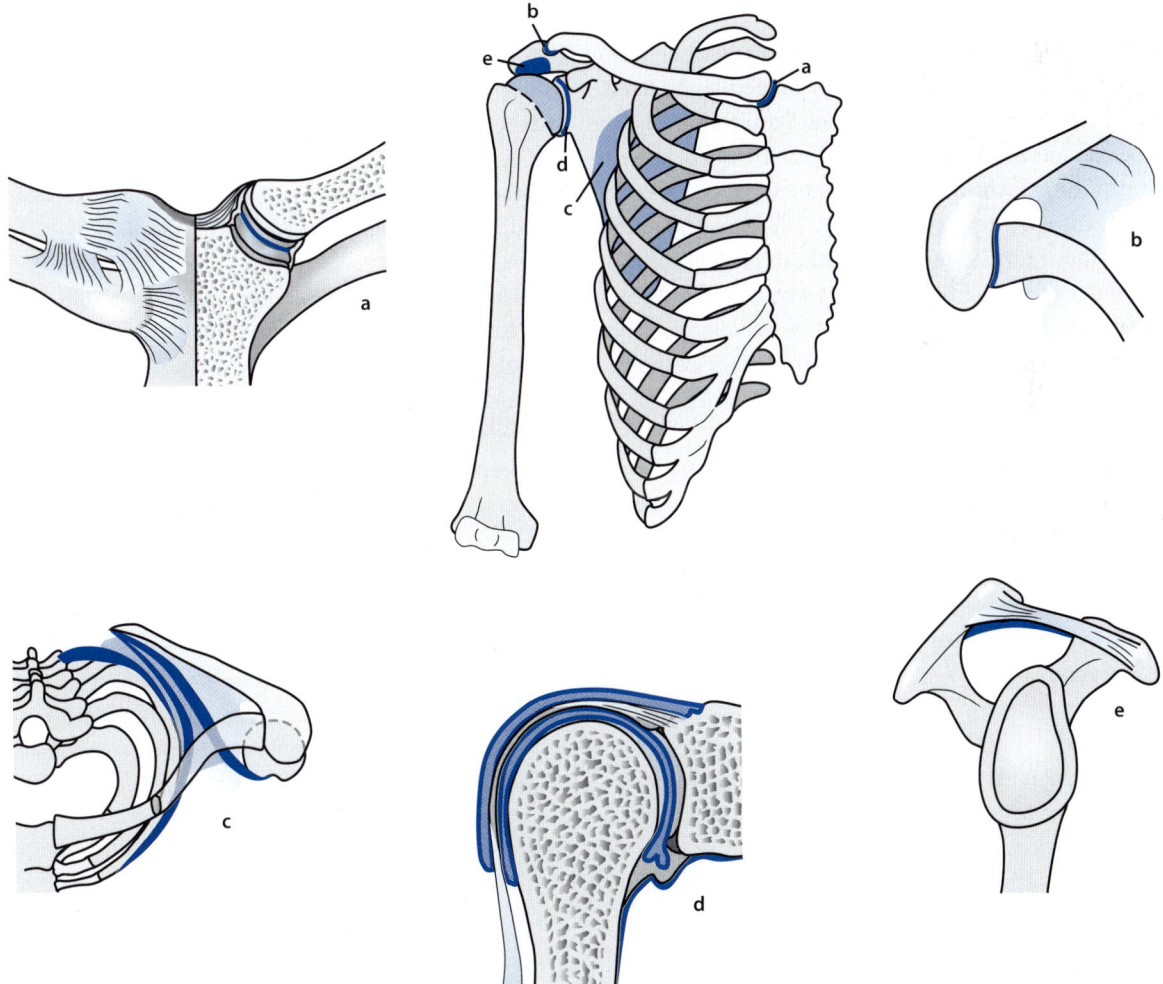

◘ **Abb. 3.22** Bewegungsniveaus des Schultergelenks

3

Nur unter diesen Voraussetzungen können die Arme und Hände ihre hoch differenzierten **Geschicklichkeitsbewegungen** ausführen. Der **große Bewegungsradius der Arme** entsteht durch das Zusammenspiel mehrerer Gelenke:

- Sternoklavikulargelenk (◻ Abb. 3.22a),
- Akromioklavikulargelenk (◻ Abb. 3.22b),
- skapulothorakale Gleitebene (◻ Abb. 3.22c),
- Humeroskapulargelenk (◻ Abb. 3.22d) und
- dem subakromialen Gleitraum (◻ Abb. 3.22e)

(Hochschild 1998).

Differenzierung von Arm- und Schultergürtelbewegungen/Vermeiden von Ausweichbewegungen

Bei Beschwerden im Bereich des Schultergelenks kann man typische weiterlaufende Bewegungen beobachten, z. B. eine **frühzeitige Elevation des Schultergürtels** bei einer schmerzhaften und/oder eingeschränkten Abduktion. Viele verschiedene Ausweichbewegungen werden durch die gute Beweglichkeit des Schultergelenks und des Schultergürtels auf dem Brustkorb ermöglicht. Mit Hilfe der widerlagernden Mobilisation des Schultergelenks soll der Patient lernen, Arm- von Schultergürtelbewegungen zu unterscheiden, um Ausweichbewegungen bzw. Massenbewegungen verhindern zu können.

> ❗ Bei Bewegungseinschränkungen und/oder Beschwerden im Schultergelenk ist es wichtig für den Patienten, die Ausweichbewegungen zu kennen und wahrzunehmen. Der Patient wird angeleitet, selektiv zu bewegen und muskulär zu stabilisieren bzw. zu kontrollieren, um falsche Bewegungsmuster zu vermeiden.

Ausgangsstellung

Eine günstige Ausgangsstellung ist die Lagerung des Patienten in **Seitenlage auf der gesunden Schulter**. In dieser Position lässt sich die oben liegende Skapula als proximaler Gelenkpartner des Schultergelenks gut auf dem Brustkorb verschieben. Dies ist eine Voraussetzung für die widerlagernde Mobilisation (s. unten). Bei der Lagerung achtet man auf die Einordnung der Körperabschnitte Becken, Brustkorb und Kopf in die Körperlängsachse.

Durchführung der widerlagernden Mobilisation des Schultergelenkes

Folgende Gesichtspunkte sollten bei der Durchführung beachtet werden:

Bewegung des proximalen Gelenkpartners. Das Bewegen der Skapula bietet eine gute Möglichkeit, mit der Behandlung von Problemen/Beschwerden im Bereich des Schultergelenkes zu beginnen. Die Schulterblattbewegungen können sehr schonend ausgeführt werden, und die Gefahr, Schmerzen zu provozieren, ist gering.

Zentrierung des Humeruskopfes im Schultergelenk und Einstellung des Oberarms in die Skapulaebene Der Therapeut achtet bei den Mobilisationen auf eine gute Zentrierung des Humeruskopfes. Er begrenzt die widerlagernden Bewegungen auf das Schultergelenk und verhindert so weiterlaufende Bewegungen auf den Brustkorb im Sinne einer positiven oder negativen Rotation, Lateralflexion oder Flexion/Extension.

Berücksichtigung von Skapulastellungen, die von der Nullstellung abweichen (Klein-Vogelbach et al. 2000a). Beispielsweise muss eine protrahierte oder retrahierte Skapulastellung korrigiert werden, damit keine ungewollten Bewegungskomponenten mobilisiert werden.

> ℹ **Praxis-Tipp**
>
> Die Größe des Bewegungsausschlags bei der widerlagernden Mobilisation kann an das Beschwerdebild des Patienten angeglichen werden:
> - Schulterprobleme, bei denen der Schmerz im Vordergrund steht, sollten mit einer kleinen Bewegungsamplitude im schmerzfreien Bereich behandelt werden, um keine zusätzlichen Schmerzreize zu setzen.
> - Bei der Behandlung von Bewegungseinschränkungen, bei denen verkürzte bzw. verklebte Strukturen gedehnt und gelöst werden müssen (z. B. Bindegewebe der Kapsel oder intramuskuläres Bindegewebe), wählt der Therapeut einen endgradigen Bewegungsausschlag, der langsam ausgeführt wird (▶ Kap. 1).

> Liegt dagegen eine Entzündung der Gelenk-kapsel vor, bei der Bewegung indiziert ist, bewegt man im schmerzfreien Bereich (van den Berg 2001).
> – Bei arthrotischen Veränderungen haben sich größere Bewegungsamplituden im schmerz-freien Bereich bewährt. Zu intensive endgradige Mobilisationen verursachen oft Schmerzen.

Der **Behandlungserfolg** ist stark von der Motivation und Mitarbeit des Patienten abhängig. Es ist wichtig, dass der Patient ein **Hausaufgabenprogramm** mit therapeutischen Übungen zur Verbesserung des Bewegungsverhaltens durchführt. Neben den Übungen zur Automobilisation sollte der Patient auch zu Entlastungsstellungen für den Alltag, den Arbeitsplatz etc. angeleitet werden (s. auch Klein-Vogelbach u. Eicke-Wieser 2005).

Mobilisation von kombinierten/ mehrdimensionalen Bewegungen

Physiologische Armbewegungen sind aus **mehreren Bewegungskomponenten** zusammengesetzt und verlaufen mehrdimensional. Der Griff mit der Hand auf den Rücken ist beispielsweise eine Kombination aus Extension/Adduktion/Innenrotation. Wenn die Hand in den Nacken gelegt wird, findet eine Flexion/Abduktion/Außenrotation im Schultergelenk statt.

Diese mehrdimensionalen Bewegungen können in ihre **Einzelkomponenten** zerlegt und **gezielt separat mobilisiert** werden (s. unten). Wenn eine Bewegungsrichtung sehr schmerzhaft ist, kann man versuchen, über eine andere Komponente, die weniger symptomatisch ist, einen Bewegungsablauf zu beeinflussen und zu verbessern.

Beispiel

Schmerzhaft eingeschränkte Flexion. Weil bei Flexion normalerweise eine Begleitaußenrotation auftritt, wird auch die Außenrotation mobilisiert. Eine eingeschränkte Begleitaußenrotation ist daran zu erkennen, dass das Olekranon nach lateral zeigt, wenn der Arm über 90° angehoben wird.

Als **Progression** innerhalb der Behandlung kann man die Technik der widerlagernden Mobilisation an die mehrdimensionalen Bewegungen anpassen und zwei oder drei Bewegungskomponenten/-richtungen kombiniert ausführen, sofern es möglich ist.

Beispiel

Mobilisation der Abduktion in Kombination mit Außenrotation:
- beide Bewegungskomponenten können miteinander ausgeführt werden, oder
- der Arm wird in Außenrotation eingestellt, dann werden Arm und Skapula abduktorisch widerlagernd bewegt.

3

3.6.1 Widerlagernde Mobilisation des Schultergelenks in Abduktion/Adduktion

Abduktion
Ausgangsstellung

Der Therapeut sitzt an der Behandlungsbank oder steht hinter dem in Seitenlage liegenden Patienten.

Bewegungsablauf

Der Therapeut umfasst Skapula und Humeruskopf. Er verschiebt das Schultergelenk nach kaudal/lateral (Depression) und dreht den Angulus inferior scapulae nach medial, hin zur Brustwirbelsäule. Gleichzeitig bewegt er das Olekranon nach kranial/lateral (◘ Abb. 3.23a–c).

Varianten
Endgradige Bewegungseinschränkung in Abduktion.

Der Therapeut sitzt hinter dem Patienten an der Kante der Behandlungsbank. Er stellt das Gelenk submaximal in Abduktion ein, die linke Hand liegt auf der Skapula, die rechte Hand subakromial auf dem Humeruskopf. Der Ellbogen des Patienten ruht auf der Schulter des Therapeuten. Der Therapeut betont mit seinen Händen vor allem die Drehpunktverschiebung des Schultergelenks nach kaudal/lateral und die Drehbewegung der Skapula (◘ Abb. 3.23d).

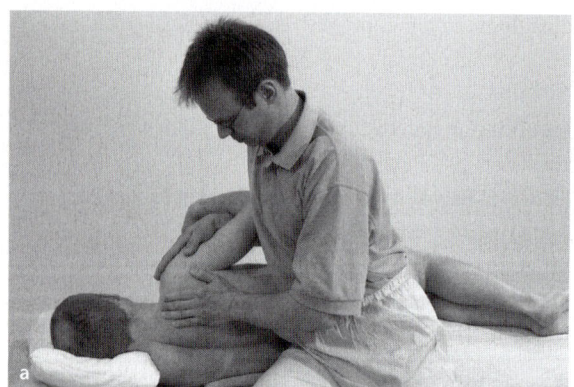
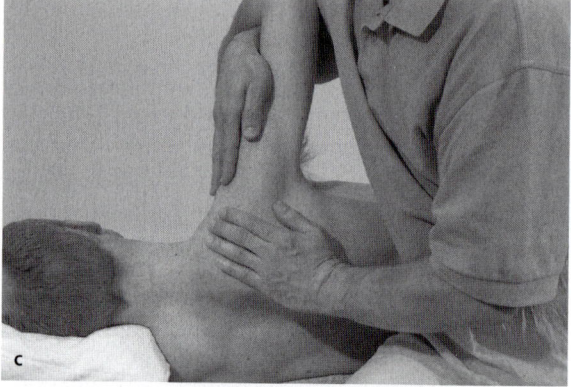
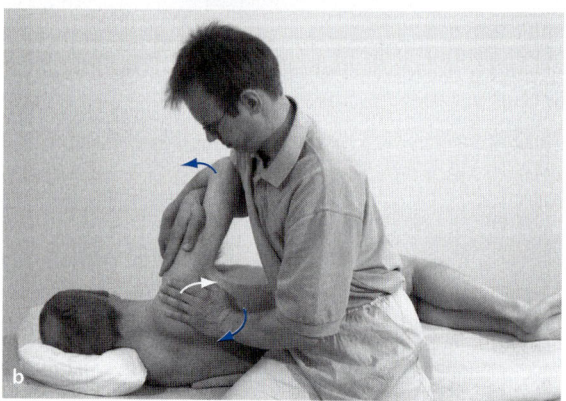
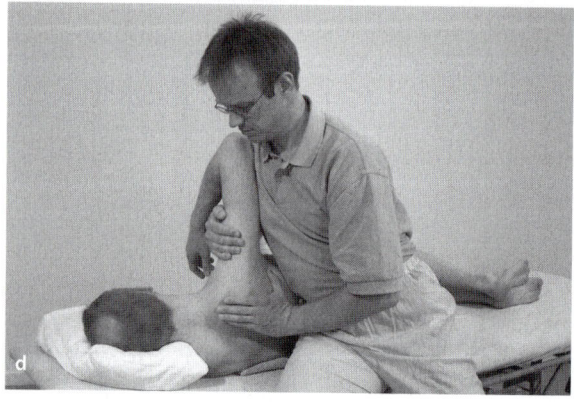

◘ **Abb. 3.23. a–d**   Widerlagernde Mobilisation des Schultergelenks in Abduktion. **a** Ausgangsstellung. **b** Endstellung. **c** Position der Hände des Therapeuten. **d** Variante für endgradige Bewegungseinschränkung in Abduktion.

Abduktion mit Kaudalgleiten bei subakromialen Beschwerden, z. B. subakromiales Impingement. Der Patient liegt in Rückenlage, der Therapeut steht der Außenseite seines Oberarms zugewandt. Der Therapeut stellt das Gelenk in Abduktion ein, die linke Hand liegt auf dem Humeruskopf, die rechte Hand liegt medial am Humerus. Bei dieser Variante wird wieder über eine Drehpunktverschiebung das Schultergelenk nach kaudal/lateral bewegt und gleichzeitig der Arm abduziert. Die proximale Hand kann nun zusätzlich mit dem Humeruskopf ein Gleiten nach kaudal ausführen, um so den subakromialen Raum zu entlasten (◘ Abb. 3.23e, f).

ⓘ Praxis-Tipp

– Bei Druckdolenz im subakromialen Bereich kann die Drehpunktverschiebung auch vom Akromion her geführt werden.
– Zusätzliche Außenrotation und endgradiges Bewegen bewirken v. a. eine Dehnung der Gelenkkapsel.

Widerlagernde Mobilisation des Schultergelenks aus der Bauchlage. Die Bauchlage ermöglicht ein hubfreies Arbeiten für die abduktorisch wirkende Muskulatur, während die Skapulafixatoren ein Absinken bzw. eine Protraktion der Skapula verhindern müssen. Der Therapeut kann Skapula, Schultergelenk und Oberarm in dieser Lage gut beobachten und auf dem Brustkorb verschieben (◘ Abb. 3.23g).

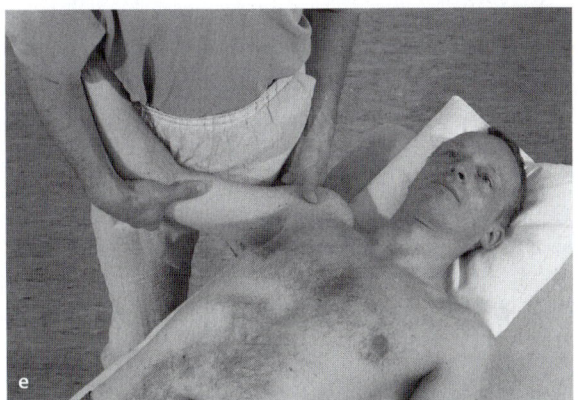

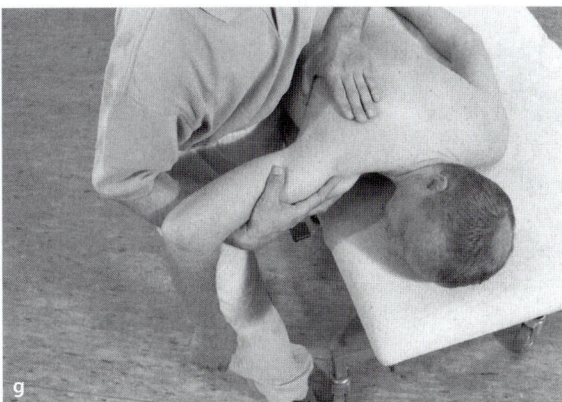

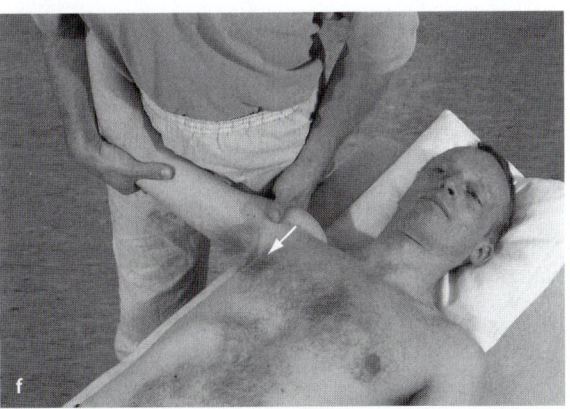

◘ **Abb. 3.23. e–g e,f** Variante für widerlagernde Mobilisation in Abduktion mit Kaudalgleiten. **g** Variante der widerlagernden Mobilisation in Abduktion aus der Bauchlage.

3

Adduktion

Ausgangsstellung

Der Therapeut sitzt oder steht hinter dem auf der Seite liegenden Patienten.

Bewegungsablauf

Der Therapeut verschiebt das Schultergelenk nach kranial/medial (Elevation) und dreht dabei den Angulus inferior nach lateral, weg von der Brustwirbelsäule. Gleichzeitig bewegt er das Olekranon nach kaudal/medial (◘ Abb. 3.23h, i).

Variante

Endgradige Einschränkung der Extension/Adduktion/Innenrotation, bei der v. a. noch die Adduktionskomponente verbessert werden muss. Ausgangsstellung ist die Seitenlage. Bei dieser kombinierten Technik verlässt man die Nullstellung des Schultergelenks und stellt den Arm z. B. bereits extensorisch und innenrotatorisch im Schultergelenk ein, d. h., der Therapeut legt den Arm an den Rücken des Patienten. Dann bewegt er Arm und Skapula gegensinnig in Adduktion (◘ Abb. 3.23j).

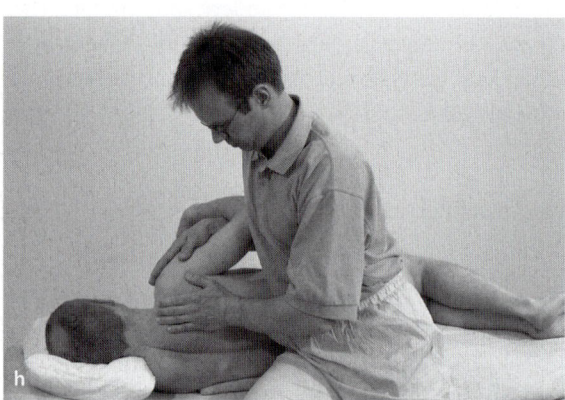

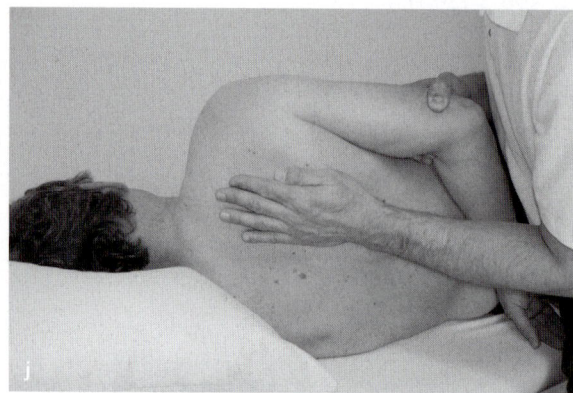

◘ **Abb. 3.23 h–j** Widerlagernde Mobilisation des Schultergelenks in Adduktion. **h** Ausgangsstellung. **i** Endstellung. **j** Arm bereits in endgradiger Extension/Innenrotation eingestellt

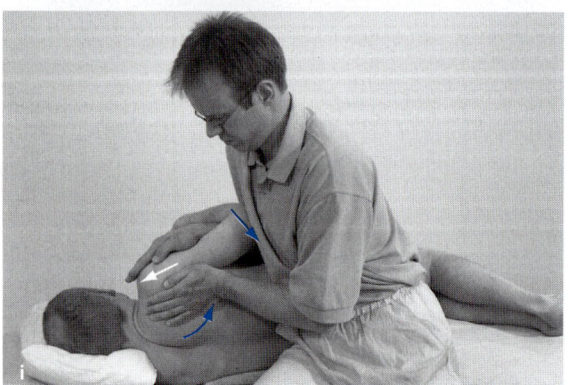

3.6.2 Widerlagernde Mobilisation des Schultergelenks in Außenrotation/ Innenrotation in 90° Flexion

Außenrotation

Ausgangsstellung

Der Therapeut steht vor dem in Seitenlage liegenden Patienten.

Bewegungsablauf

Der Therapeut greift mit der linken Hand an das Schulterblatt, die rechte Hand umfasst den Oberarm des Patienten. Er bewegt das Schultergelenk nach kranial/medial (Elevation) und dreht dabei den unteren Schulterblattwinkel nach lateral, weg von der Brustwirbelsäule. Gleichzeitig dreht er den Arm außenrotatorisch im Schultergelenk dagegen (◘ Abb. 3.24a, b).

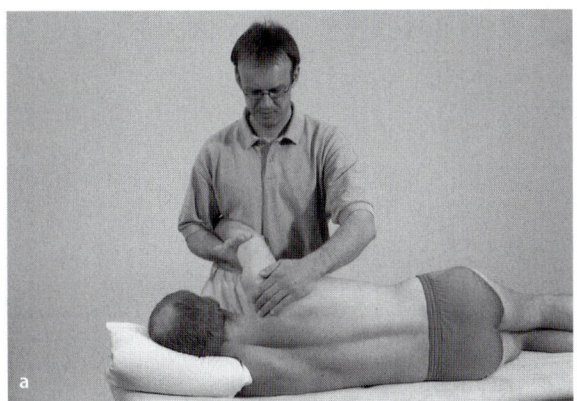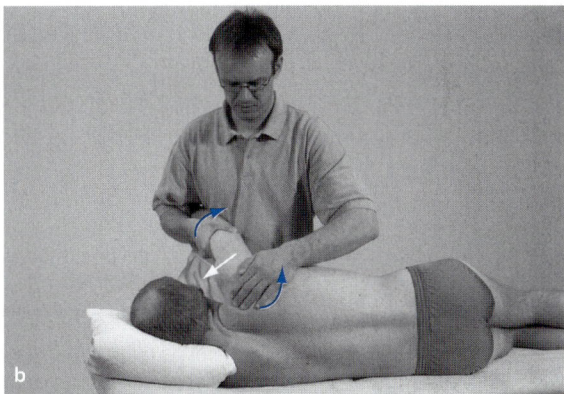

◘ **Abb. 3.24 a,b** Widerlagernde Mobilisation des Schultergelenks in Außenrotation. **a** Ausgangsstellung. **b** Endstellung.

3

Varianten

Griffvariation. Ausgangsstellung ist ebenfalls die Seitenlage, der Therapeut steht vor dem Patienten. Der Arm befindet sich in 90° Ellbogenflexion, der Unterarm des Patienten liegt auf dem des Therapeuten. Jetzt wird über die Bewegung des Unterarms die Außenrotation im Schultergelenk geführt.

Widerlagernde Mobilisation des Schultergelenks in Rotation aus der Bauchlage.

Die Bauchlage ist günstig, denn sie ermöglicht ein hubfreies Arbeiten für die rotatorisch wirkende Muskulatur. Der Patient liegt nah an der Kante der Behandlungsbank und lässt den Arm herabhängen. Wenn der Arm noch nicht gegen die Schwerkraft gehoben werden darf, kann man in dieser Position dennoch die Muskulatur dynamisch aktivieren. Der Therapeut kann die Armbewegungen unterstützen, während der Patient seine Skapula aktiv stabilisierend kontrolliert (◘ Abb. 3.24c).

Innenrotation
Ausgangsstellung

Der Therapeut steht vor dem Patienten, der auf der Seite liegt.

Bewegungsablauf

Der Therapeut bewegt das Schultergelenk nach kaudal/lateral (Depression) und schiebt währenddessen den unteren Schulterblattwinkel nach medial, hin zur Brustwirbelsäule. Gleichzeitig dreht er den Arm innenrotatorisch im Schultergelenk dagegen (◘ Abb. 3.24d, e).

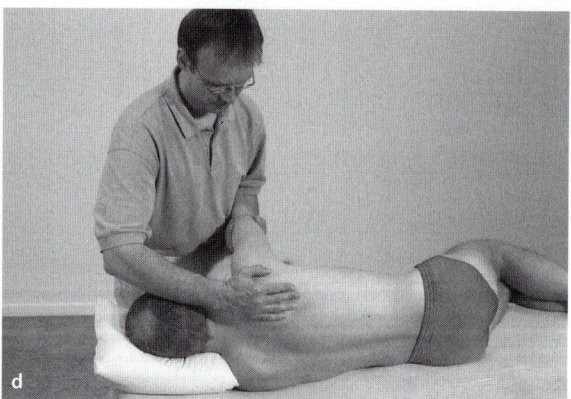

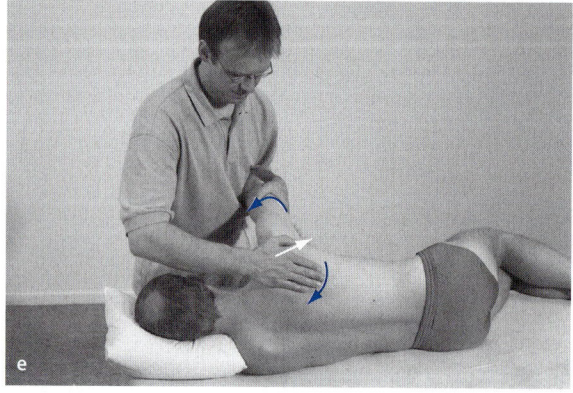

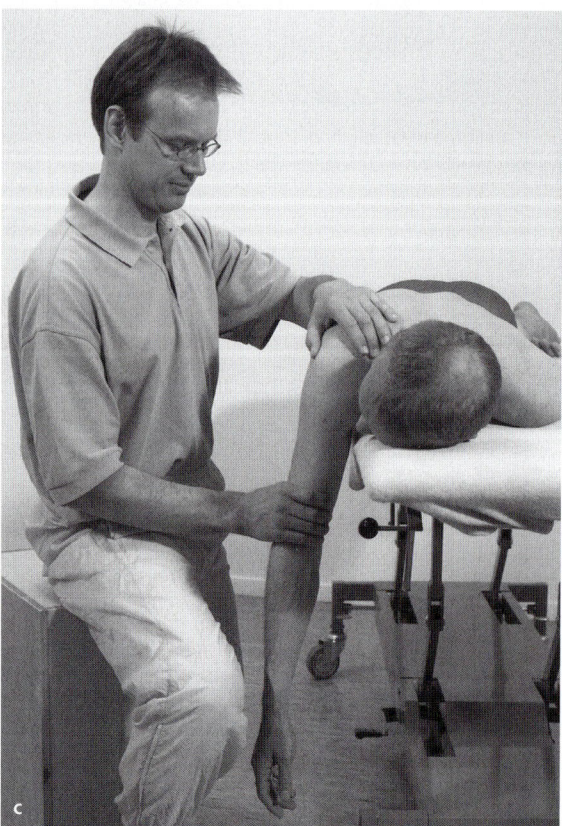

◘ **Abb. 3.24 c–e** **c** Variante der widerlagernden Mobilisation in Außenrotation aus der Bauchlage. **d,e** Widerlagernde Mobilisation des Schultergelenks in Innenrotation. **d** Ausgangsstellung. **e** Endstellung.

3.6.3 Widerlagernde Mobilisation des Schultergelenks in Flexion/Extension

Ausgangsstellung

Die Ausgangsstellung des Therapeuten richtet sich nach dem möglichen **Bewegungsausmaß** der zu behandelnden Schulter:

- Für Bewegungen **zwischen 0° und <70° Flexion** steht der Therapeut hinter dem in Seitenlage liegenden Patienten (Abb. 3.25a, b).
- Für Mobilisationen im Bereich **über >70° bzw. endgradige Bewegungen** steht er vor dem Patienten.

Seine Hände liegen gelenknah auf der Skapula und am proximalen Ende des Humerus, der Unterarm des Patienten liegt auf dem Unterarm des Therapeuten.

Flexion zwischen 0° und 70°

Der Therapeut verschiebt das Akromion nach ventral/ etwas nach kaudal und gleichzeitig den Angulus inferior scapulae nach dorsal/kranial (Ventralrotation der Klavikula). Anschließend bewegt er das Olekranon nach ventral/kranial (Abb. 3.25a–c).

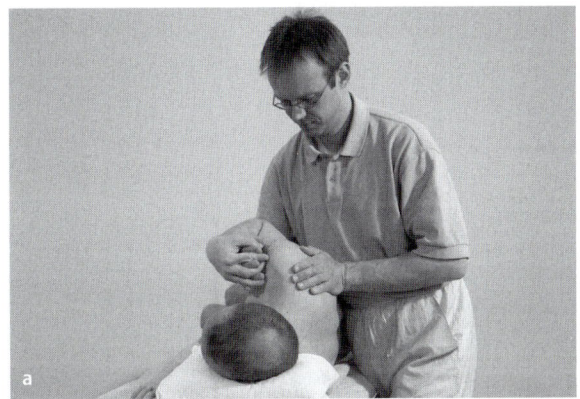

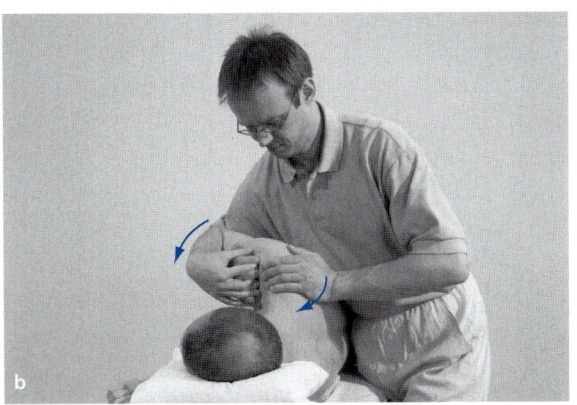

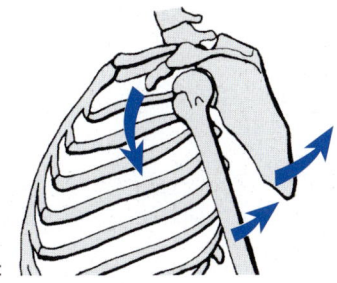

 Abb. 3.25 a–c Widerlagernde Mobilisation des Schultergelenks in Flexion (zwischen 0 und 70°). **a** Ausgangsstellung. **b** Endstellung. **c** Ventralrotation des Schultergürtels um die Längsachse der Klavikula

Flexion über 90°

Bei Flexion über 70–80° bewegt der Therapeut das Olekranon nach kranial (◘ Abb. 3.25d).

> ℹ **Praxis-Tipp**
>
> Die Verschiebung des Schultergürtels auf dem Brustkorb in Ventral- und Dorsalrotation ist nur in kleinem Ausmaß möglich. Deshalb kann der Therapeut auch zuerst die Skapula einstellen und dann den Arm in die Gegenrichtung bewegen. Die Skapula wird dabei fixiert.

Extension

Ausgangsstellung

Der Therapeut steht hinter dem Patienten.

Bewegungsablauf

Der Therapeut verschiebt das Akromion nach dorsal/kaudal und den Angulus inferior scapulae gleichzeitig nach ventral (Dorsalrotation der Klavikula). Die Bewegung der Skapula wird durch Druck des Daumenballens gegen den Angulus inferior verstärkt. Anschließend bewegt der Therapeut das Olekranon nach dorsal/kranial (◘ Abb. 3.25e).

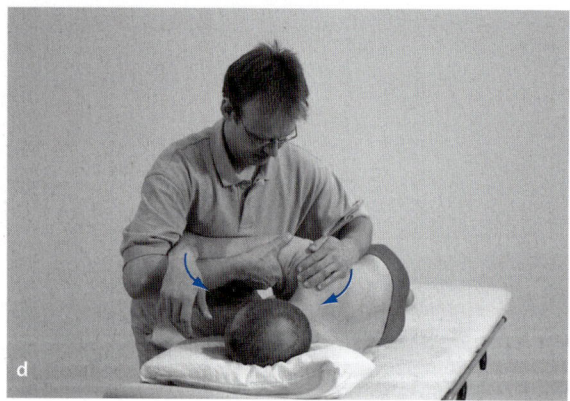

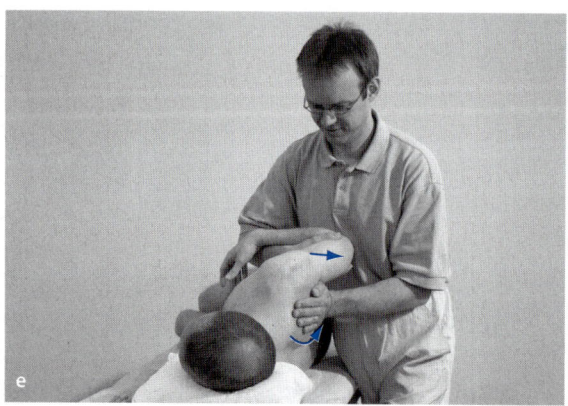

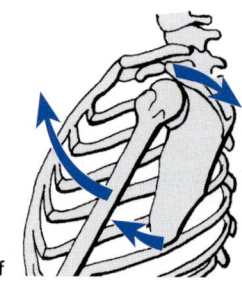

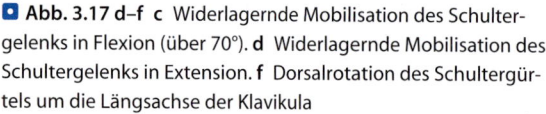

◘ **Abb. 3.17 d–f** **c** Widerlagernde Mobilisation des Schultergelenks in Flexion (über 70°). **d** Widerlagernde Mobilisation des Schultergelenks in Extension. **f** Dorsalrotation des Schultergürtels um die Längsachse der Klavikula

3.6.4 Widerlagernde Mobilisation des Schultergelenks in Außen-/Innenrotation in 90° Abduktion

Außenrotation

Ausgangsstellung

Der Therapeut steht oder sitzt hinter dem in Seitenlage liegenden Patienten.

Bewegungsablauf

Der Therapeut verschiebt das Akromion nach ventral/kaudal (Ventralrotation der Klavikula). Gleichzeitig dreht er den Oberarm außenrotatorisch im Schultergelenk (◘ Abb. 3.26a, b).

Innenrotation

Ausgangsstellung

Der Therapeut steht oder sitzt hinter dem Patienten.

Bewegungsablauf

Der Therapeut verschiebt das Akromion nach dorsal/kaudal (Dorsalrotation der Klavikula), gleichzeitig wird der Oberarm innenrotatorisch im Schultergelenk gedreht (◘ Abb. 3.26c).

Variante

Die ◘ Abb. 3.26d zeigt die Variante, bei der der Therapeut vom Kopfende aus das Schultergelenk nach kaudal schiebt.

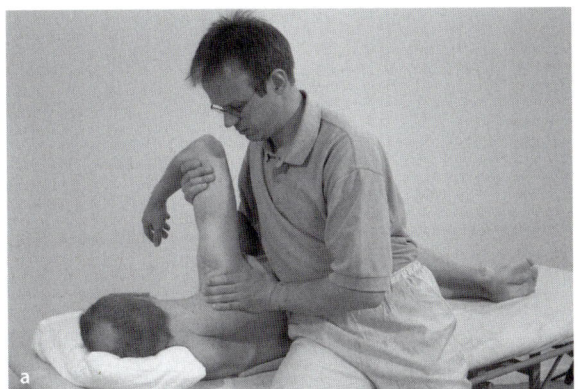
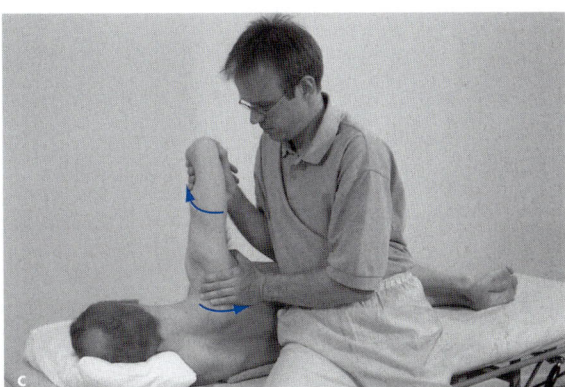
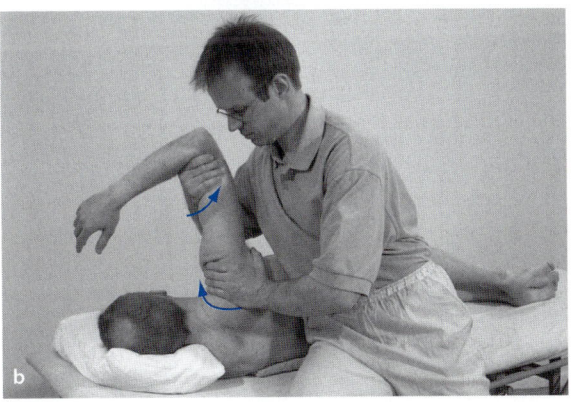
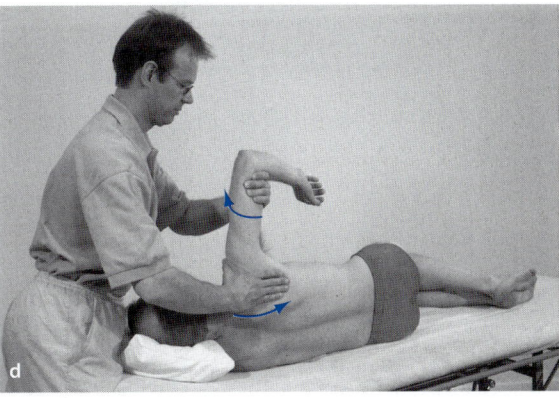

◘ **Abb. 3.26 a–d** Widerlagernde Mobilisation des Schultergelenks in Rotation (Oberarm frontotransversal). **a** Ausgangsstellung. **b** Endstellung in Außenrotation. **c** Endstellung in Innenrotation. **d** Variante für die Innenrotation.

3.6.5 Widerlagernde Mobilisation des Schultergelenks in transversale Flexion/Extension

Transversale Flexion

Ausgangsstellung

Der Therapeut steht vor dem Patienten, der auf der Seite liegt.

Bewegungsablauf

Das Akromion wird nach dorsal, etwas nach medial bewegt, dabei nähert sich der mediale Skapularand der Brustwirbelsäule (Retraktion). Gleichzeitig bewegt der Therapeut den Oberarm aus der Abduktionsstellung nach medial, transversalflexorisch im Schultergelenk (◨ Abb. 3.27a, b).

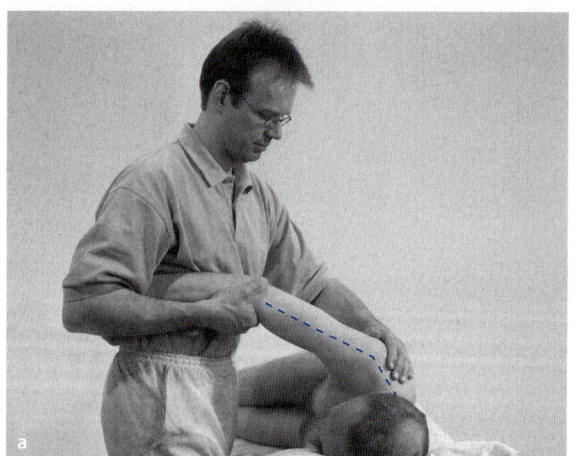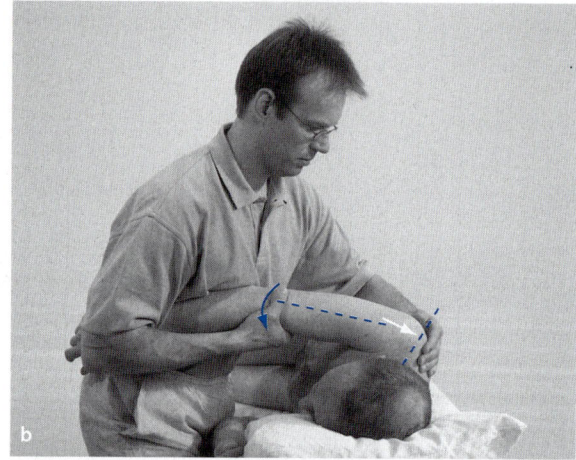

◨ **Abb. 3.27 a,b** Widerlagernde Mobilisation des Schultergelenks in transversale Flexion. **a** Ausgangsstellung. **b** Endstellung.

Transversale Extension

Ausgangsstellung

Der Therapeut steht hinter dem Patienten.

Bewegungsablauf

Der Therapeut bewegt das Akromion nach ventral/ medial, der mediale Skapularand entfernt sich dabei von der Brustwirbelsäule (Protraktion). Gleichzeitig führt der Therapeut den Oberarm nach lateral, transversalextensorisch im Schultergelenk. Durch seinen Griff proximal am Humerus verhindert er eine zu starke Translation des Humeruskopfes nach ventral (◻ Abb. 3.27c, d).

ⓘ Praxis-Tipp

— Die Hand am Humerus kontrolliert die Zentrierung des Humeruskopfes im Gelenk und kann eine entlastende Traktion mit Gleiten nach dorsal ausführen, wenn es nötig ist.

— Die Bewegung darf der Skapula den Brustkorb nicht im Sinne einer positiven oder negativen Rotation erfassen.

❗ Straffe dorsale Strukturen, z. B. die Gelenkkapsel, führen dazu, dass der Humeruskopf zu weit ventral steht und nicht mehr zentriert ist. Dies begünstigt das Entstehen eines Impingement-Syndroms. Transversale Flexion dehnt die dorsalen Strukturen am Schultergelenk.

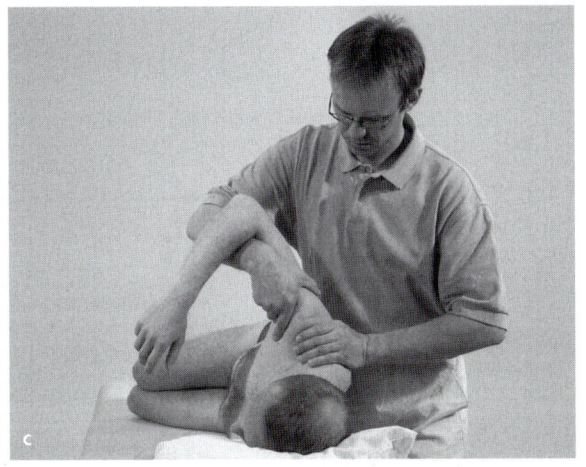
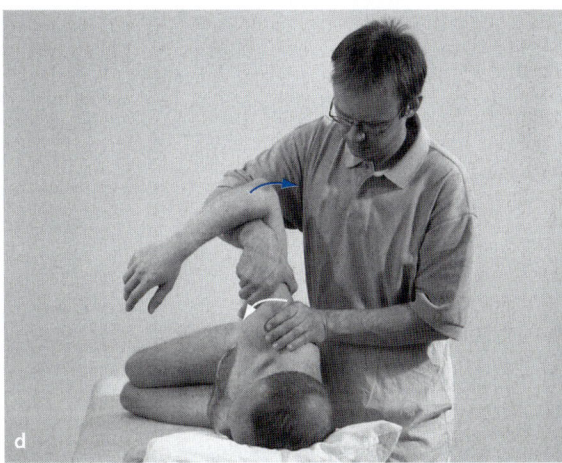

◻ **Abb. 3.27 c,d** Widerlagernde Mobilisation des Schultergelenks in transversale Extension. **c** Ausgangsstellung. **d** Endstellung.

3.6.6 Widerlagernde Mobilisation des Schultergelenks in Innen-/Außenrotation aus der Nullstellung

Innenrotation
Ausgangsstellung
Der Therapeut steht hinter dem Patienten.

Bewegungsablauf
Der Therapeut bewegt das Akromion nach dorsal, etwas nach medial. Der mediale Skapularand nähert sich der Brustwirbelsäule (Retraktion). Gleichzeitig dreht der Therapeut den Oberarm innenrotatorisch im Schultergelenk (■ Abb. 3.28a, b).

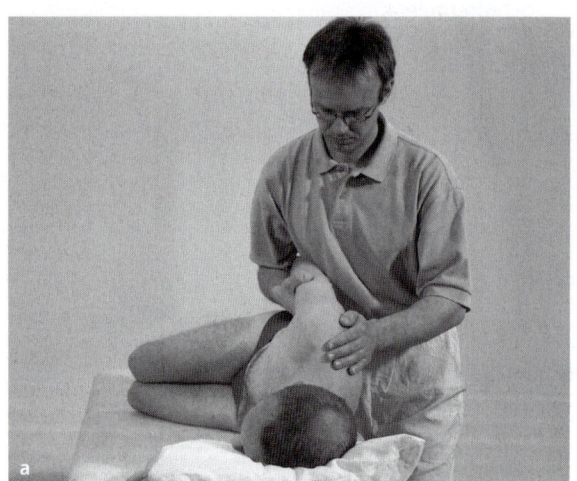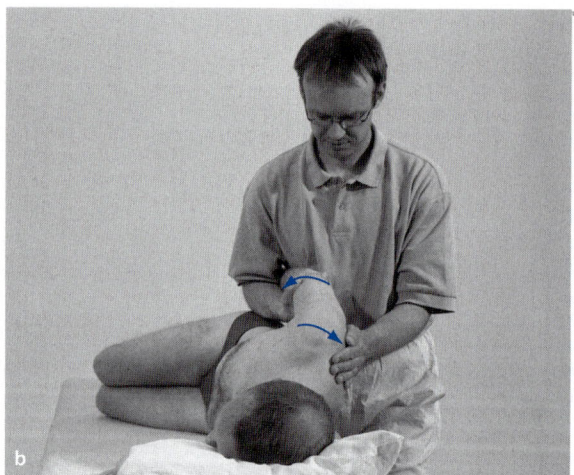

■ **Abb. 3.28 a,b** Widerlagernde Mobilisation des Schultergelenks in Innenrotation (Oberarm frontosagittal). **a** Ausgangsstellung. **b** Endstellung.

Außenrotation

Ausgangsstellung

Der Therapeut steht hinter dem Patienten.

Bewegungsablauf

Der Therapeut bewegt das Akromion nach ventral/medial, dabei entfernt sich der mediale Skapularand von der Brustwirbelsäule (Protraktion). Gleichzeitig dreht er den Oberarm außenrotatorisch im Schultergelenk (◘ Abb. 3.28c).

ⓘ Praxis-Tipp

- Durch Druck auf den medialen Skapularand kann die Innenrotation von proximal noch verstärkt werden.
- Durch Druck auf den lateralen Skapularand kann die Außenrotation von proximal noch verstärkt werden.

Variante

Der Ellbogen des Patienten ist 90° flektiert, der Therapeut steht vorne vor ihm. Der Unterarm des Patienten liegt auf dem des Therapeuten. Dieser kann nun über die Bewegung des Unterarms die Außenrotation ausführen (◘ Abb. 3.28d).

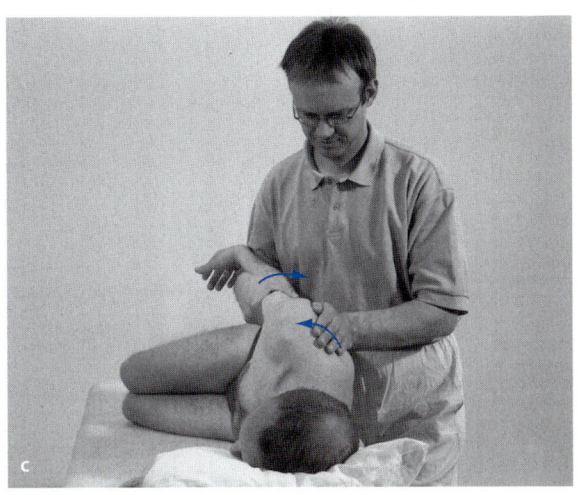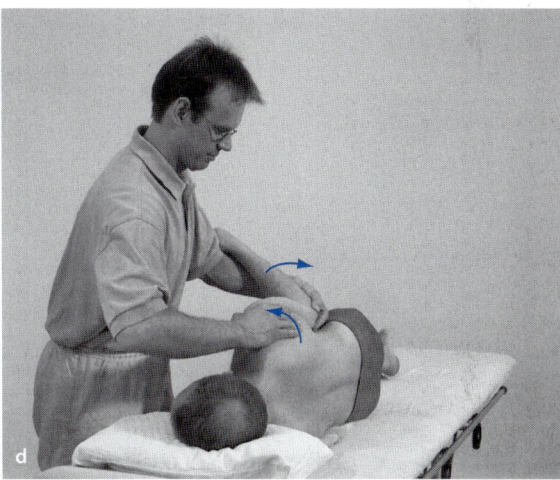

◘ **Abb. 3.28 c,d c** Widerlagernde Mobilisation des Schultergelenks in Außenrotation (Oberarm frontosagittal). **d** Widerlagernde Mobilisation des Schultergelenks in Außenrotation, Ellbogen in 90° Flexion.

Praxis-Tipp

Begrenzen von Ausweichmechanismen und Bewegungsschulung. Nach erfolgter Mobilisation ist es wichtig, das erarbeitete Bewegungsausmaß zu stabilisieren und die Koordination zu schulen. Der Patient wird angeleitet, gegensinnig zu bewegen oder muskulär zu stabilisieren, um Ausweichmechanismen auszuschalten.

Der Therapeut hat verschiedene Möglichkeiten, den Patienten beispielsweise bei der Abduktion des Armes daran zu hindern, dass die Skapula zu schnell mitläuft:

- Gegensinniges Bewegen: Das Akromion wird während der Abduktion nach kaudal/lateral bewegt, um eine zu früh einsetzende Elevation (Kranialduktion) zu verhindern. Diese Übung kann auch mit Hilfe eines Balls ausgeführt werden. Der Patient gibt das Armgewicht ab, und die Rollbewegung zur Seite unterstützt die Abduktion des Armes (▫ Abb. 3.28e,f).
- Gegenaktivität: Der Patient stabilisiert den Schultergürtel während der Abduktion durch die Aktivität der depressorisch wirkenden Muskulatur, z. B. M. trapezius pars ascendens, um die Skapula am frühzeitigen Weiterlaufen zu hindern (▫ Abb. 3.28g).
- Widerlagernde Widerstände: Bei den widerlagernden Widerständen gibt der Therapeut sowohl am distalen als auch am proximalen Gelenkpartner Widerstand. Der Patient darf keine Bewegung zulassen (▫ Abb. 3.28h).
- Heimübung (▫ Abb. 3.28i,j).

▫ **Abb. 3.28 e–j** **i,j** Transfer der Technik auf eine Heimübung: **i** Der Patient bewegt den Schultergürtel nach vorn im Sinne einer Protraktion bzw. Außenrotation im Schultergelenk von proximal und dreht dann den Arm ebenfalls in die Außenrotation. **j** Der Patient bewegt den Schultergürtel nach hinten im Sinne einer Retraktion bzw. Innenrotation im Schultergelenk von proximal und dreht dann den Arm ebenfalls in die Innenrotation.

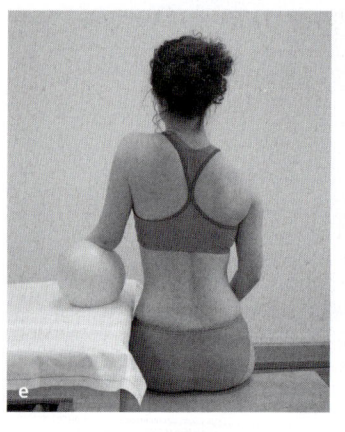

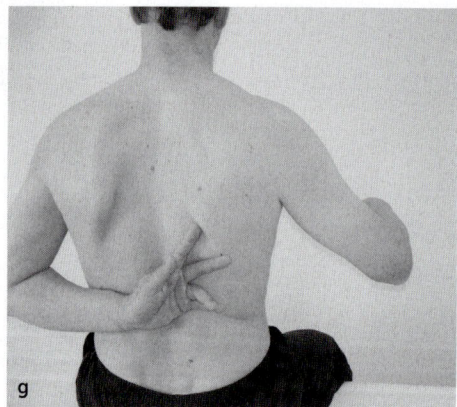

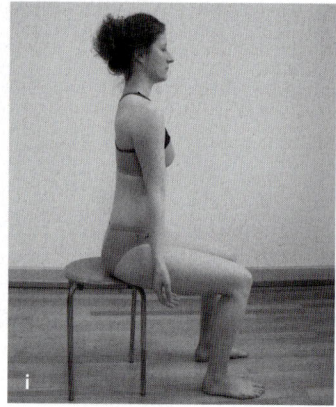

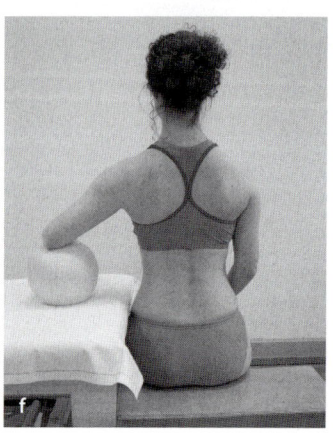

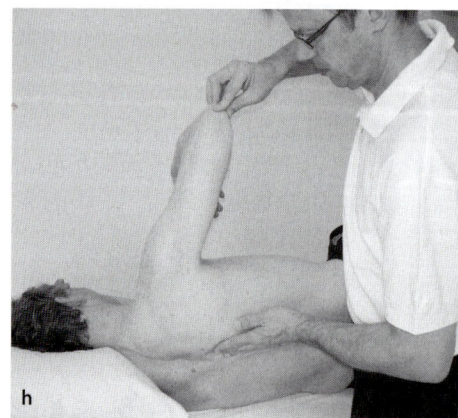

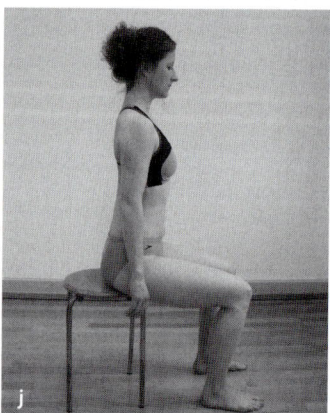

3.7 Widerlagernde Mobilisation der Ellbogen- und der Unterarmgelenke

Eine der Hauptfunktionen des Ellbogens (◘ Abb. 3.29). ist die **Feineinstellung der Hand**, die bei Armbewegungen am richtigen Ort positioniert werden muss. Beispielsweise muss die Hand beim Essen zum Mund bewegt werden oder einen Geigenbogen führen. Flexorische und extensorische Bewegungen im Ellbogen treten auch beim Gehen auf. Die **Verlängerung bzw. Verkürzung des Armes** wird ebenfalls über Bewegungen im Ellbogengelenk geregelt (Bronner 1989).

Diese Alltagsbewegungen verlaufen normalerweise mehrdimensional und sind aus **mehreren Bewegungskomponenten** zusammengesetzt:

- Flexionsbewegungen im Ellbogen sind häufig mit einer Supination kombiniert,
- Extensionsaktivitäten, wie z. B. das Stützen, gehen mit einer Pronation einher.

Ausgangsstellungen

Die widerlagernde Mobilisation des Ellbogens bzw. der Unterarmgelenke kann grundsätzlich in verschiedenen Ausgangsstellungen und Armstellungen durchgeführt werden.

- Der **Sitz** mit auf dem Tisch aufgelegtem Arm bietet den Vorteil, dass sich der Oberarm als proximaler Gelenkpartner sehr gut in alle Richtungen bewegen lässt.
- Die **Rückenlage** ist günstig für die Pronation/Supination. In dieser Position kann der Patient das Armgewicht an die Unterlage abgeben und bremsende Muskelaktivitäten ausschalten. Bei deutlichen Einschränkungen der Flexion und Extension ist die Rückenlage ebenfalls gut geeignet.

❶ Wenn deutliche Bewegungseinschränkungen mit viel Widerstand zu behandeln sind, müssen Ausgangsstellung und Grifffassung entsprechend angepasst werden.

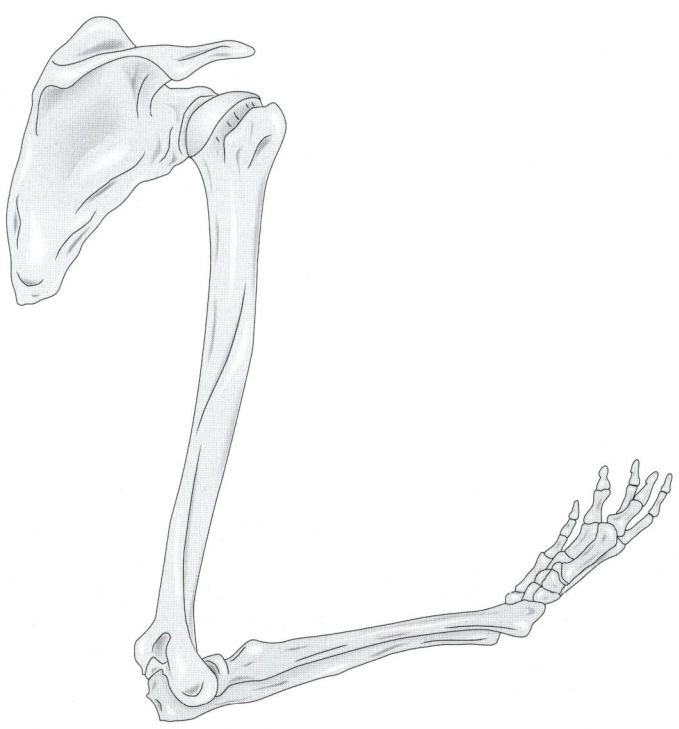

◘ **Abb. 3.29** Bewegungsniveau des Ellenbogengelenks

3.7.1 Widerlagernde Mobilisation der Ellbogen- und der Unterarmgelenke in Flexion/Extension

Flexion
Ausgangsstellung

Der Patient sitzt, der Arm liegt auf der Behandlungsbank. Der Therapeut sitzt der Dorsalseite des Arms zugewandt (◘ Abb. 3.30a).

Bewegungsablauf

Der Therapeut greift gelenknah an Ober- und Unterarm, verschiebt den Drehpunkt Ellbogengelenk nach dorsal und bewegt gleichzeitig den Unterarm und das Handgelenk nach medial (◘ Abb. 3.30b).

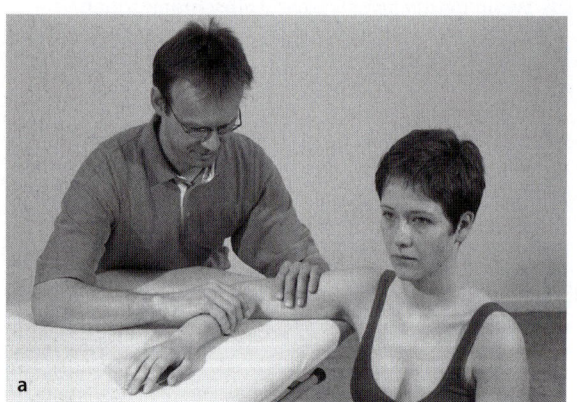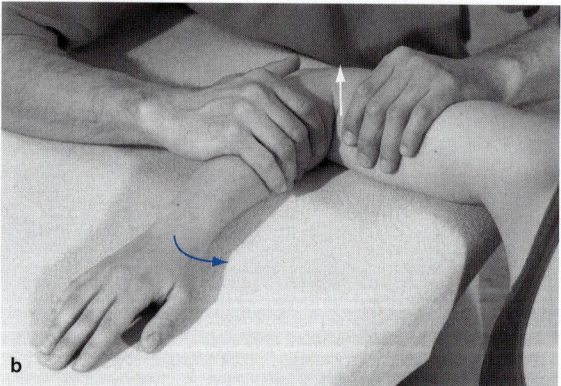

◘ **Abb. 3.30 a,b** Widerlagernde Mobilisation der Ellbogen- und Unterarmgelenke. **a** Ausgangsstellung. **b** Endstellung in Flexion.

Variante

Für die Mobilisation einer deutlichen Einschränkung der Flexion liegt der Patient in Rückenlage mit der rechten Schulter nahe an der Bankkante, der Oberarm ist frei (◘ Abb. 3.30c,d). Der Therapeut bewegt das Ellbogengelenk nach dorsal bzw. zum Boden und führt gleichzeitig das Handgelenk zur Schulter. Die Supination kann entsprechend integriert werden, wenn es nötig ist.

Extension

Ausgangsstellung

Der Patient sitzt an der Behandlungsbank, der Arm liegt auf der Bank.

Bewegungsablauf

Der Therapeut greift von dorsal um das Ellbogengelenk und verschiebt den Drehpunkt Ellbogengelenk nach ventral/medial. Gleichzeitig bewegt er das Handgelenk nach dorsal, extensorisch im Ellbogengelenk (◘ Abb. 3.30e).

Variante

Die **Bauchlage** mit auf der Bank aufliegendem Arm bietet sich an, um die endgradige Extension zu mobilisieren. Die Hände liegen gelenknah und bewegen das Ellbogengelenk nach ventral bzw. nach unten über die Drehpunktverschiebung. Anfangs sollte der Ellbogen leicht unterlagert werden, damit der Patient entspannen und die Bewegung zulassen kann. Später wird die Unterlagerung weggenommen (◘ Abb. 3.30f).

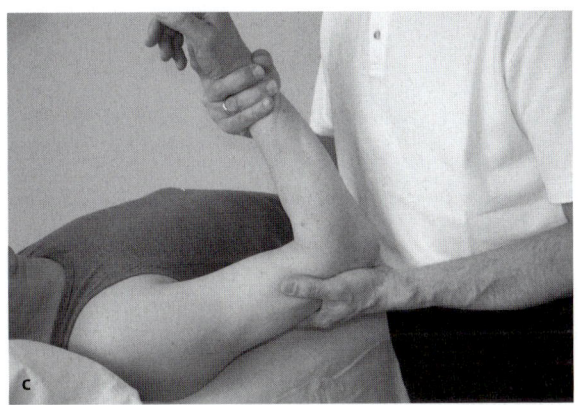

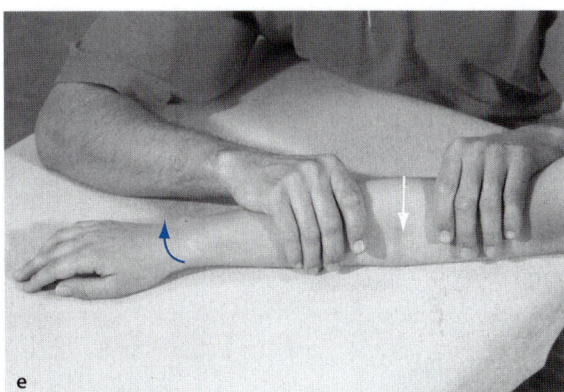

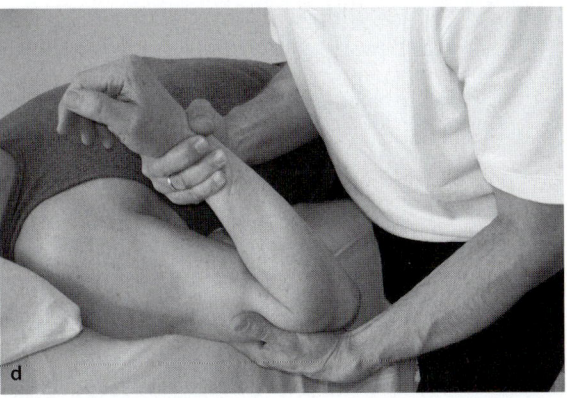

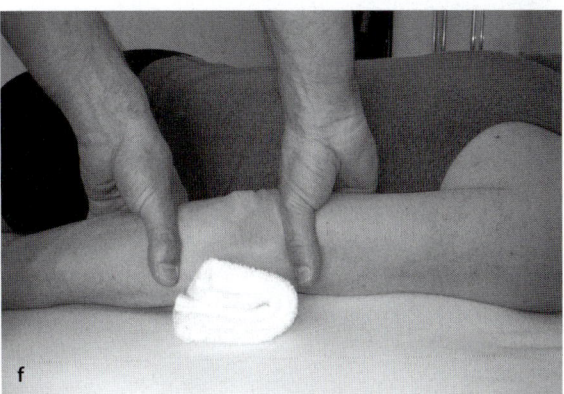

◘ **Abb. 3.30 c–f** Widerlagernde Mobilisation der Ellbogen- und Unterarmgelenke. **c, d** Variante aus Rückenlage. **e** Endstellung in Extension. **f** Variante aus Bauchlage.

3

3.7.2 Widerlagernde Mobilisation der Ellbogen- und der Unterarmgelenke in Pronation/Supination

Pronation

Ausgangsstellung

Der Patient liegt in Rückenlage.

Bewegungsablauf

Der Therapeut bewegt den Arm adduktorisch im Schultergelenk und dreht währenddessen den Unterarm pronatorisch. Durch die Adduktionsbewegung im Schultergelenk wird die Pronation auch vom proximalen Gelenkpartner her erreicht (◘ Abb. 3.30g).

Supination

Ausgangsstellung

Der Patient liegt auf dem Rücken.

Bewegungsablauf

Der Therapeut bewegt den Arm abduktorisch im Schultergelenk und dreht dabei den Unterarm supinatorisch. Durch die Abduktionsbewegung im Schultergelenk wird die Supination auch vom proximalen Gelenkpartner her erreicht (◘ Abb. 3.30h).

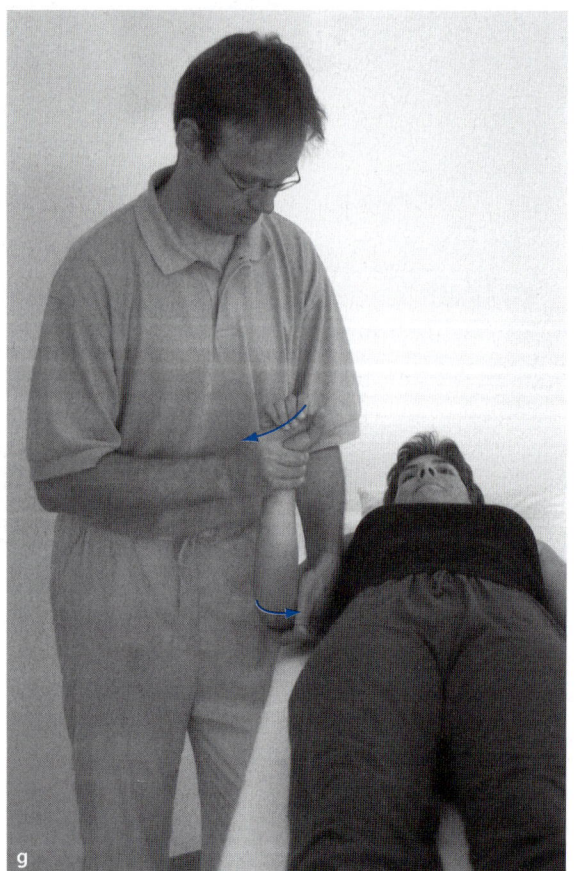
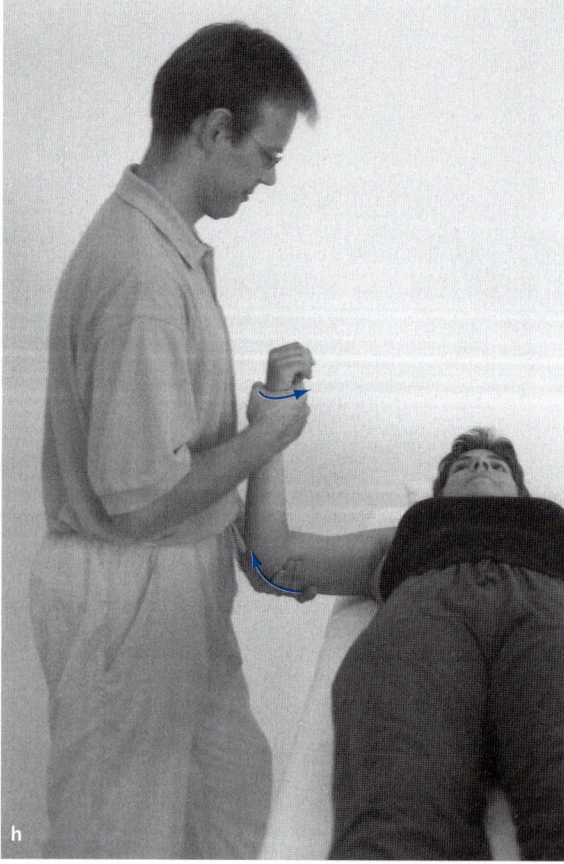

g

h

◘ **Abb. 3.30 g,h g** Widerlagernde Mobilisation der Ellbogen- und Unterarmgelenke in Pronation. **h** Widerlagernde Mobilisation der Ellbogen- und Unterarmgelenke in Supination.

3.7.3 Widerlagernde Mobilisation des Ellbogen- und Unterarmgelenks in Flexion mit Supination und Extension mit Pronation

Flexion mit Supination
Ausgangsstellung

Der Patient sitzt an der Bank, der Unterarm wird schon in der Ausgangsstellung leicht supinatorisch eingestellt.

Bewegungsablauf

Der Therapeut verschiebt den Drehpunkt Ellbogengelenk nach dorsal und bewegt gleichzeitig das Handgelenk nach medial in Richtung Schultergelenk. Zusätzlich dreht er den Unterarm supinatorisch.

Extension mit Pronation
Ausgangsstellung

Der Patient liegt in Rückenlage. Der rechte Oberarm ist in leichter Abduktion auf der Bank gelagert.

Bewegungsablauf

Der Therapeut verschiebt das Ellbogengelenk mit seiner linken Hand nach ventral und bewegt gleichzeitig das Handgelenk nach dorsal. Zusätzlich dreht er während der Bewegung den Oberarm außenrotatorisch und den Unterarm pronatorisch.

3.8 Widerlagernde Mobilisation des Handgelenks

Das Handgelenk (■ Abb. 3.31) hat folgende Aufgaben:
- Bei manuellen Geschicklichkeitsaktivitäten, z. B. beim Greifen oder beim Musizieren, muss **die Hand im Raum eingestellt** werden, und
- es müssen **Kräfte von oder zur Hand übertragen** werden, z. B. beim Stützen oder Schieben.

Für diese verschiedenen Aufgaben benötigt das Handgelenk viel **Mobilität**, aber auch die **Fähigkeit der dynamischen Stabilisierung** (Corrigan 1994; Klein-Vogelbach et al. 2000a).

Ausgangsstellung

Grundsätzlich gibt es beliebig viele Möglichkeiten, die Bewegungsachse des Handgelenks für die Mobilisation einzustellen.
- Für die beschriebene Behandlung wurde der **Sitz mit annähernd horizontal gelagertem Arm** gewählt bei **vertikal eingestellter Bewegungsachse**. Der Patient kann in dieser Position das Armgewicht abgeben und bremsende Muskelaktivitäten ausschalten. Unterarm, Hand und der Drehpunkt Handgelenk lassen sich dann gut bewegen.
- Auch die **Rückenlage mit gelagertem Arm** ist eine geeignete Ausgangsstellung.

❗ **Für die Mobilisation sollten die Hände des Therapeuten möglichst nahe am Gelenk greifen.**

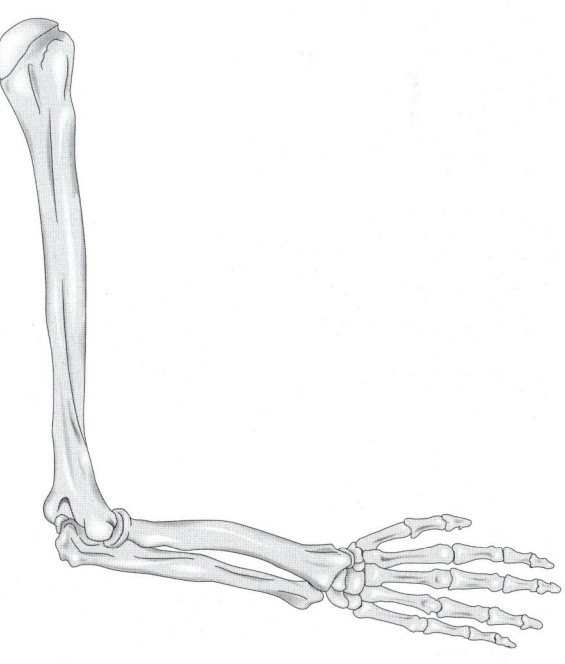

■ **Abb. 3.31** Bewegungsniveau des Ellenbogengelenks

3.8.1 Widerlagernde Mobilisation des Handgelenks in Palmarflexion/ Dorsalextension

Palmarflexion

Der Therapeut verschiebt das Handgelenk nach lateral/ dorsal und die Hand gleichzeitig nach medial/dorsal in Palmarflexion. Das Ellbogengelenk bewegt sich dabei extensorisch (■ Abb. 3.32a, b).

Dorsalextension

Der Therapeut verschiebt das Handgelenk nach medial/ventral und die Hand gleichzeitig nach lateral/dorsal in Dorsalextension. Das Ellbogengelenk bewegt sich dabei flexorisch (■ Abb. 3.32c).

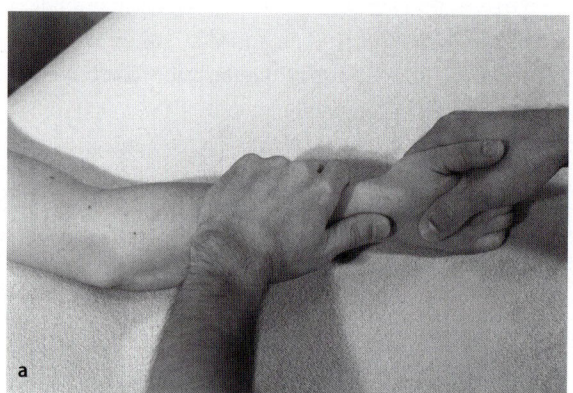

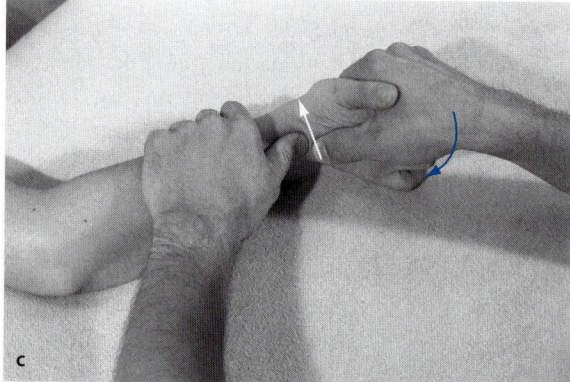

■ **Abb. 3.32 a–c** Widerlagernde Mobilisation des Handgelenks in Palmarflexion/Dorsalextension. **a** Ausgangsstellung. **b** Endstellung in Palmarflexion. **c** Endstellung in Dorsalextension.

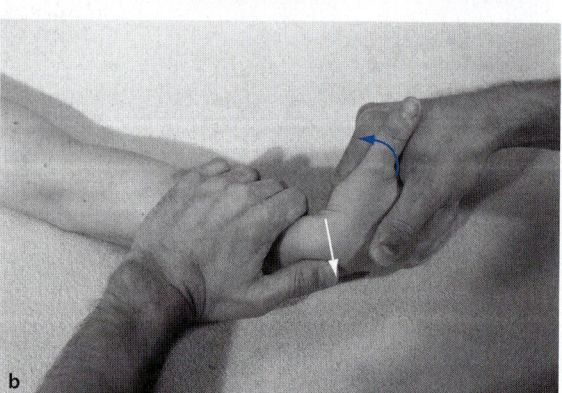

3.8.2 Widerlagernde Mobilisation des Handgelenks in Ulnarabduktion/ Radialabduktion

Ulnarabduktion

Der Therapeut verschiebt das Handgelenk nach medial/ventral und die ulnare Seite der Hand gleichzeitig nach lateral/dorsal in Ulnarabduktion. Im Ellbogengelenk kommt es weiterlaufend zu einer Flexion (◘ Abb. 3.33a, b).

Radialabduktion

Der Therapeut verschiebt das Handgelenk nach lateral/dorsal und die radiale Seite der Hand gleichzeitig nach medial/ventral in Radialabduktion. Im Ellbogengelenk kommt es weiterlaufend zu einer Extension (◘ Abb. 3.33c).

❗ Die weiterlaufenden Bewegungen
- **Flexion im Ellbogengelenk bei Dorsalextension und bei Ulnarabduktion sowie**
- **Extension im Ellbogengelenk bei Palmarflexion und bei Radialabduktion**

sind identisch, wenn die Bewegungsachse vertikal eingestellt ist und der Arm sich jeweils in derselben Ausgangsstellung befindet.

ℹ Praxis-Tipp

Bei der Drehpunktverschiebung des Handgelenks können je nach Grifffassung gezielt die proximale oder distale Handwurzelreihe betont werden.

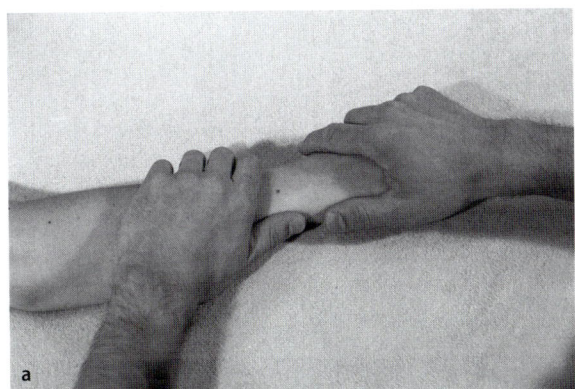

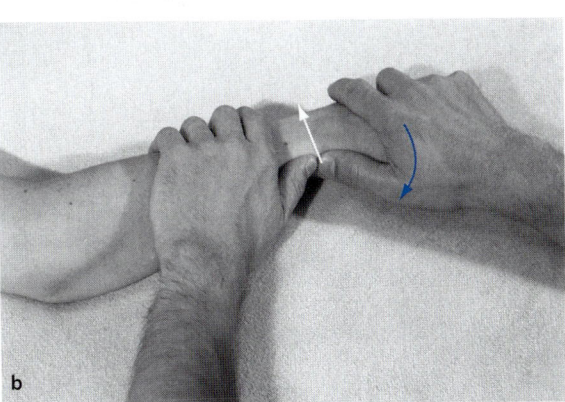

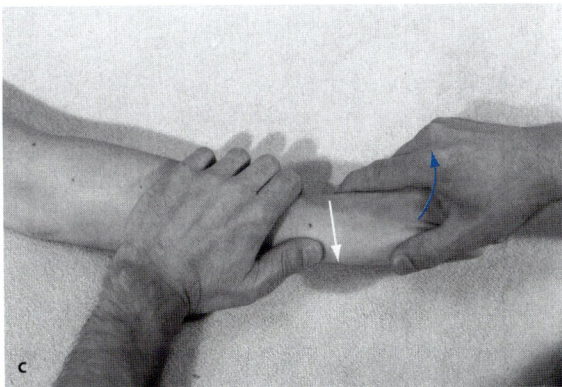

◘ **Abb. 3.33 a–c** Widerlagernde Mobilisation des Handgelenks in Ulnarabduktion/Radialabduktion. **a** Ausgangsstellung. **b** Endstellung in Ulnarabduktion. **c** Endstellung in Radialabduktion.

3.9   Widerlagernde Mobilisation der Fingergelenke

3.9.1   Widerlagernde Mobilisation der Fingergrundgelenke in Flexion/Extension

Flexion

Der Therapeut greift nah am Gelenk. Er verschiebt den Drehpunkt Fingergrundgelenk nach dorsal und bewegt dabei die proximale Phalanx nach palmar, hin zur Handinnenfläche in Flexion. Im Handgelenk kommt es weiterlaufend zu einer Dorsalextension (◘ Abb. 3.34a, b).

❗ Aus fototechnischen Gründen liegen die Hände des Therapeuten nicht gelenknah, sondern etwas entfernt vom Gelenk.

Extension

Der Therapeut verschiebt den Drehpunkt Fingergrundgelenk nach palmar und bewegt dabei die proximale Phalanx nach dorsal, hin zum Handrücken in Extension. Im Handgelenk kommt es dabei zu einer Palmarflexion (◘ Abb. 3.34c, d).

❗ Das Prinzip der gegensinnigen Bewegung kann entsprechend auf die anderen Fingergelenke übertragen werden.

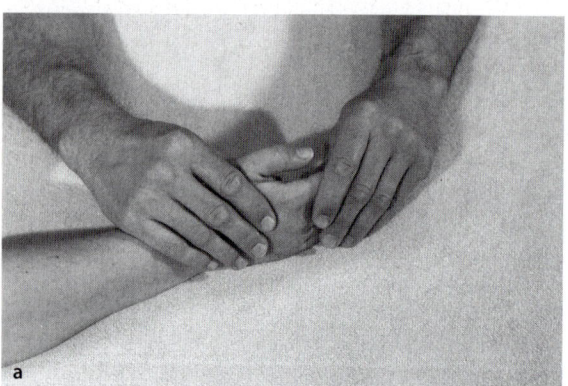

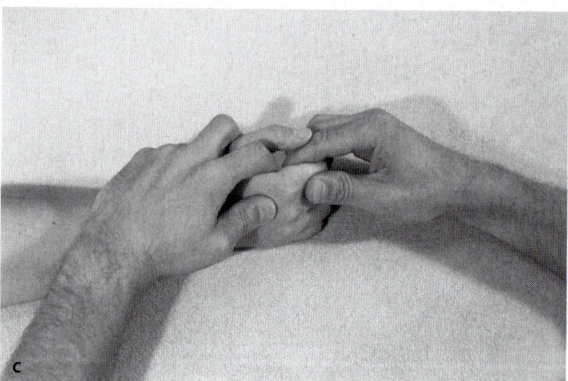

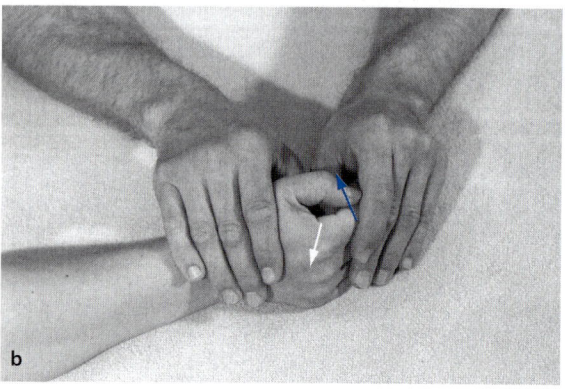

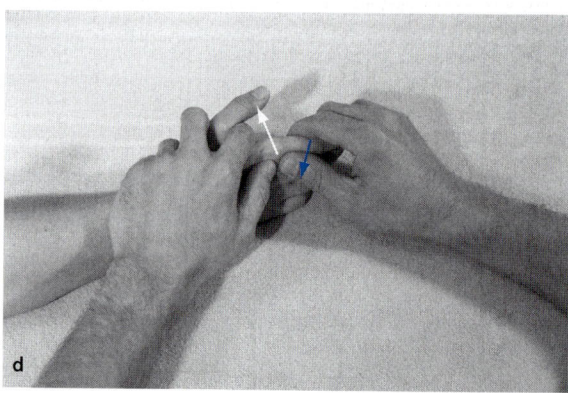

◘ **Abb. 3.34 a–d a,b** Widerlagernde Mobilisation der Fingergelenke in Flexion. **a** Ausgangsstellung. **b** Endstellung. **c,d** Widerlagernde Mobilisation der Fingergelenke in Extension. **c** Ausgangsstellung. **d** Endstellung.

3.9.2 Widerlagernde Mobilisation des Daumensattelgelenks in Opposition/Reposition

Opposition

Der Therapeut bewegt den rechten Daumen nach palmar und dreht den Unterarm supinatorisch nach lateral. Im Daumensattelgelenk kommt es zu einer Opposition (◘ Abb. 3.35a, b).

Reposition

Der Therapeut bewegt den rechten Daumen nach dorsal und dreht den Unterarm pronatorisch nach medial. Im Daumensattelgelenk kommt es zu einer Reposition (◘ Abb. 3.35c).

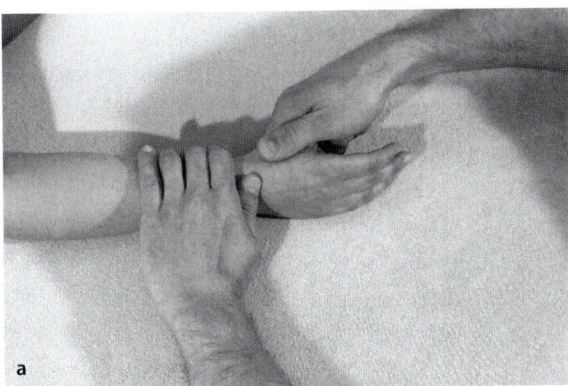

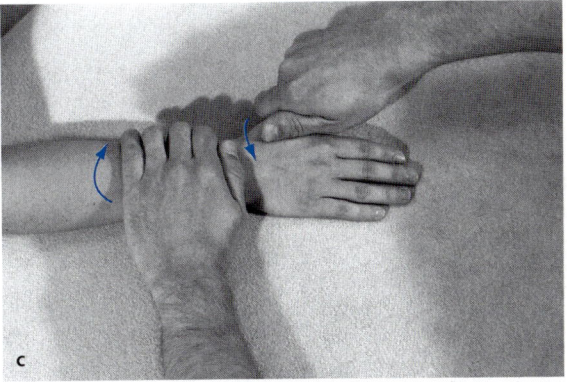

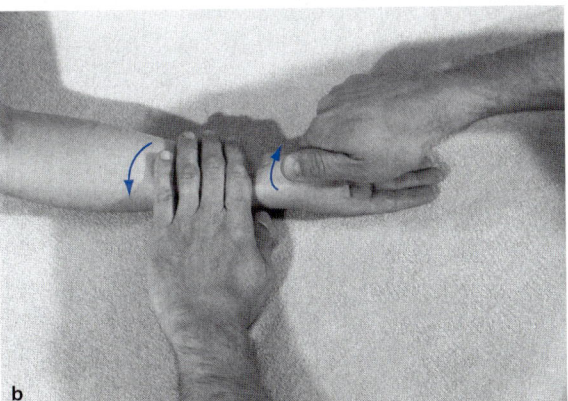

◘ **Abb. 3.35 a–c** Widerlagernde Mobilisation des Daumensattelgelenks. **a** Ausgangsstellung. **b** Endstellung in Opposition. **c** Endstellung in Reposition.

Mobilisierende Massage

Ralf Stüvermann

4.1 Einführung

4.1.1 Anwendung

Auf eine schlechte Haltung reagiert gesunde Muskulatur normalerweise mit einer **fallverhindernden Aktivität** (Klein-Vogelbach et al. 2000a), d. h., die Muskulatur wird inadäquat für Haltung und Bewegung beansprucht. Um gezielt Muskulatur und Gewebe zu bearbeiten und gleichzeitig den Regeln eines ökonomischen Bewegungsverhaltens zu folgen, muss eine **Behandlungstechnik**

— den Patienten aktiv mit einbeziehen (kinästhetisches und taktiles Wahrnehmungstraining),
— eine Stellungsänderung derjenigen Gelenke beinhalten, die von der zu bearbeitenden Muskulatur überbrückt werden, und
— mit einer hubarmen, am besten hubfreien Bewegung durchgeführt werden, um unbeabsichtigte Aktivierungen gegen die Schwerkraft zu vermeiden und damit die Belastungen auf ein Minimum zu beschränken.

Deshalb wurden einerseits Techniken entwickelt, mit denen gezielt die Muskulatur bearbeitet wird, und Techniken, die primär die Gelenkbewegung betonen und als »spezifische Feinmobilisation« bezeichnet werden.

Bewegungsabläufe werden in der Regel nicht nur durch einen einzelnen Muskel, sondern durch das synergistische Zusammenwirken mehrerer Muskeln gesteuert. Ein Beispiel hierfür ist die autochthone Rückenmuskulatur. Durch einen erhöhten Spannungszustand der oberflächlichen Rückenmuskulatur (M. iliocostalis, M. longissimus; 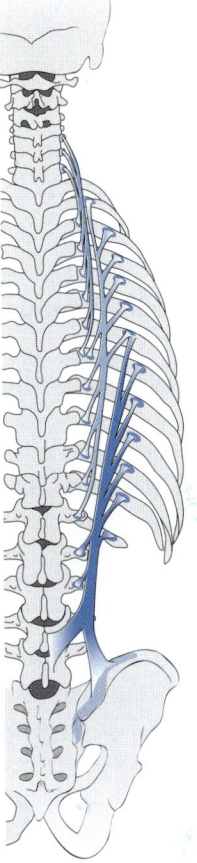 Abb. 4.1) kann die in der Tiefe liegende Schicht ihre Aufgabe, die Wirbelsäule segmental zu stabilisieren, nicht erfüllen. Ein differenziertes Bewegen ist folglich nicht möglich. Durch die mobilisierende Massage kann der Spannungszustand der oberflächlichen Muskulatur normalisiert werden, und die in der Tiefe liegenden Muskeln können aktiviert werden.

Abb. 4.1 M. erector spinae. Lateraler Trakt

4.1.2 Wirkung/Ziele

Die Technik der mobilisierenden Massage versteht sich als Teil einer differenzierten Bewegungsschulung mit dem Ziel, **ökonomisches Bewegungsverhalten** wiederherzustellen. Sie fördert verschiedene Prozesse:
— Die Durchblutung der Muskulatur wird verbessert,
— der Spannungszustand der Muskulatur wird normalisiert,
— die Verschieblichkeit der Gewebe nimmt zu,
— die Trophik der intra- und extraartikulären Strukturen verbessert sich,
— die intra- und intermuskuläre Koordination wird geschult,

- die Bewegungsqualität und das Bewegungsausmaß nehmen zu und
- die kinästhetische und taktile Wahrnehmung des Patienten verbessert sich.

Schmerzen können dadurch reduziert oder sogar beseitigt werden.

4.1.3   Prinzip der mobilisierenden Massage

Bei der **mobilisierenden Massage** wird die zu behandelnde **Muskulatur** durch manipulierte Stellungsänderungen der Gelenke **abwechselnd angenähert und gedehnt**. Die Bearbeitung der Muskulatur erfolgt bevorzugt in der Annäherungsstellung, in der sie möglichst entspannt sein sollte.

ℹ Praxis-Tipp

Da der Therapeut auch in der Dehnstellung den Kontakt mit der Muskulatur beibehält, erfolgt auch in dieser Phase eine Bearbeitung der Muskulatur. Die Bearbeitung in der Dehnstellung zielt verstärkt auf die Dehnfähigkeit der Muskulatur und hat somit eine längenregulatorische Wirkung.

❗ Wenn nicht anders angegeben, wird im Folgenden die Bearbeitung in der Annäherungsstellung beschrieben.

Bei der **spezifischen Feinmobilisation** steht die **Gelenkbewegung** im Vordergrund. Gleichzeitig wird auch hier das umliegende Gewebe bearbeitet.

Unbeabsichtigte Aktivierungen der Muskulatur werden vermieden, indem nur kleine Abschnitte bewegt und die zu bewegenden Gewichte vom Therapeuten übernommen werden. Durch die **verbale und taktile Führung des Therapeuten** bringt der Patient differenzierte Aktivitäten hervor, und er kann die gewünschte Bewegung zulassen.

Rolle des Patienten

In einer Einspielphase führt der Patient die Bewegung mit Unterstützung des Therapeuten durch. Er wird im weiteren Verlauf angehalten, die eigene Aktivität auf ein Minimum zu reduzieren und die Bewegung immer mehr vom Therapeuten ausführen zu lassen. Dem Patienten fällt dann die Rolle zu, **die Bewegung wahrzunehmen und zuzulassen**.

ℹ Praxis-Tipp

Durch die Reduzierung der Aktivität wirken sich die Muskelkontraktionen nicht störend auf die Massage aus.

4.1.4   Ausführung

Die mobilisierende Massage ist weder an eine bestimmte Ausgangsstellung des Patienten und des Therapeuten noch an festgelegte Handgriffe gebunden. Im Folgenden werden **bewährte Ausgangsstellungen und Handgriffe** dargestellt.

❗ Jede Technik muss individuell an konditionelle und konstitutionelle Voraussetzungen des Patienten und des Therapeuten angepasst werden.

Die mobilisierende Massage ist grundsätzlich **in allen Bewegungsniveaus möglich**. Das gilt besonders für solche Bewegungen, bei denen die ausführende Muskulatur oberflächlich und den Manipulationsgriffen gut zugänglich ist. In der Tiefe liegende Muskulatur, wie z. B. die Rotatoren der Brustwirbelsäule, kann nur indirekt über die Bearbeitung des gesamten umliegenden Gewebes beeinflusst werden.

Ausgangsstellung

Die gewählte Ausgangsstellung soll ein **möglichst hubfreies Bewegen** der Gewichte mit geringem Reibungswiderstand gewährleisten. Der Patient wird so gelagert, dass alle Körperteile auf der Unterlage liegen oder vom Therapeuten gehalten werden. Es sollen Bewegungstoleranzen in alle Richtungen vorhanden sein.

Bewegungsablauf

Die Stellungsänderungen der Gelenke müssen dem Patienten mit Hilfe einer geeigneten **verbalen Instruktion und taktilen Stimuli** verdeutlicht werden. Dadurch wird die Bewegung programmiert (▶ Kap. 2, »Hubfreie

Mobilisation«). Wenn es nötig ist, übernimmt der Therapeut die zu bewegenden Gewichte und manipuliert mit beiden Händen die Stellungsänderungen der Gelenke. Die Bewegungen werden mit einer **kleinen Amplitude um die aktuelle Ruhestellung** ausgeführt. Die Begrenzung der Bewegung erfolgt zum Teil durch das Gewicht der Körperabschnitte, die nicht bewegt werden, oder passiv durch den Therapeuten, der eine nicht gewollte weiterlaufende Bewegung verhindert. Auf muskuläre Aktivitäten des Patienten zur Begrenzung der Bewegung kann somit verzichtet werden. Wenn die gewünschte Bewegung ohne Störung abläuft, beginnt der Therapeut mit der mobilisierenden Massage.

4.1.5 Technik der mobilisierenden Massage

Der Therapeut greift die zu bearbeitende Muskulatur in einer Bewegungspause möglichst flächig, um keine Irritationen auszulösen. Der Kontakt mit den zu bearbeitenden Strukturen muss während der Bewegung beibehalten werden, um zu vermeiden, dass die Hand über die Haut rutscht. Daher bleibt das Bewegungsausmaß der massierenden Hand sehr klein. Die **Massage** erfolgt in der Regel **quer zum Faserverlauf der Muskulatur** (◻ Abb. 4.2a), bei einigen Techniken auch durch ein Zusammenschieben der Muskulatur in ihrer Längsrichtung (◻ Abb. 4.2b).

Eine Hand führt die Bewegung, während die andere die Muskulatur und das umliegende Gewebe bearbeitet. Bei einigen Techniken übernimmt die Massagehand zusätzlich einen Teil der Bewegungsführung, oder beide Hände führen Bewegung und Massage durch.

❶ Bei der Feinmobilisation der Gelenke übernehmen beide Hände des Therapeuten primär die Bewegungsführung, wobei sie die Distanzpunkte und Drehpunkte in die gewünschte Richtung verschieben und dabei das umliegende Gewebe bearbeiten (◻ Abb. 4.3).

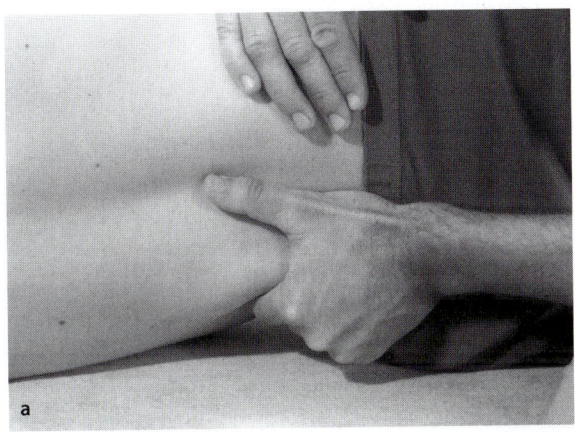

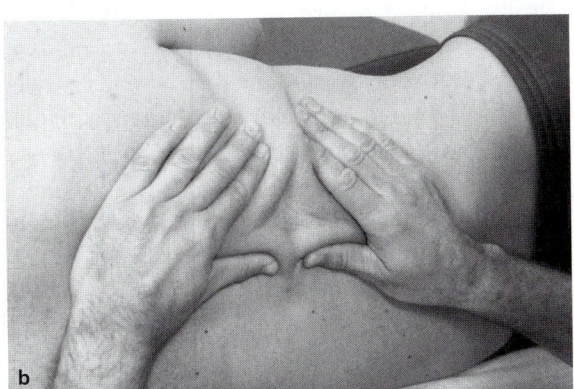

◻ **Abb. 4.2 a,b a** Handgriff bei der mobilisierenden Massage der Lendenwirbelsäule in Lateralflexion, **b** Handgriff bei der mobilisierenden Massage der Brustwirbelsäule in Extension.

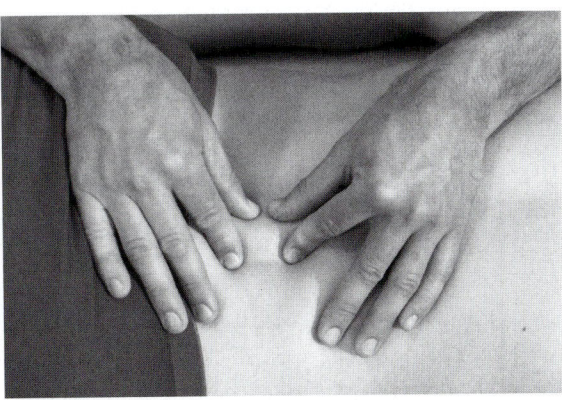

◻ **Abb. 4.3** Handgriff bei der Feinmobilisation der Lendenwirbelsäule in Lateralflexion.

4.1.6 Bewegungstempo

Die mobilisierende Massage wird anfangs **langsam** durchgeführt. Der Therapeut spürt, wann der Patient die bevorstehende Manipulation erfasst hat und sie zulässt. Nach einer Einspielphase kann das Tempo dann **gesteigert** werden.

Da bei der mobilisierenden Massage die Synchronisierung zwischen der Bewegung des Patienten und der Massagebewegung des Therapeuten im Vordergrund steht, bleibt das Tempo geringer als bei der hubfreien Mobilisation.

4.1.7 Dauer der Anwendung

Die einleitende Bewegung muss so lange geübt werden, bis sie ohne Störung abläuft. Erst dann kann mit der mobilisierenden Massage begonnen werden. Man führt **ca. 10–30 Massagebewegungen** durch und wiederholt diese Intervalle, bis eine spürbare Verbesserung des Spannungszustandes und der Bewegungsqualität eintritt.

> ❶ Da als Ziel eine verbesserte Bewegungsökonomie angestrebt wird, werden meist verschiedene Techniken angewendet.

> ❶ **Praxis-Tipp**
> Die Technik der mobilisierenden Massage versteht sich als Teil einer differenzierten Bewegungsschulung. Um eine Veränderung des Bewegungsverhaltens zu bewirken, muss die mobilisierende Massage durch didaktische Bewegungsschulung ergänzt werden (► Kap. 1).

4.2 Bewegungsniveau Lendenwirbelsäule

Die Lendenwirbelsäule gehört funktionell zum **Körperabschnitt Becken**. Die wesentliche Aufgabe des Beckens im Bewegungsverhalten besteht darin, die Bewegungen der Beine zu regulieren und auf die Wirbelsäule zu übertragen. In der aufrechten Haltung soll das **Becken** in Hüft- und Lendenwirbelsäulengelenken **po-**

tenziell beweglich sein (Klein-Vogelbach et al. 2000a). **Wesentliche Voraussetzungen** dafür sind
- eine der hypothetischen Norm entsprechende Statik und
- die freie Beweglichkeit der Lendenwirbelsäule und der Hüftgelenke.

> ❶ Konstitutionelle Abweichungen, Teilsteifigkeiten, Hypermobilitäten und/oder statische Fehlstellungen führen zu inadäquater Beanspruchung der Muskulatur und der Gelenke, wodurch eine Feinregulation nicht mehr stattfinden kann.

Ziele der mobilisierenden Massage im Bewegungsniveau Lendenwirbelsäule:
- Die Wahrnehmung für das Bewegungsverhalten der Lendenwirbelsäule soll verbessert werden,
- die Beweglichkeit und die Fähigkeit zur extensorischen lumbosakralen Verankerung soll gefördert werden, und
- der Spannungszustand der Muskulatur soll normalisiert werden, um die Mobilität des Körperabschnitts Becken zu verbessern.

4.2.1 Lateralflexion in der Lendenwirbelsäule

Die mobilisierende Massage der Lendenwirbelsäule in Lateralflexion kann aus der Seitlage oder aus der Bauchlage durchgeführt werden. Durch die unterschiedliche Stellung der Hüftgelenke in den beiden Ausgangsstellungen werden die lateralflexorischen Bewegungen der Lendenwirbelsäule mit rotatorischen oder mit abduktorischen/adduktorischen Bewegungen der Hüftgelenke kombiniert.

Mobilisierende Massage aus der Seitlage
Ausgangsstellung

In Seitlage sind Hüft- und Kniegelenke ca. 80° flektiert. Die Körperabschnitte Becken, Brustkorb und Kopf sind in die Körperlängsachse eingeordnet. Auf eine Unterlagerung der Lendenwirbelsäule wird verzichtet, da sie die angestrebte Bewegung behindert. Der Therapeut umfasst mit beiden Händen das Becken (▫ Abb. 4.4a).

Bewegungsablauf

Der Patient bewegt mit Unterstützung des Therapeuten das Becken alternierend nach kranial und kaudal, lateralflexorisch in der Lendenwirbelsäule und rotatorisch in den Hüftgelenken. Dabei werden **folgende Muskeln im Bewegungsniveau Lendenwirbelsäule wechselweise angenähert und gedehnt** (◻ Abb. 4.5a, b):

- M. quadratus lumborum,
- M. psoas major,
- M. transversus abdominis,
- M. obliquus externus und internus,
- M. multifidus,
- M. intertransversarius,
- M. transversospinalis,
- M. longissimus und
- M. iliocostalis.

Wenn die Bewegung ohne störende Aktivitäten in Gang gehalten werden kann, beginnt der Therapeut mit der mobilisierenden Massage.

Massage

Mit der Hand am oben liegenden Beckenkamm unterstützt der Therapeut weiterhin die Bewegung. Die Massage erfolgt in erster Linie an der unten liegenden Muskulatur. Der Therapeut umgreift die Muskulatur und zieht sie während der Annäherung (Konkavität auf der unteren Seite) in Richtung Wirbelsäule (◻ Abb. 4.4b, d). Auf dem Rückweg schiebt er sie mit dem Daumenballen wieder von der Wirbelsäule weg (◻ Abb. 4.4c).

ℹ Praxis-Tipp

Wenn der Therapeut die Bewegung des Beckens mit Unterarm und eigenem Brustkorb steuert, kann er mit seiner rechten Hand auch gleichzeitig die mobilisierende Massage an der oben liegenden Muskulatur durchführen. Für eine intensive Behandlung beider Seiten empfiehlt es sich, den Patienten auf der anderen Seite zu lagern.

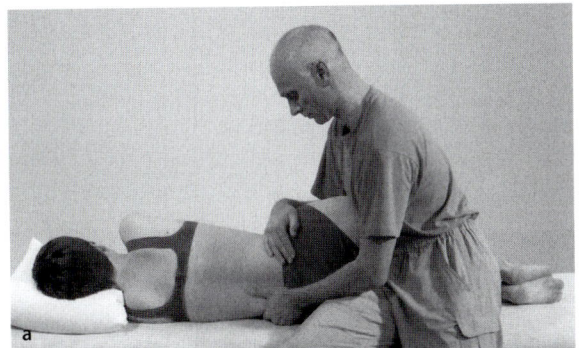
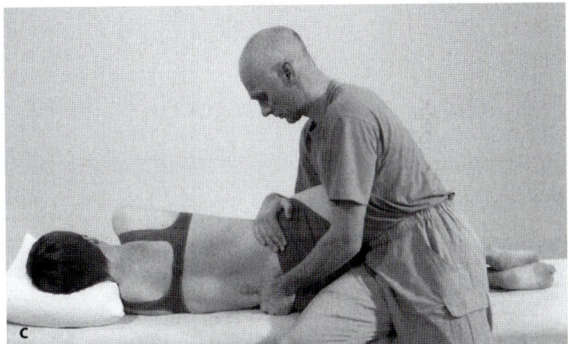
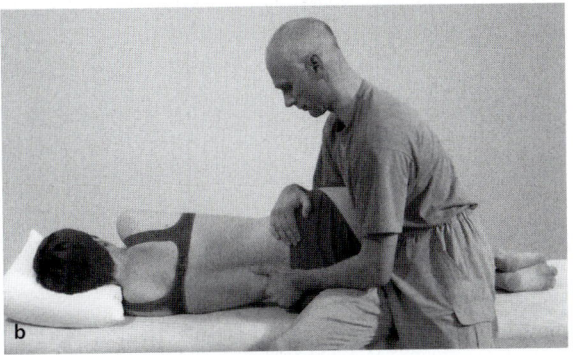
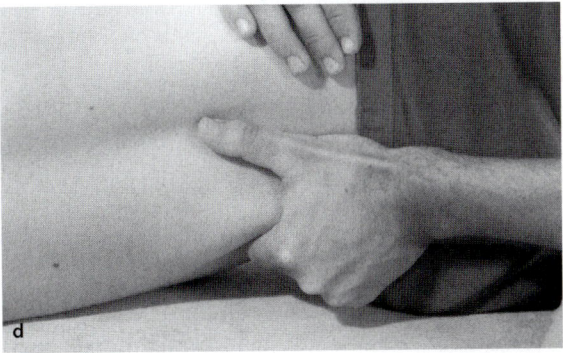

◻ **Abb. 4.4 a–d** Mobilisierende Massage der Lendenwirbelsäule in Lateralflexion aus der Seitlage. **a** Ausgangsstellung, **b** Annäherung, **c** Dehnung, **d** Annäherung Detail.

4

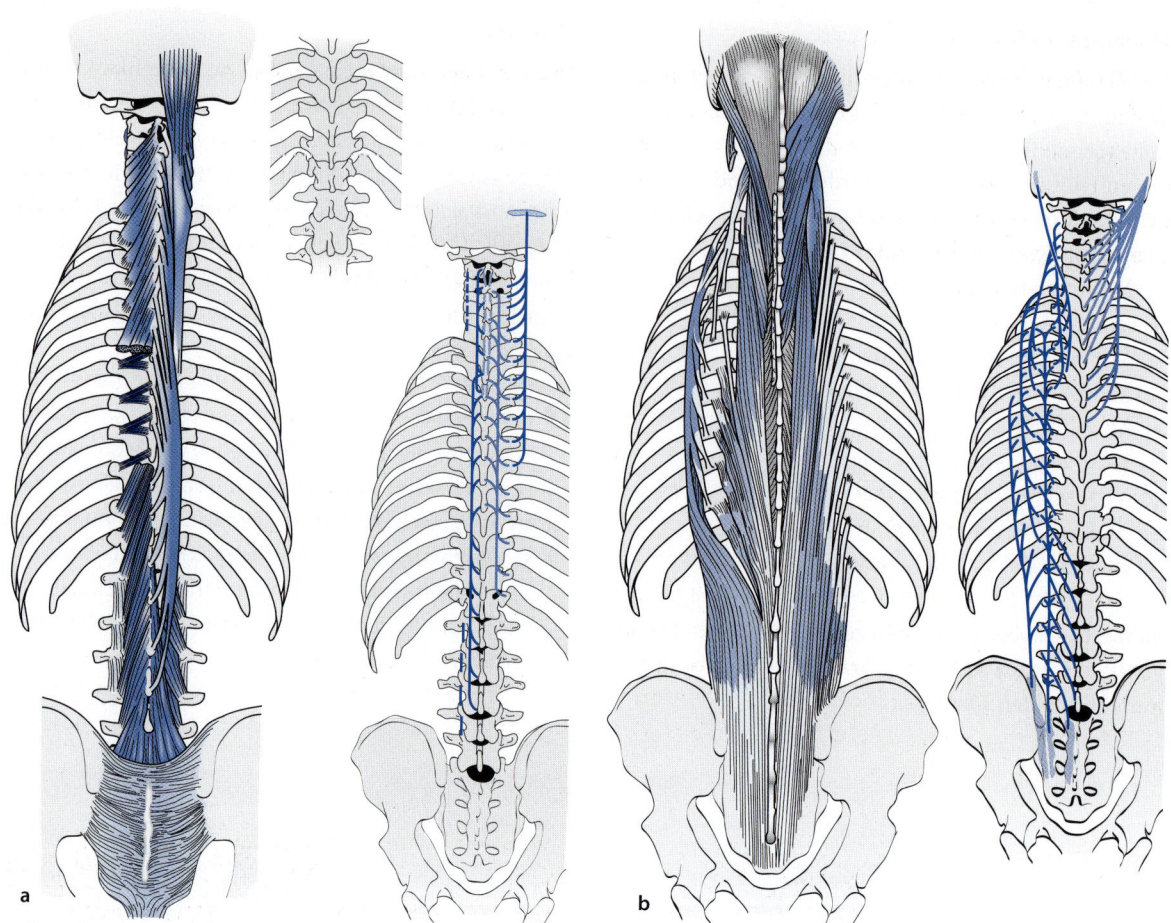

a   b

◻ Abb. 4.5 a,b. **a** M. erector spinae – medialer Trakt, **b** M. erector spinae – lateraler Trakt

Mobilisierende Massage aus der Bauchlage

Ausgangsstellung

In Bauchlage hängen die Füße des Patienten über das Ende der Bank hinaus, oder sie werden durch ein Kissen unter den oberen Sprunggelenken zur Verminderung der Plantarflexion unterlagert. Bei erhöhtem Spannungszustand der Lumbalmuskulatur oder verstärkter Lordosestellung wird der Bauch unterlagert.

Bewegungsablauf

Der Therapeut steht am Kopfende der Behandlungsbank und stützt seine Hände rechts und links am Becken des Patienten ab. Dadurch wird das Becken etwas extensorisch in den Hüftgelenken und flexorisch in der Lendenwirbelsäule bewegt und eine leichte Traktion auf die Lendenwirbelsäule ausgeübt (☐ Abb. 4.6a).

Der Patient leitet die Bewegung ein, indem er alternierend ein Bein zum Fußende schiebt. Durch wechselnden Druck auf den Beckenkamm nach kaudal unterstützt der Therapeut die Bewegung, lateralflexorisch in der Lendenwirbelsäule, abduktorisch/adduktorisch in den Hüftgelenken.

Massage

Der Therapeut greift paravertebral beidseits den M. erector trunci zwischen Daumen- und Kleinfingerballen und schiebt den in der Hohlhand liegenden Muskelbauch während der Bewegung auf der konvexen Seite nach lateral von der Wirbelsäule weg und zieht ihn auf der konkaven Seite nach medial zur Wirbelsäule hin (☐ Abb. 4.6b).

> 🛈 **Praxis-Tipp**
>
> — Um die Belastung für den Therapeuten möglichst gering zu halten, kann er sich mit den Oberschenkeln an der Behandlungsbank abstützen.
>
> — Durch die Abstützung am Becken des Patienten entlastet der Therapeut die eigene Rückenmuskulatur. Die so auf die Lendenwirbelsäule ausgeübte Traktion ist nicht zwingend.
>
> — Der Druck am Beckenkamm darf nicht nach ventral gerichtet sein. Dadurch würde eine Extensionsbewegung der Lendenwirbelsäule und eine Stauchung im lumbosakralen Übergang entstehen.

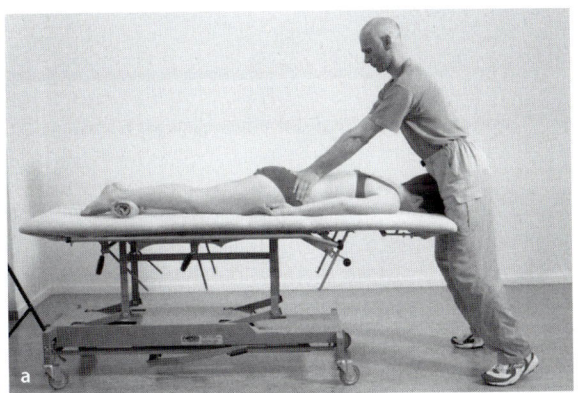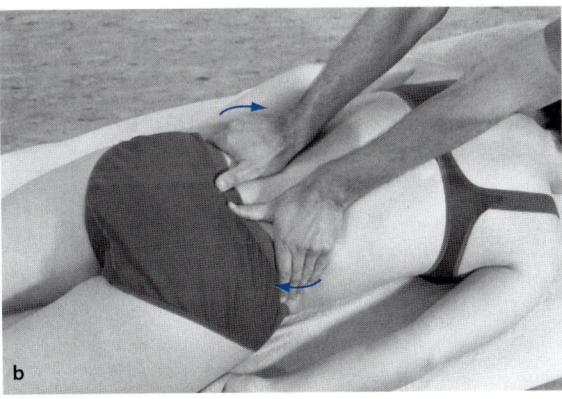

☐ **Abb. 4.6 a,b** Mobilisierende Massage der Lendenwirbelsäule in Lateralflexion aus der Bauchlage. **a** Ausgangsstellung, **b** Detail.

Variante

Für kleine Therapeuten und große Patienten ist die folgende Variante vorzuziehen:

Der Therapeut sitzt seitlich neben dem Patienten. Die Hände liegen übereinander auf der Lumbalmuskulatur der kontralateralen Seite. Auch hier nimmt der Patient das alternierende Wegschieben der Knie bzw. Fersen wahr, während der Therapeut mit seinen Unterarmen das Auseinanderbewegen von Brustkorb und Becken unterstützt. Gleichzeitig wird die Muskulatur in der Annäherungsstellung zur Wirbelsäule hingezogen und in der Dehnstellung von dieser wieder weggeschoben (◘ Abb. 4.7a).

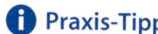
❶ Praxis-Tipp

Die Massage kann auch mit einer Hand durchgeführt werden, während die andere die Beckenbewegung unterstützt (◘ Abb. 4.7b).

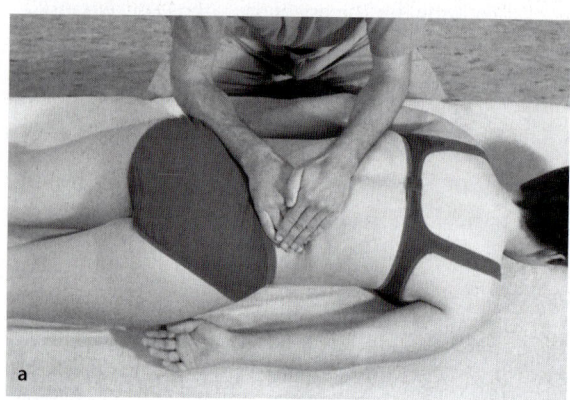
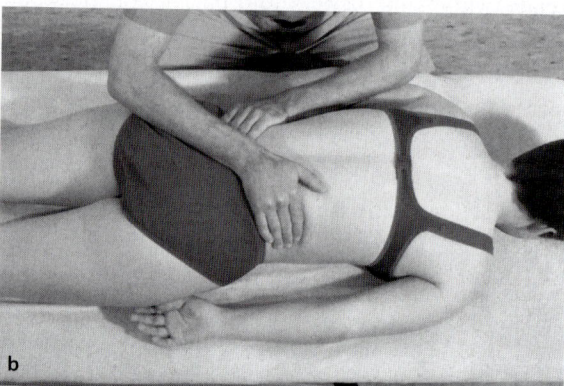

◘ **Abb. 4.7 a,b** Mobilisierende Massage der Lendenwirbelsäule in Lateralflexion aus der Bauchlage. Variante unilateral: **a** Massage mit beiden Händen, **b** Massage mit rechter Hand.

Feinmobilisation

Der Therapeut sitzt seitlich neben dem Patienten. Zwischen Daumen und Zeigefinger greift er die Dornfortsätze von zwei benachbarten Wirbeln eines bewegungseingeschränkten Segments und schiebt sie im Rhythmus der Bewegung (jeweils leicht aufklappend) nach lateral zur konvexen Seite hin (den kranialen Wirbel nach lateral/kranial, den kaudalen Wirbel nach lateral/kaudal) (■ Abb. 4.8a–e).

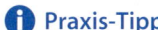

ℹ Praxis-Tipp

Soll speziell das Segment L5/S1 bewegt werden, umfasst der Therapeut mit einer Hand den Dornfortsatz L5 und legt die andere Hand auf das Sakrum mit den Fingerspitzen an der Basis und dem Handballen auf der Spitze. So kann der Therapeut die Drehbewegung des Sakrums im Sinne der Lateralflexion unterstützen und ggf. durch leichten Druck mit dem Handballen auf die Sakrumspitze den lumbosakralen Übergang etwas mehr flexorisch einstellen (■ Abb. 4.8f).

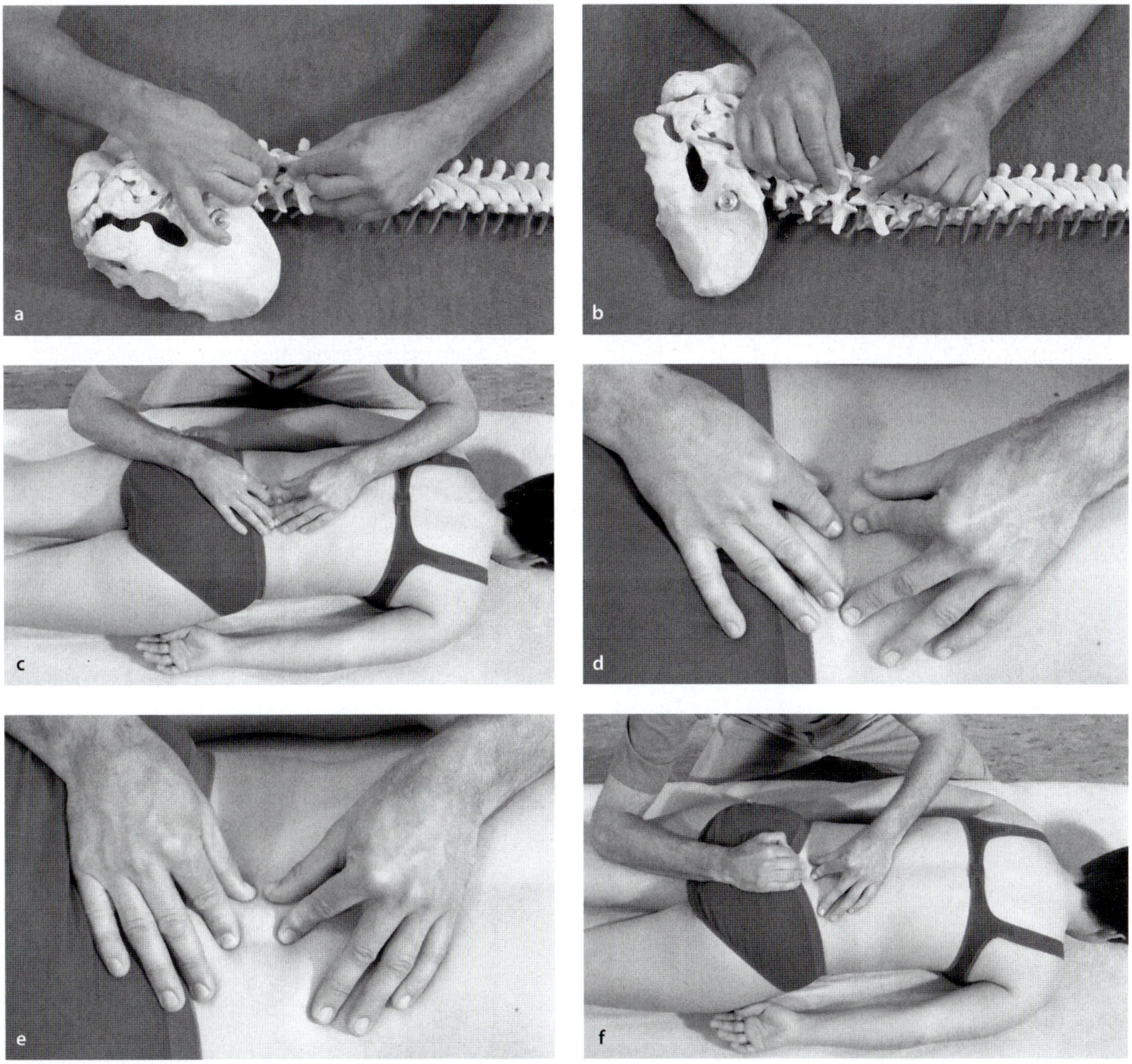

■ **Abb. 4.8 a–c** Feinmobilisation der Lendenwirbelsäule in Lateralflexion: linkskonvex. **d,e** rechtskonvex. **f** Feinmobilisation des Segments L5/S1.

4.2.2 Extension und Flexion in der Lendenwirbelsäule

Statische Abweichungen der Lendenwirbelsäule in der Sagittalebene sind häufig und gehen oft mit **Teilsteifig-keiten und Hypermobilitäten** einher. Davon sind meist auch die kaudalen Bewegungssegmente der Lenden-wirbelsäule betroffen. Um diesen Abschnitt besonders zu betonen, wird für die mobilisierende Massage und die Feinmobilisation die Bewegung vom Becken aus eingeleitet.

> ❗ Die Ausgangsstellung Seitlage garantiert die Hub-freiheit für die gewünschten Bewegungen.

Ausgangsstellung

In Seitlage sind die Körperabschnitte Becken, Brust-korb und Kopf in die Körperlängsachse eingeordnet, die Oberschenkel sind in den Hüftgelenken ca. 45°, die Kniegelenke ca. 90° flektiert. Der Therapeut sitzt oder steht hinter dem Patienten.

Bewegungsablauf

Zunächst wird die extensorische und flexorische Be-wegung des Beckens in der Lendenwirbelsäule und den Hüftgelenken geübt. Der Patient nimmt die Be-wegungsrichtung am Distanzpunkt Steißbeinspitze wahr (▶ Kap. 2, »Hubfreie Mobilisation«) und wird

aufgefordert, diese kleine Bewegung in Gang zu hal-ten. Während der **extensorischen Phase** werden **fol-gende Muskeln im Bereich der Lendenwirbelsäule angenähert:**

- M. iliocostalis lumborum,
- M. longissimus thoracis,
- Mm. intertransversarii lumborum,
- Mm. interspinales lumborum,
- Mm. multifidi und
- Mm. rotatores lumborum.

🛈 Praxis-Tipp

- Bei Teilsteifigkeiten wird zuerst das einge-schränkte Segment behandelt. Zur Wahrneh-mungsschulung wird ein Vier-Phasen-Prozedere angewandt, das ausführlich im Kapitel 4.3.1, »Extension und Flexion in der Brustwirbelsäule«, beschrieben ist.
- Die Druckrichtung speziell am lumbosakralen Übergang kann variieren. Maßgebend ist die Bewegungsrichtung des Dornfortsatzes L5. Sie kann neben der Richtung nach ventral auch eine Kranial- oder Kaudalkomponente beinhalten.
- Es ist darauf zu achten, dass der Patient während des flexorischen Gegendrucks weiteratmet.
- Der M. rectus abdominis kann zwar nicht völlig ausgeschaltet werden, aber der Patient soll trotz-dem versuchen, den Bauch loszulassen, damit die kostale Atmung einsetzen kann.

Massage

Der Therapeut fasst die paravertebrale Muskulatur der oberen Seite im lumbrikalen Griff zwischen Daumen und Zeige-/Mittelfinger und schiebt sie in der **Annäherungsphase** zusammen. Dabei bewegen die Daumen den medialen Teil des Muskelstranges zusätzlich walkend nach lateral, weg von den Dornfortsätzen (■ Abb. 4.9a,b).

In der **Dehnphase** werden die Muskeln leicht auseinander gezogen und durch die Zeige-/Mittelfinger wieder nach medial zur Wirbelsäule hin bewegt.

ⓘ Praxis-Tipp

— Das gleichzeitige Bearbeiten der oberen und unteren Seite ist weit weniger effektiv, da die Muskulatur nicht so deutlich gefasst werden kann.

— Die Ausführung der Technik beansprucht die Unterarm- und Handmuskulatur des Therapeuten. Um unökonomische Belastungen zu vermeiden, sollte der Therapeut einen Teil des Armgewichts an die Behandlungsbank und/oder den Rücken des Patienten abgeben.

Feinmobilisation

Der Therapeut umfasst jeweils mit Daumen- und Zeigefingerkuppe von lateral den Dornfortsatz von zwei benachbarten Wirbeln. Während der **extensorischen Bewegung** nähern sich die beiden Dornfortsätze an und gehen gleichzeitig etwas nach ventral. Diese Bewegungsrichtung verstärkt der Therapeut (■ Abb. 4.10). In der **flexorischen Phase** werden die Dornfortsätze auseinander gezogen.

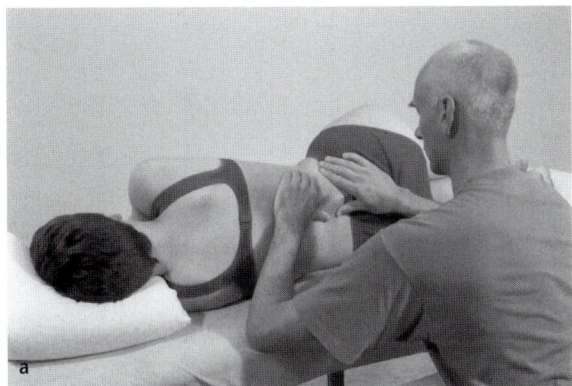

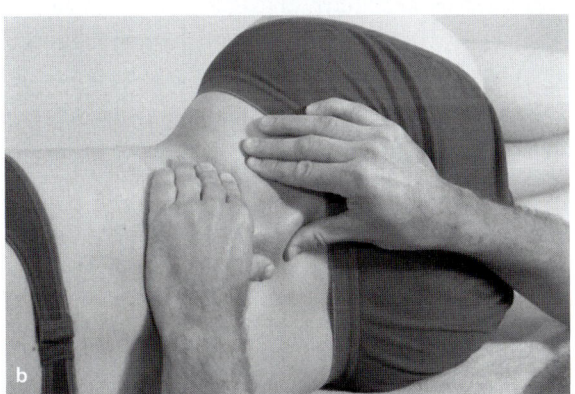

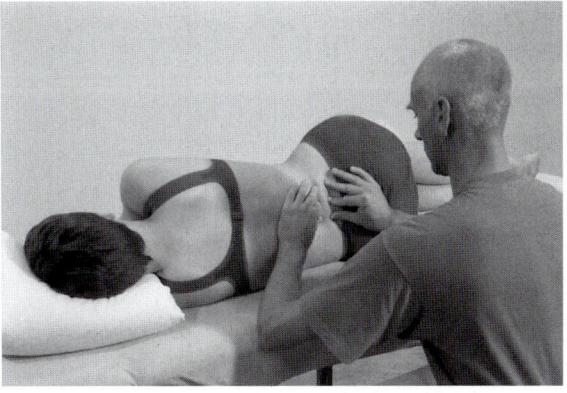

■ **Abb. 4.9 a,b** Mobilisierende Massage der Lendenwirbelsäule in Extension und Flexion: **a** Großaufnahme, **b** Detail.

■ **Abb. 4.10** Feinmobilisation der Lendenwirbelsäule in Extension und Flexion.

4

ⓘ Praxis-Tipp

Je nachdem, ob die untere Lendenwirbelsäule eher flexorisch eingestellt ist (Sitzkyphose) oder eine verstärkte Lordose aufweist, variiert die Ausführung der Technik:

- Bei einer flexorischen Einstellung der unteren Lendenwirbelsäule ist diese häufig hypomobil in die Extensionsrichtung mit kompensatorischer Hypermobilität der mittleren/oberen Lendenwirbelsäule. Die Behandlungstechnik eignet sich sehr gut für die Mobilisation des lumbosakralen Übergangs in die Extension. Der Einsatz der segmentalen extensorischen Muskulatur kann zusätzlich durch einen Widerstand in der Endstellung stimuliert werden, indem der Therapeut versucht, die Dornfortsätze auseinander zu ziehen (◨ Abb. 4.11a,b).

- Bei Patienten mit verstärkter Lordose in der unteren Lendenwirbelsäule (mit Hypermobilität oder Instabilität in Extensionsrichtung) werden die mehr stabilisatorisch ausgerichteten Teile der Technik angewandt. Der Widerstand des Therapeuten wird dabei in einer angepassten Mittelstellung gegeben (▶ Kap. 4.3.1, Feinmobilisation der Brustwirbelsäule).

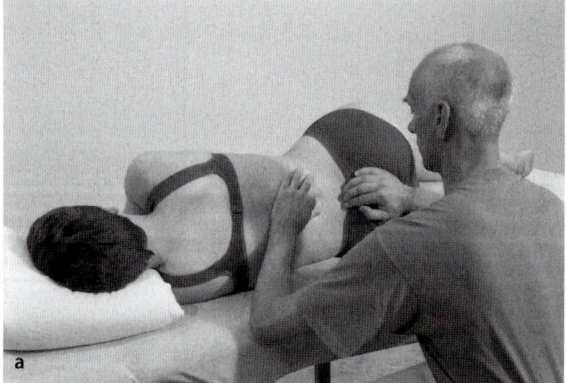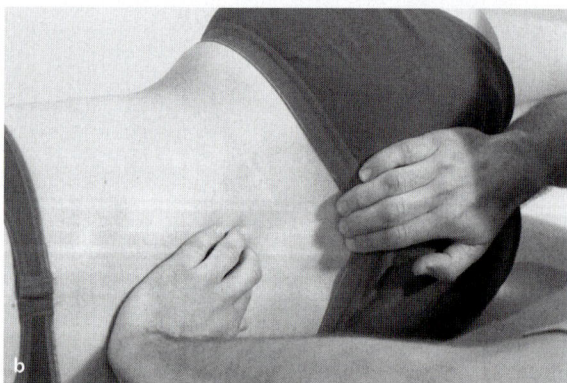

◨ **Abb. 4.11 a,b** Feinmobilisation der Lendenwirbelsäule in Extension und Flexion. **a** Widerstand zur Aktivierung der Extensoren, **b** Detail.

4.3   Bewegungsniveau Brustwirbelsäule

Der Körperabschnitt Brustkorb stellt das **stabilisierende Zentrum des Körpers bei Haltung und Bewegung** dar. Die von den Extremitäten eintreffenden Bewegungsimpulse werden hier koordiniert oder stabilisiert.

Teilsteifigkeiten und Fehlformen der Wirbelsäule sowie muskuläre Insuffizienzen der thorakalen Extensoren erschweren oder verhindern oft, dass die Nullstellung der Gelenke und damit eine ökonomische Ruhehaltung eingenommen werden kann.

> ⓘ Ohne dynamische Stabilisierung der Brustwirbelsäule werden Muskulatur und passive Strukturen inadäquat beansprucht (Klein-Vogelbach et al. 2000a).

Ziele der mobilisierenden Massage im Bewegungsniveau Brustwirbelsäule:

— Die Wahrnehmungsfähigkeit für hypomobile Abschnitte der Brustwirbelsäule soll verbessert werden,

— die Beweglichkeit und die Fähigkeit zur extensorischen dynamischen Stabilisierung der Brustwirbelsäule sollen gefördert werden, und

— die Koordination des antagonistischen Bewegungsverhaltens der Brustwirbelsäule zu den angrenzenden Körperabschnitten und den kostalen Atembewegungen soll verbessert werden.

ⓘ Praxis-Tipp

Die mobilisierende Massage des Bewegungsniveaus Schultergürtel/Brustkorb wird im Kapitel 4.5, »Schultergürtel«, beschrieben.

Ausgangsstellung

In Seitlage wird der oben liegende Arm auf einem Kissen gelagert. Dieses Kissen bietet gleichzeitig dem Bauch eine Stütze und erleichtert dadurch die kostale Ruheatmung.

4.3.1 Extension und Flexion in der Brustwirbelsäule

Mit der im Folgenden beschriebenen Technik kann sowohl die extensorische Muskulatur bearbeitet als auch die Beweglichkeit der Brustwirbelsäule in Extension verbessert werden.

Wahrnehmungsschulung für das Bewegen hypomobiler Abschnitte der BWS

Zu Beginn wird die Wahrnehmung des Patienten auf den hypomobilen Bereich gelenkt, da dieser häufig in seinem Bewusstsein »verloren gegangen« ist. Die Vorgehensweise wird in den nachfolgenden **vier Phasen** beschrieben.

1. Phase. Der Therapeut übt mit Daumen und Zeigefinger von dorsal einen axialen Druck rechtwinklig zur Beuge- und Streckachse eines Bewegungssegments aus. Der Druck wird entweder direkt auf einen Dornfortsatz oder in den Zwischenraum zwischen zwei benachbarten Dornfortsätzen gesetzt (◘ Abb. 4.12a–c). Der Patient erwidert den Druck durch einen Gegendruck, der die Brustwirbelsäule flexorisch einstellt (◘ Abb. 4.13a). Der Patient hält die Flexion, während er den Bauch loslässt. Dies führt zu einem spontanen Einsetzen der Ruheatmung.

❗ **Die flexorische Einstellung soll auf die Brustwirbelsäule begrenzt bleiben.**

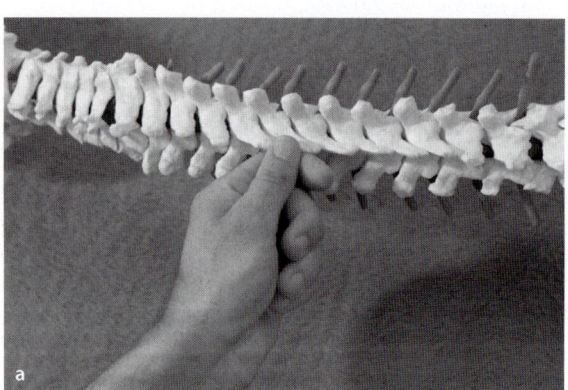

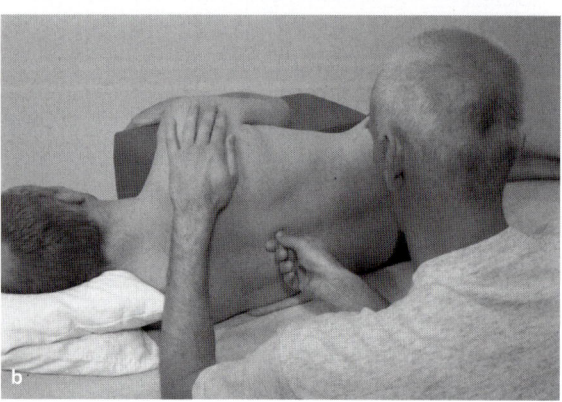

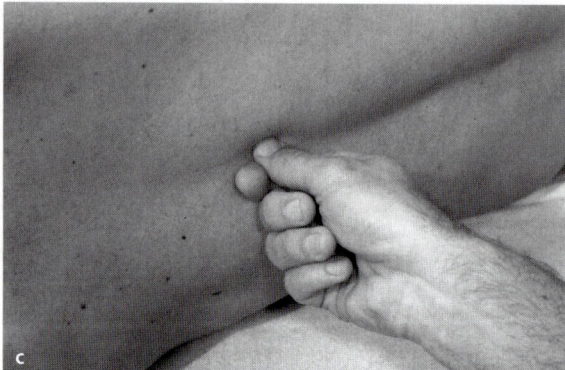

◘ **Abb. 4.12 a–c** Extension und Flexion in der Brustwirbelsäule: Griffhaltung beim axialen Druck.

2. Phase. Während der Therapeut den Patienten auffordert, seine flexorische Aktivität langsam aufzugeben, setzt er den Druck behutsam fort und unterstützt die extensorische Bewegung der Brustwirbelsäule bis zur Nullstellung (◘ Abb. 4.13b).

3. Phase. Der Patient wird aufgefordert, die Hautpartie, an der er den Druck der Therapeutenhand spürt, von dieser wegzubewegen. Dabei aktiviert der Patient die Extensoren der Brustwirbelsäule und bewegt, wenn möglich, über die Nullstellung hinaus. Die erreichte Endstellung wird vom Patienten einige Sekunden gehalten, ohne dass er die Atmung anhält.

4. Phase. Der Patient wird aufgefordert, alle Aktivitäten aufzugeben. Die Entspannungsphase ist beendet, wenn sich die normale Ruheatmung wieder eingestellt hat. Dies kann bis zu 30 Sekunden dauern.

In allen Phasen hält der Therapeut mit einer Hand den Brustkorb des Patienten in der Seitlage, in der 4. Phase sogar mit beiden Händen. Er gibt evtl. mit dem Ellbogen eine zusätzliche Unterstützung am Becken. Zusammen mit dem Kissen vor dem Bauch wird dem Patienten die muskuläre Entspannung erleichtert.

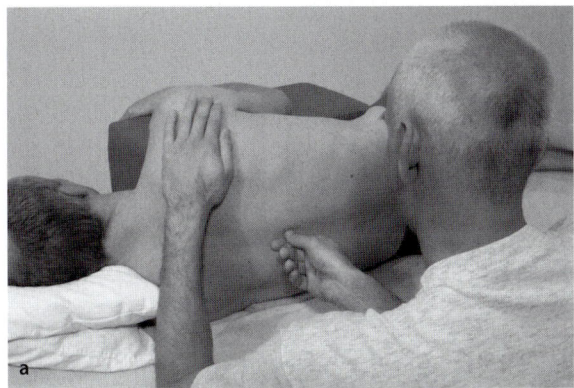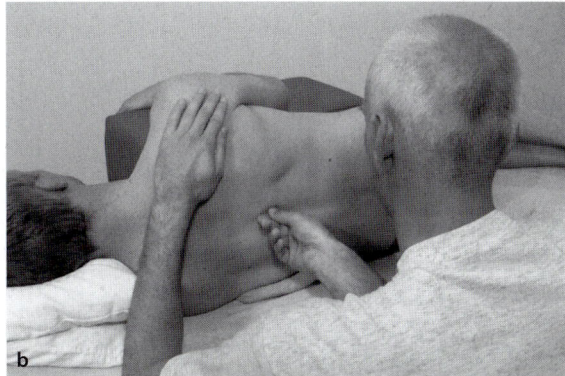

◘ **Abb. 4.13 a,b** Extension und Flexion in der Brustwirbelsäule: **a** Brustwirbelsäule stellt sich flexorisch ein, **b** Brustwirbelsäule stellt sich extensorisch ein.

Bewegungsablauf

Der beschriebene Vorgang wird etwa dreimal wiederholt. Dann bewegt der Patient mit Unterstützung des Therapeuten din Wirbelsäulenabschnitt alternierend nach ventral und dorsal, extensorisch und flexorisch durch Drehpunktverschiebung. Dabei werden **folgende Muskeln** abwechselnd **angenähert und gedehnt (☐ Abb. 4.14a, b):**

— die vorwiegend extensorisch wirkenden Anteile der autochthonen Rückenmuskulatur.

Der **Patient** darf den Kontakt mit der Hand des Therapeuten an der Berührungsstelle keinesfalls aufgeben, d. h., er muss einerseits dem Druck extensorisch nachgeben, andererseits der zurückweichenden Therapeutenhand flexorisch folgen. Können die Bewegungen vom Patienten ohne Krafteinsatz übernommen werden, beginnt der Therapeut mit der mobilisierenden Massage der Extensoren.

ⓘ **Praxis-Tipp**

Der Druck setzt im Zentrum der Bewegungseinschränkung ein. Zeigt die Brustwirbelsäule eine deutliche Kyphosierung, so ist die Richtung des Druckes

— an der mittleren Brustwirbelsäule nach ventral,
— an der unteren Brustwirbelsäule nach ventral/kranial und
— an der oberen Brustwirbelsäule (z. B. C7/TH1) nach ventral/kaudal. Ein gleichzeitiger Kontakt ventral an der Incisura jugularis erleichtert dem Patienten die Wahrnehmung der gewünschten Bewegungsrichtung.

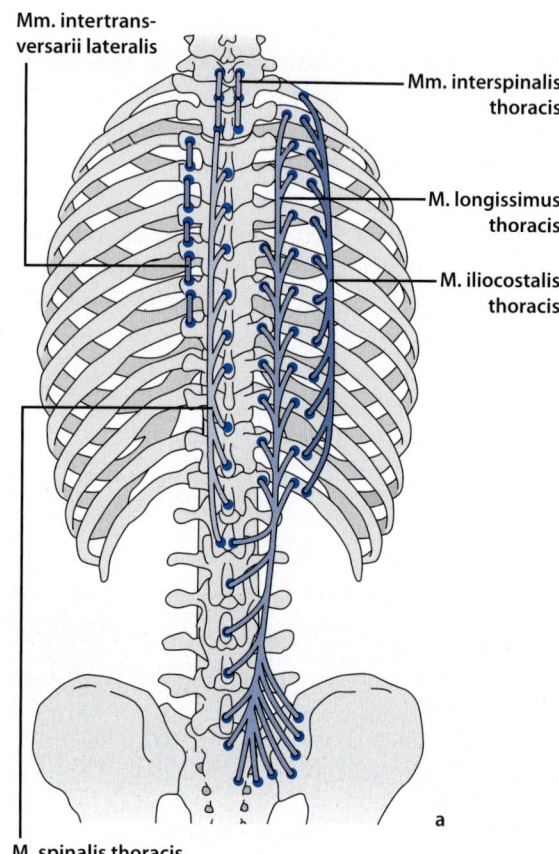

☐ **Abb. 4.14 a,b** M. erector spinae der BWS, medialer und lateraler Trakt

Massage

Die Hände liegen mit leichter lumbrikaler Aktivierung flächig am M. erector trunci der oben liegenden Seite. Die paravertebral gelegene Muskulatur wird in die Hohlhand gezogen und in der **extensorischen Phase** walkend zusammengeschoben (◘ Abb. 4.15a). Das Ausmaß der Extension nimmt zu, und die extensorische Muskulatur wird gelockert. In der **flexorischen Phase** unterstützen die auseinander ziehenden Hände die Dehnung der Muskulatur (◘ Abb. 4.15b).

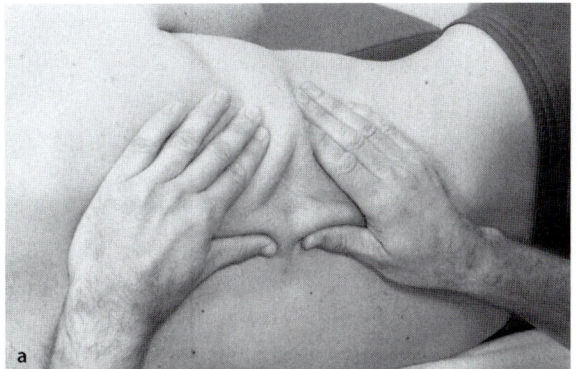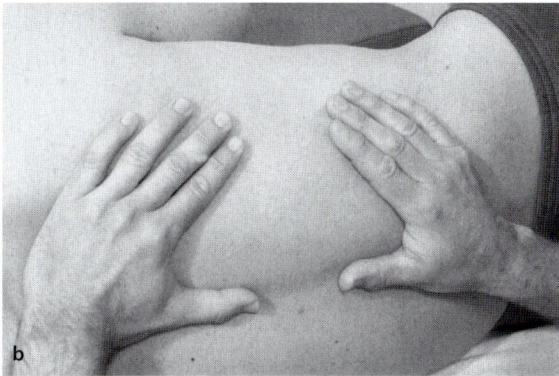

◘ **Abb. 4.15 a,b** Mobilisierende Massage der Brustwirbelsäule in Extension und Flexion: **a** Annäherung, **b** Dehnung.

Feinmobilisation

Um die mobilisierende Wirkung zu betonen, kann der Therapeut mit Daumen und Zeigefinger anstelle der Muskulatur zwei Dornfortsätze fassen und diese in der extensorischen Phase zusammenschieben und gleichzeitig die Drehpunktverschiebung nach vorn manipulieren. Dies kann an zwei benachbarten Wirbeln oder mit einem freien Wirbel dazwischen durchgeführt werden (◘ Abb. 4.16a,b).

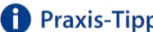 **Praxis-Tipp**

Um die Belastung der Unterarm- und Handmuskulatur zu reduzieren, kann der Therapeut einen Teil seines Armgewichtes an die Behandlungsbank und den Rücken des Patienten abgeben.

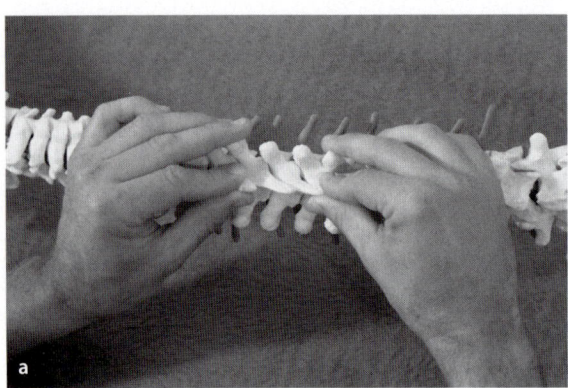 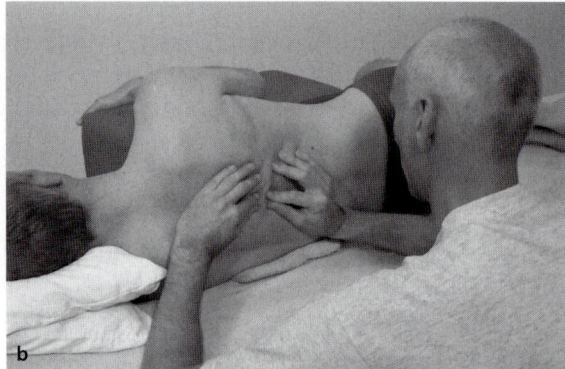

◘ **Abb. 4.16 a,b** Feinmobilisation der Brustwirbelsäule in Extension und Flexion.

4.3.2 Rotation der Brustwirbelsäule

!> **Die Rotation zwischen Brustkorb und Becken findet im Niveau untere Brustwirbelsäule (in der hypothetischen Norm zwischen Th8 und Th11) statt.**

Bei einer **destabilisierten Brustwirbelsäule** ist die Rotation des Brustkorbs um die Körperlängsachse gestört oder sogar unmöglich, wodurch u. a. Gelenke und Bandscheiben vermehrt belastet werden.

Ein direkter Zugriff auf die Rotatoren der Wirbelsäule ist nicht möglich, da diese zum medialen Trakt der autochthonen Rückenmuskulatur gehören und verdeckt in der Tiefe liegen. Durch die **Bearbeitung der oberflächlichen Weichteilstrukturen** während der Rotationsbewegung wird die Wahrnehmung des Patienten auf diesen Bereich gelenkt.

Mit der mobilisierenden Massage kann entweder der **gesamte Rotationsbereich** bearbeitet werden oder durch eine mehr segmentspezifische Bewegung **ein bestimmtes Rotationsniveau** betont werden. Hartnäckige Steifigkeiten können mit Hilfe der **spezifischen Feinmobilisation** behandelt werden, bei der der Therapeut die Rotationsbewegung direkt an zwei benachbarten Dornfortsätzen manipuliert.

Ausgangsstellung

In Seitlage sind die Hüft- und Kniegelenke annähernd 90° flektiert, sodass die Nullstellung der Wirbelsäule noch erhalten bleibt.

Bewegungsablauf

Als Bewegung wird die **Rotation des Beckens in der Brustwirbelsäule** gewählt. Für eine axiale Rotation müssen beide Beine gegenläufig bewegt werden. Der Patient wird aufgefordert, alternierend das obere Knie nach hinten und vorn und gleichzeitig das unten liegende Knie in die Gegenrichtung zu bewegen. Dabei bewegt sich das Becken rotatorisch in der unteren Brustwirbelsäule und transversalabduktorisch/-adduktorisch in den Hüftgelenken.

Wenn sich das Becken nach hinten dreht, werden **folgende Muskeln angenähert** und auf dem Rückweg in eine Dehnstellung gebracht:
– die schrägen Bauchmuskeln und
– die rotatorisch wirkenden autochthonen Rückenmuskeln, vor allem die Mm. multifidii und die Mm. rotatores der oben liegenden Seite.

Sobald sich diese alternierende Bewegung eingespielt hat, soll der Patient sie allein ohne jede Anstrengung durchführen.

i> **Praxis-Tipp**
– Die Bewegung des unten liegenden Beines ist in der Seitlage durch das Gewicht des anderen Beines und durch den Reibungswiderstand auf der Behandlungsbank deutlich erschwert. Aus didaktischen Gründen empfiehlt es sich, die Wahrnehmung des Patienten hauptsächlich auf die Bewegung des unteren Beines zu lenken, da die Gegensteuerung des anderen Beines automatisch erfolgt. Damit der Reibungswiderstand nicht zu stark wirkt, muss die Bewegung sehr klein gehalten und das Bein auf einer rutschigen Unterlage gelagert werden.
– Der Patient kann auch so gelagert werden, dass seine Knie einen Berührungskontakt an einer Wand haben und er abwechselnd den Druck gegen die Wand verstärkt und vermindert. Oder der Therapeut kann einen leichten Führungswiderstand dorsal in der Kniekehle für die Rückbewegung und ventral am Knie für die Vorwärtsbewegung geben.

4

Massage

Der Therapeut sitzt hinter dem Patienten und fixiert mit einer Hand den Brustkorb des Patienten, um eine weiterlaufende Bewegung des Beckens auf den Brustkorb zu verhindern. Mit der anderen Hand fasst er paravertebral die Muskulatur der oben liegenden Seite und zieht diese in seine Hohlhand hinein. Bewegt sich die oben liegende Beckenseite nach hinten, zieht der Therapeut die Muskulatur und das oberflächliche Gewebe nach medial zur Wirbelsäule hin und bearbeitet die Muskulatur in der **Annäherungsstellung** (◘ Abb. 4.17a). Auf dem Rückweg schiebt der Therapeut mit seinem Daumenballen die Muskulatur nach lateral, weg von der Wirbelsäule (Bearbeitung der Muskeln in der **Dehnstellung**).

Für eine eher **segmentspezifische Ausführung** der mobilisierenden Massage fixiert der Therapeut einen Dornfortsatz zwischen Daumen und Zeigefinger, während die andere Hand, wie oben beschrieben, die Massage kaudal des fixierten Segmentes durchführt (◘ Abb. 4.17b,c). Auf diese Weise kann der Therapeut das Rotationsniveau je nach Bedarf nach kranial oder kaudal verändern.

> 🛈 Je weiter die Fixation nach kranial verschoben wird, umso größer werden die Bewegungen des Beckens.

> ℹ **Praxis-Tipp**
>
> Mit Unterarm und Ellbogen der massierenden Hand kann der Therapeut einen Führungswiderstand für die Beckenbewegung geben bzw. diese auf dem Rückweg unterstützen.

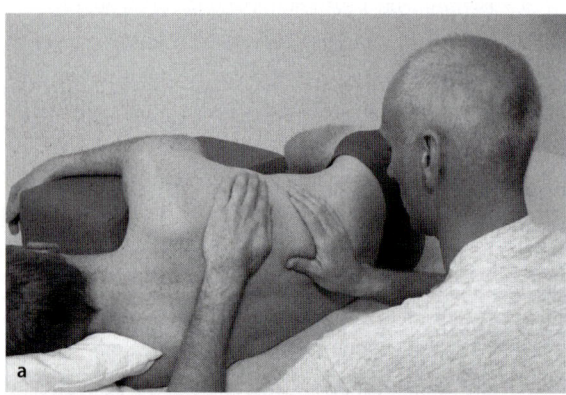

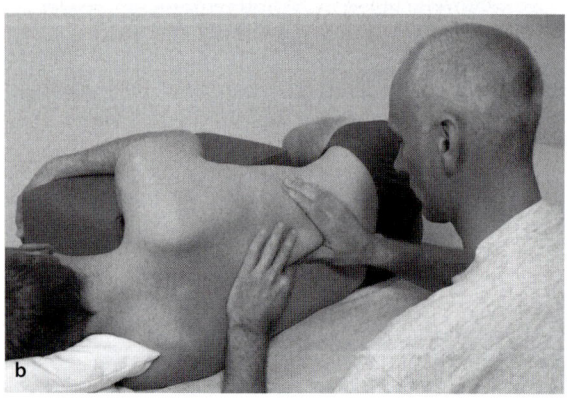

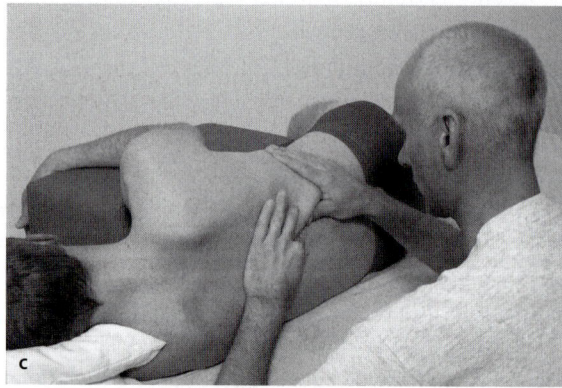

◘ **Abb. 4.17 a–c** Mobilisierende Massage der Brustwirbelsäule in Rotation: **a** unspezifisch, **b** segmentspezifisch in Annäherung, **c** segmentspezifisch in Dehnung.

Feinmobilisation

Zur Mobilisation eines Bewegungssegments fasst der Therapeut zwei benachbarte Dornfortsätze zwischen Daumen und Zeigefinger. Während der **kraniale Dornfortsatz** fixiert wird, verschiebt der Therapeut während der Beckenbewegung den **kaudalen Dornfortsatz** im Sinne der Drehbewegung nach links/rechts lateral (■ Abb. 4.18a).

Statt den kranialen Dornfortsatz zu fixieren, kann der Therapeut diesen auch im Sinne einer **Gegenbewegung** manipulierend bewegen, indem der Brustkorb in die Gegenrichtung gedreht wird (■ Abb. 4.18b,c). Der Anspruch an die Koordination des Patienten ist dabei sehr hoch, da diese Gegenbewegung von ihm bewusst gesteuert werden soll. Die Bewegung kann **in mehreren Schritten erlernt werden**:

1. Schritt: Brustkorb und Becken werden gegenläufig bewegt.

2. Schritt: Es werden isometrische oder auch dynamisch konzentrische Widerstände gegeben, um die Rotatoren zu aktivieren.

3. Schritt: Der Therapeut fasst zwei benachbarte Dornfortsätze und gibt an diesen den Widerstand, alternierend in beide Rotationsrichtungen. Der Patient muss die gegenläufige Bewegung von Becken und Brustkorb verhindern.

Sobald diese Aktivität vom Patienten wahrgenommen wird, lässt er die Bewegung zu, und der Therapeut manipuliert an den Dornfortsätzen die segmentspezifische Rotation.

ⓘ Praxis-Tipp

Als taktile Hilfe können Daumenballen und Kleinfingerkante an Brustkorb und Becken einen zusätzlichen Bewegungsstimulus ausüben.

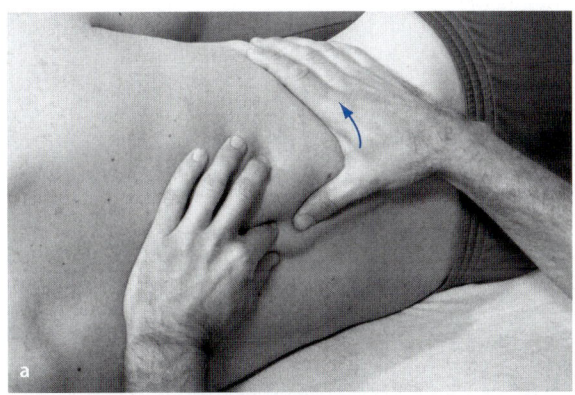

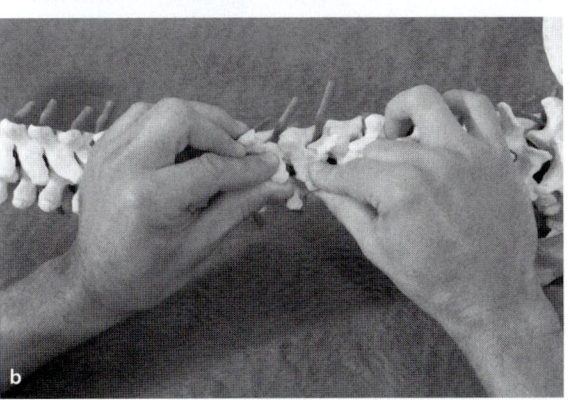

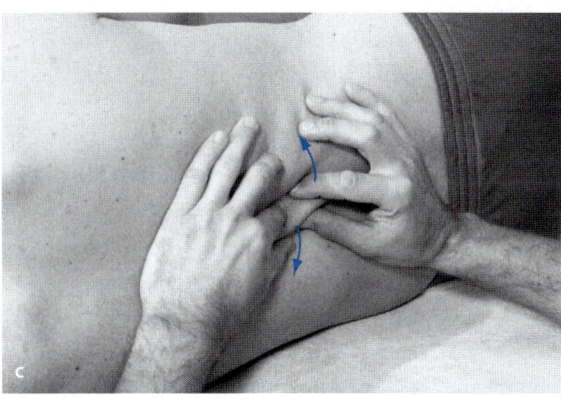

■ **Abb. 4.18 a–c** Feinmobilisation der Brustwirbelsäule in Rotation: **a** mit Fixation kranial, **b,c** mit Gegenrotation.

4.3.3 Brustwirbelsäule – Rippen

Die **Atmung** wird häufig durch Bewegungen oder Aktivitäten gestört, weil bei anstrengenden bzw. koordinativ schwierigen Bewegungen die Luft angehalten wird. Oft wird auch die Einatmung an Bewegungen gekoppelt, die den Brustraum vergrößern, und die Ausatmung an solche, die den Brustraum verkleinern. Die **inspiratorischen Atembewegungen der Kostovertebralgelenke** müssen in der Brustwirbelsäule flexorisch und die **exspiratorischen Atembewegungen** extensorisch begrenzt werden. Wenn diese Begrenzung nicht stattfindet, entsteht eine **funktionelle Fehlatmung** mit nur geringen oder keinen Bewegungen in den Kostovertebralgelenken und in den Interkostalräumen und nur einer geringen Zunahme des Brustkorbvolumens (Klein-Vogelbach et al. 2000a).

Man unterscheidet
- Techniken zur Vergrößerung und Verkleinerung der Interkostalräume und
- Mobilisationstechniken der Kostovertebral- bzw. Kostotransversalgelenke.

Bewegungsablauf

Um Bewegungsstörungen in den Rippenwirbelgelenken zu beheben, nutzt der Therapeut die inspiratorischen und exspiratorischen kostalen Atembewegungen und unterstützt sie. Gleichzeitig werden die **Gegenbewegungen in der Brustwirbelsäule** manipuliert:
- Während der **Inspiration** werden die gleichseitige (konkave) Lateralflexion, die gleichseitige Rückdrehung des Beckens und die Flexion in der Brustwirbelsäule manipuliert.
- Während der **Exspiration** werden die gegenseitige (konkave) Lateralflexion, die gleichseitige Vordrehung des Beckens und die Extension der Brustwirbelsäule von kranial manipuliert.

Vergrößerung und Verkleinerung eines Interkostalraumes
Ausgangsstellung

Der Therapeut sitzt oder steht hinter dem Patienten an der Behandlungsbank und palpiert den zu mobilisierenden Interkostalraum. Er nimmt die Richtung wahr, in die sich die Rippen inspiratorisch und exspiratorisch bewegen. Mit der Ulnarkante seiner rechten Hand fixiert er die kaudale Rippe. Brustkorb und Ellbogen des Therapeuten haben Kontakt mit dem Becken des Patienten. Die linke Hand liegt flächig auf der oben liegenden Brustkorbseite und spürt die Richtung der Rippenbewegungen.

Feinmobilisation für die Inspiration

Der Patient atmet zunächst einige Male ruhig ein und aus. Am Ende der Einatmung fordert der Therapeut den Patienten auf, weiter einzuatmen und unterstützt manipulierend die Bewegung der Rippen nach lateral, kranial und ventral. Gleichzeitig hält die rechte Hand des Therapeuten die fixierte Rippe kaudal (Abb. 4.19a).

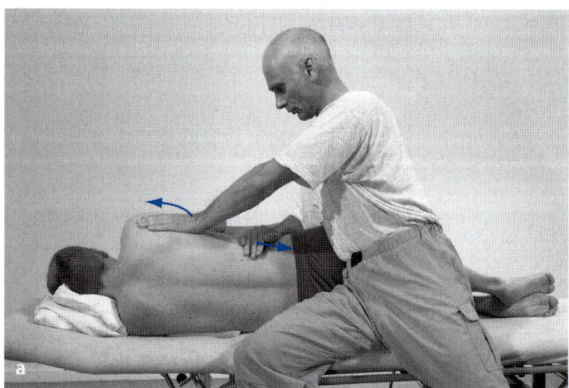

 Abb. 4.19 a,b Feinmobilisation interkostal: **a** Inspiration,

Mögliche weiterlaufende Effekte auf die Brustwirbelsäule unterbindet der Therapeut, indem er

- mit seinem Ellbogen das Becken leicht nach hinten dreht (rotatorisch in der unteren Brustwirbelsäule),
- mit seinem eigenen Brustkorb/Becken die oben liegende Beckenseite des Patienten nach kranial schiebt (lateralflexorisch in der Lendenwirbelsäule/Brustwirbelsäule), oder
- mit seiner linken Hand neben der unterstützenden Rippenbewegung eine leichte Drehung veranlasst (flexorisch in der oberen Brustwirbelsäule).

Feinmobilisation für die Exspiration

Liegt im gleichen Interkostalraum eine Exspirationsstörung vor, geht der Therapeut folgendermaßen vor:

Am Ende der normalen Ausatmung wird der Patient aufgefordert, weiter auszuatmen. Dabei unterstützt der Therapeut manipulierend die Bewegung der kranial gelegenen Rippen nach dorsal/kaudal, während er gleichzeitig die kaudale Rippe nach kranial schiebt (◘ Abb. 4.19b).

ⓘ Praxis-Tipp

Wenn nicht nur in einem bestimmten Interkostalraum mobilisiert werden soll, kann auf die Fixation einer Rippe verzichtet werden. Der Therapeut verhindert die weiterlaufende Bewegung auf die Brustwirbelsäule, indem er das Becken, wie oben beschrieben, bewegt.

Variante

Die Vergrößerung und Verkleinerung eines Interkostalraumes kann auch **mit Hilfe der Schultergürtel-/Armbewegung** durchgeführt werden. Der Therapeut steht am Kopfende des Patienten und führt dessen oben liegenden Arm so weit in Abduktion/Elevation, bis die Bewegung weiterlaufend den entsprechenden Interkostalraum erreicht. Die kaudale Rippe wird mit der anderen Hand (entweder mit der Daumen-Zeigefinger-Gabel oder mit der Kleinfingerkante) durch einen nach kaudal/medial/dorsal gerichteten Druck fixiert.

Am Ende der normalen Einatmung wird der Patient aufgefordert, weiter einzuatmen und gleichzeitig seinen Arm nach kranial herauszuschieben. Auf diese Weise wird der Interkostalraum kranial der fixierten Rippe vergrößert (◘ Abb. 4.20).

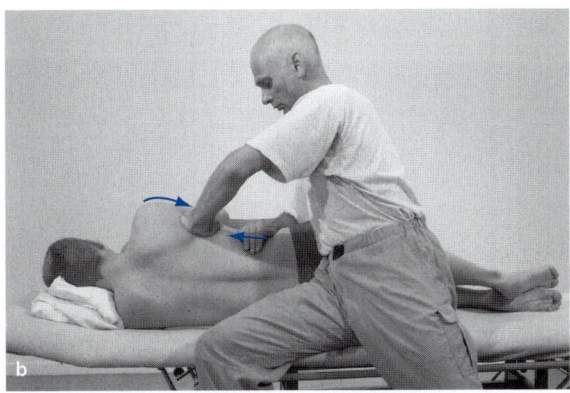

b Exspiration

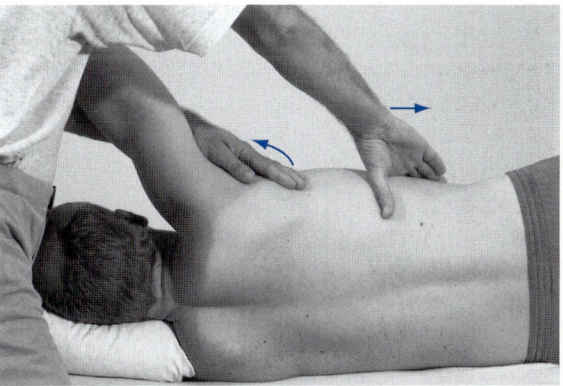

◘ **Abb. 4.20** Variante der Feinmobilisation interkostal: Inspiration mit Armbewegung.

Mobilisation der Kostovertebral- bzw. Kostotransversalgelenke

Feinmobilisation der Gelenke für die Inspiration

Wenn die Rippenwirbelgelenke in ihrer Beweglichkeit eingeschränkt sind, kommt es bei verstärkter Inspiration weiterlaufend zu einer **Lateralflexion der Brustwirbelsäule**. Der Therapeut ertastet die Dornfortsätze der Wirbel, die mit den unbeweglichen Rippen (Interkostalräumen) artikulieren. Mit den Fingerkuppen der drei mittleren Finger hakt er sich von oben an diese Dornfortsätze. Die andere Hand liegt, wie oben beschrieben, seitlich auf dem Brustkorb und nimmt die Richtung der Rippenbewegung während der Ein- und Ausatmung wahr. Nach einigen Atembewegungen wird der Patient aufgefordert, nach erfolgter Ruheeinatmung weiter einzuatmen. Der Therapeut manipuliert die **verstärkte inspiratorische Rippenbewegung** und verhindert gleichzeitig mit der anderen Hand die weiterlaufende gleichseitige konvexe Lateralflexion der Brustwirbelsäule, indem er die Dornfortsätze nach unten zieht (◘ Abb. 4.21a).

Feinmobilisation der Gelenke für die Exspiration

Während der Patient langsam die Luft durch die Nase ausatmet, spürt der Therapeut die Bewegungen der Rippen. Dann erfolgt der Auftrag, weiter durch die Nase auszuatmen, und der Therapeut manipuliert die **verstärkte exspiratorische Rippenbewegung**. Die Fixationshand liegt mit der Zeigefingerkante von unten an den Dornfortsätzen. Sie verhindert die weiterlaufende gleichseitige konkave Lateralflexion der Brustwirbelsäule, indem sie die Dornfortsätze nach oben drückt (◘ Abb. 4.21b). Am Ende der aktiven Ausatmung soll die erreichte Stellung weiter gehalten werden, bis der Patient erneut einatmen muss.

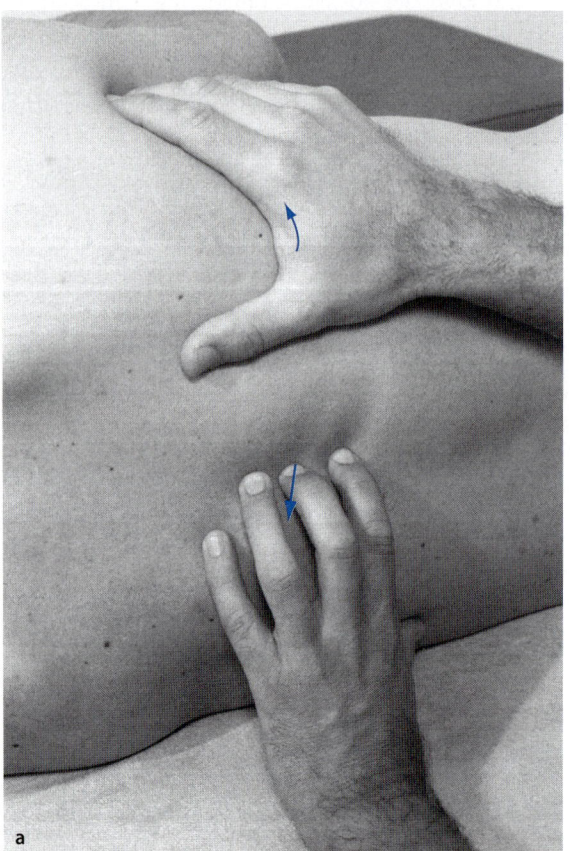 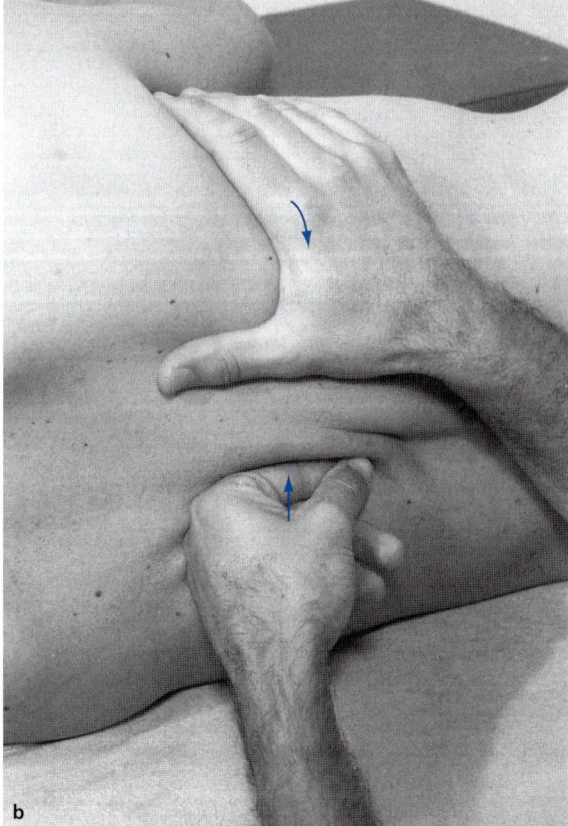

◘ **Abb. 4.21 a** Feinmobilisation der Rippenwirbelgelenke: **a** Inspiration, **b** Exspiration

ⓘ Praxis-Tipp

- Tritt bei der Ausführung der Techniken eine unerwünschte weiterlaufende Rotation des Beckens in der unteren Brustwirbelsäule auf, so muss diese begrenzt werden. Bei der Inspirationstechnik dreht der Patient die oben liegende Beckenseite nach dorsal, bei der Exspirationstechnik schiebt er sein oben liegendes Knie nach ventral.
- Die Techniken zur Rippenmobilisation können grundsätzlich in allen Rippenwirbelgelenken durchgeführt werden.
- Je nach Segment und Brustkorbform unterscheiden sich die Bewegungsrichtungen der Rippen. Die unteren Rippen bewegen sich nach lateral/kranial, die oberen nach ventral/kranial.
- Um Hyperventilation zu vermeiden, müssen genügend lange Atempausen eingeschaltet werden.
- Die Fixation der Dornfortsätze erfordert Kraft. Damit der Druck nicht unangenehm wird, soll er nur im Moment der verstärkten Atmung einsetzen.
- Bei der Rippenmobilisation in Exspiration kann der Therapeut zur besseren Palpation der Dornfortsätze auch vor dem Patienten stehen.

4.4 Bewegungsniveau Halswirbelsäule

❶ Der Kopf als Ort der Sinnesorgane Nase, Ohren und Augen benötigt eine große Mobilität, um die Umwelt ausgiebig wahrnehmen zu können. Daraus resultieren die verhältnismäßig großen Bewegungsmöglichkeiten in der Halswirbelsäule, aber auch ihre Störanfälligkeit.

Haltungsabweichungen in kaudaleren Bewegungsniveaus werden häufig in der Halswirbelsäule im Sinne von Gleichgewichtsreaktionen ausgeglichen. Durch die veränderte Statik entstehen vermehrte Belastungen von Muskulatur und Gelenken. Häufig auftretende **Abweichungen in der Beweglichkeit** sind

- Teilsteifigkeiten des zervikothorakalen Übergangs, vor allem in die Extensionsrichtung (Nackenkyphose),
- Hypermobilitäten der mittleren Halswirbelsäule, die wiederum sekundär Blockierungen einzelner Segmente verursachen können, und
- Fehlstellungen der Kopfgelenke.

Mit der mobilisierenden Massage wird in erster Linie die dorsal und lateral der Halswirbelsäule gelegene **autochthone Rückenmuskulatur** (❏ Abb. 4.22a–c) behandelt. Dabei müssen die unterschiedlichen Funktionen innerhalb der einzelnen Muskelschichten berücksichtigt werden. Darüber hinaus können auch die oberflächlich gelegenen **Mm. scaleni** und der **M. sternocleidomastoideus** (❏ Abb. 4.22d,e) bearbeitet werden.

Um die Belastungen vor allem auf die Weichteilstrukturen (in Form von maximaler Dehnung) gering zu halten, beginnt man mit **Translationsbewegungen** sowie **Traktions- und Kompressionstechniken**. Die Translationsbewegungen ermöglichen häufig spontan eine bessere Einstellung der einzelnen Bewegungssegmente und erleichtern die anschließende Ausführung der Bewegungen in die Lateralflexion, Rotation sowie Extension/Flexion.

Ziele der mobilisierenden Massage im Bewegungsniveau Halswirbelsäule:

- Der Patient soll seine Wahrnehmung für das differenzierte Bewegungsverhalten der Halswirbelsäule verbessern,

— die Mobilität und Stabilität der Halswirbelsäule können verbessert und damit die Einordnung des Körperabschnitts Kopf in die Körperlängsachse ermöglicht werden, und

— die Koordination von Bewegungen und Aktivitäten der Halswirbelsäule mit dem angrenzenden Körperabschnitt Brustkorb und dem muskulär mit ihr verbundenen Schultergürtel soll verbessert werden.

ⓘ Praxis-Tipp

Die mobilisierende Massage der Schulter-Nacken-Muskulatur wird im Kapitel 4.5, »Schultergürtel«, beschrieben.

Ausgangsstellung

Der Patient liegt in Rückenlage auf einer Behandlungsbank. Je nach Behandlungstechnik ist der Kopf auf der Bank oder auf den Oberschenkeln des Therapeuten abgelegt. Ein Kissen unter dem Kopf erleichtert es dem Patienten, das Kopfgewicht an den Therapeuten abzugeben und störende Halteaktivitäten auszuschalten.

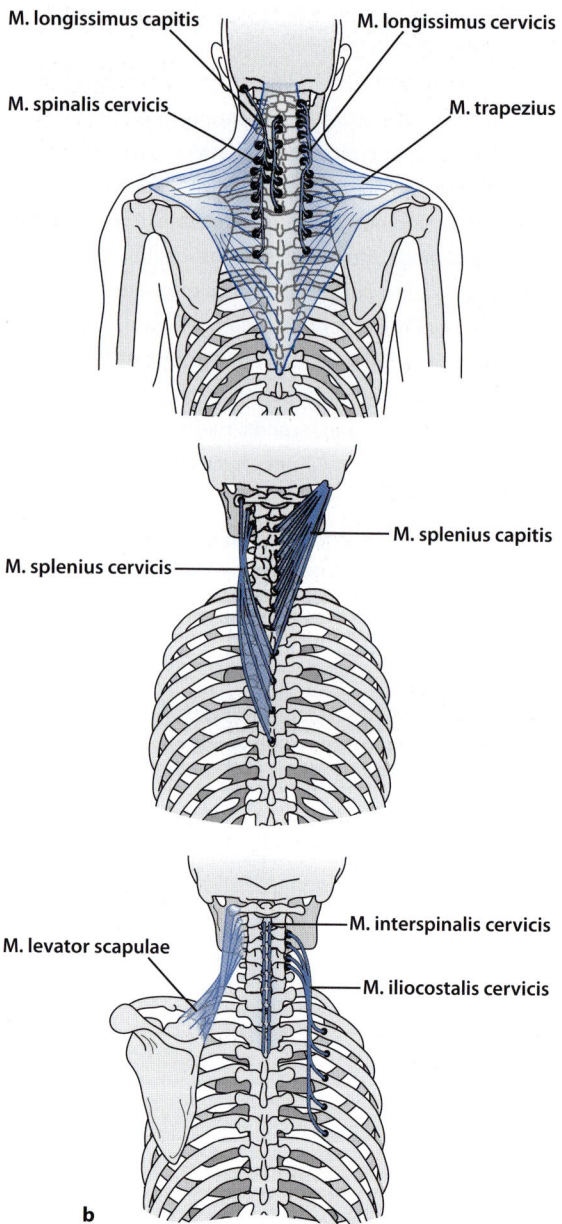

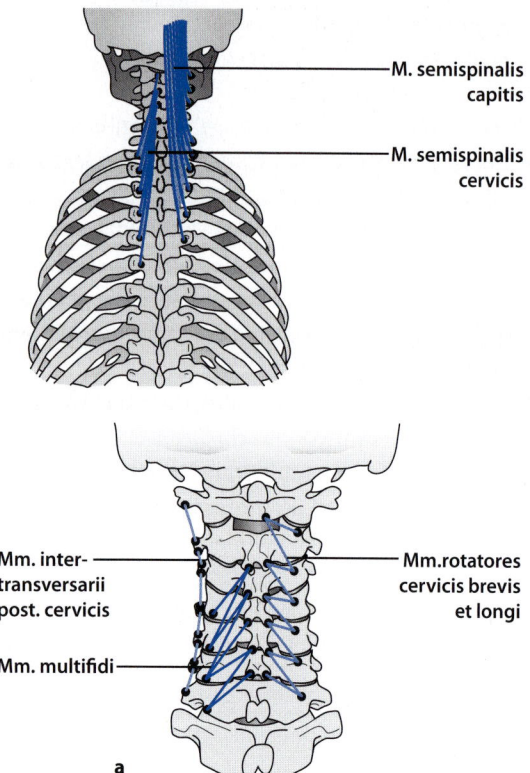

Abb. 4.22 a,b Tiefe Schicht der Nachenmuskulatur, **b** Oberflächliche und mittlere Schicht der Nackenmuskulatur.

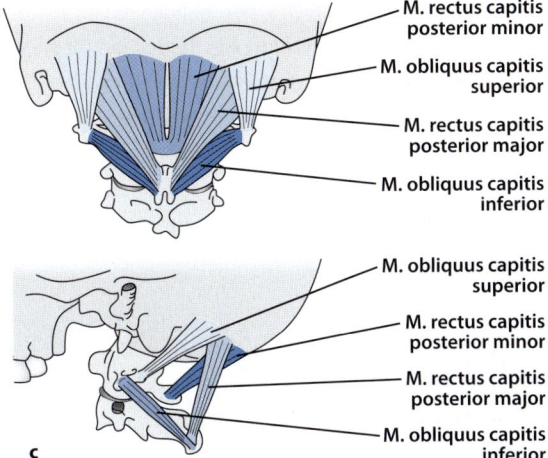

- M. rectus capitis posterior minor
- M. obliquus capitis superior
- M. rectus capitis posterior major
- M. obliquus capitis inferior

- M. obliquus capitis superior
- M. rectus capitis posterior minor
- M. rectus capitis posterior major
- M. obliquus capitis inferior

c

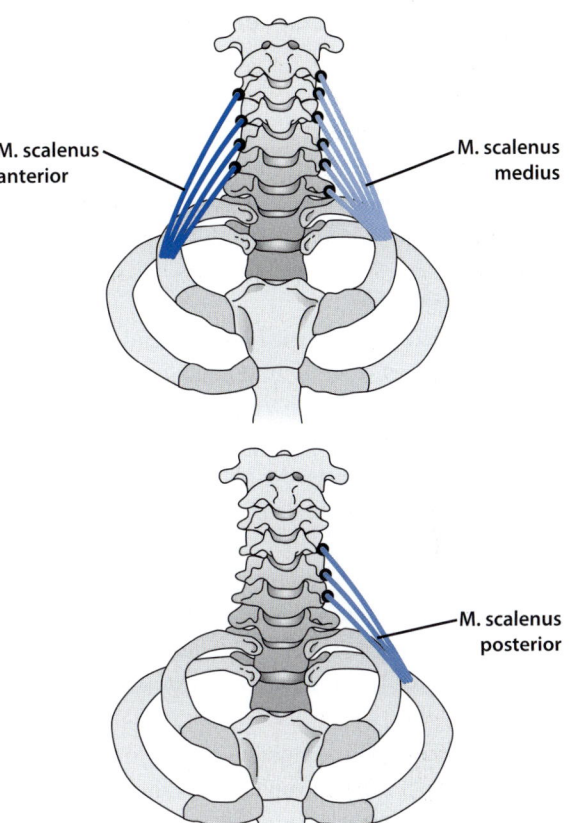

M. scalenus anterior

M. scalenus medius

M. scalenus posterior

e

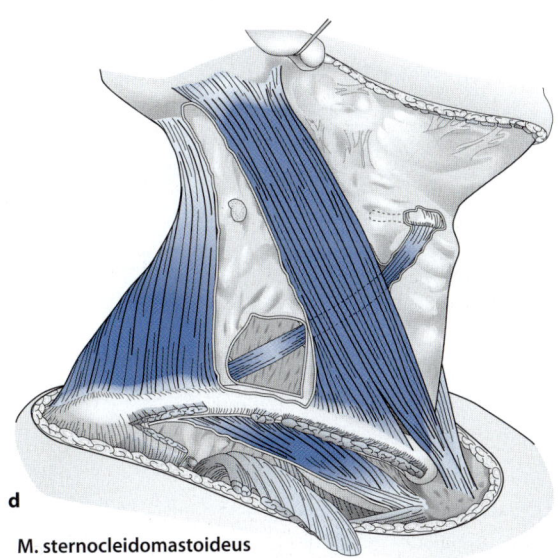

d

M. sternocleidomastoideus

◨ **Abb. 4.22 c–e. c** Kurze Nackenmuskulatur. **d** M. sternocleidomastoideus. **e** Mm skaleni.

4

4.4.1 Translation nach ventral und dorsal

Ausgangsstellung

Der Kopf des Patienten liegt auf den Oberschenkeln des Therapeuten. Die Bankkante reicht etwa bis TH 3–5, je nachdem wie weit nach kaudal die Mobilisation erfolgen soll (◘ Abb. 4.23a).

Bewegungsablauf

Der Kopf des Patienten wird alternierend nach oben und unten bewegt, ventral- und dorsaltranslatorisch in der Halswirbelsäule. Bei der **Ventraltranslation** werden **folgende Muskeln angenähert:**

- die kurzen Extensoren der oberen Kopfgelenke,
- M. sternocleidomastoideus und
- Mm. scaleni.

Bei der **Dorsaltranslation** werden angenähert:
- die weiter kaudal gelegenen Extensoren der unteren Halswirbelsäule (M. splenius und M. semispinalis).

Mit seinen Händen unterstützt der Therapeut Hals und Hinterkopf des Patienten von unten, während die Daumen den Hals seitlich schienen (◘ Abb. 4.23b, c).

> ❶ Wenn der Therapeut eine Hand ventral an die Stirn des Patienten legt, kann er die Flexionskomponente der Kopfgelenke bei der Dorsaltranslation besonders betonen.

❶ Praxis-Tipp

- Bei der Translation nach ventral bewegen sich die Kopfgelenke extensorisch und die Gelenke der unteren Halswirbelsäule flexorisch, bei der Dorsaltranslation entgegengesetzt.
- Die Höhe der Behandlungsbank ist so eingestellt, dass der Therapeut mit seinen Beinen durch Wechsel von Fußsohlen- und Zehenstand die translatorische Bewegung ausführen kann. Wenn es möglich ist, stützt er zur Entlastung seines Nackens die Ellbogen auf seinen Oberschenkeln ab.
- Die Bewegungsführung muss exakt nach ventral und dorsal gerichtet sein, um den häufigen Ausweichmechanismus einer verstärkten Extension der mittleren Halswirbelsäule während der Dorsaltrans-

lation zu vermeiden (v. a. bei Steifigkeiten im zervikothorakalen Übergang). Der Patient nimmt dies durch die Instruktion »Sie schauen während der Bewegung immer auf den gleichen Punkt« wahr.

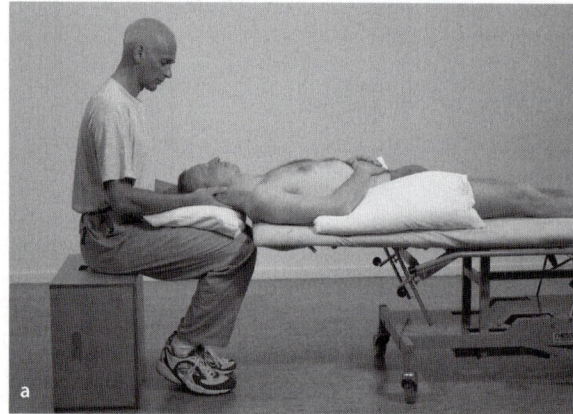

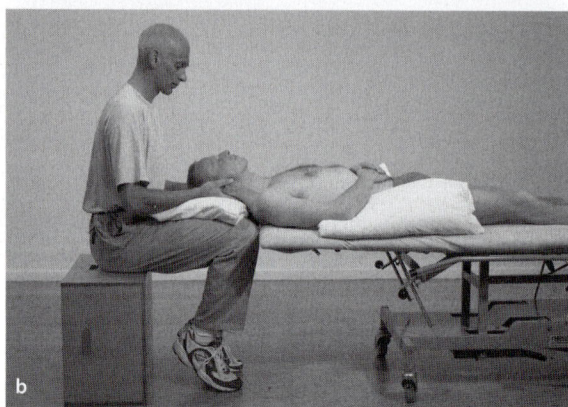

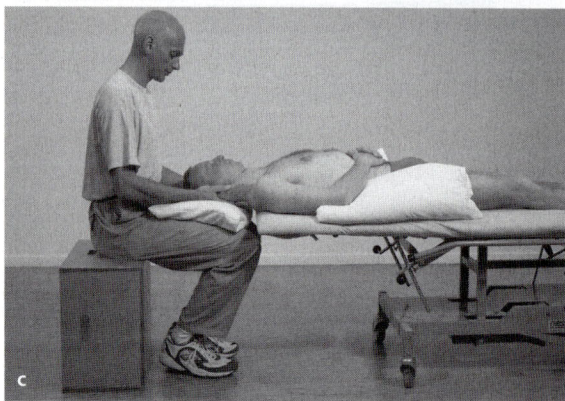

◘ **Abb. 4.23 a–c** Translation nach ventral und dorsal: **a** Ausgangsstellung, **b** Ventraltranslation, **c** Dorsaltranslation.

Massage

Die Massage kann an dem lateral gelegenem M. sterno-cleidomastoideus oder den Mm. scaleni und an den dorsal gelegenen Nackenmuskeln durchgeführt werden. Der Therapeut umfasst die Muskeln jeweils zwischen Daumen und Zeigefinger oder flächig zwischen dem Daumenballen und den übrigen Fingern.

Die Bearbeitung des **M. sternocleidomastoideus** und der **Mm. scaleni** erfolgt synchron zur Kopfbewegung nach oben und unten sowohl in der Annäherungs- als auch in der Dehnstellung, quer zum Faserverlauf (◨ Abb. 4.20a, b). Die **dorsal gelegenen Muskeln** werden während der Bewegung mit dem gleichen Handgriff nach lateral gezogen.

❶ Mit der Ventraltranslation werden die kurzen Nackenextensoren der Kopfgelenke bearbeitet, mit der Dorsaltranslation die Extensoren der mittleren und unteren Halswirbelsäule.

Variante

Ausgangsstellung ist die Seitlage, der Kopf des Patienten ist auf einem Kissen und den Oberschenkeln des Therapeuten gelagert. Durch seitliches Verschieben der Knie wird der Kopf des Patienten alternierend ventral- und dorsaltranslatorisch bewegt (◨ Abb. 4.24c). Dabei liegt eine Hand des Therapeuten an der Stirn und eine Hand im Nacken des Patienten, während sie die mobilisierende Massage der Extensoren durchführt.

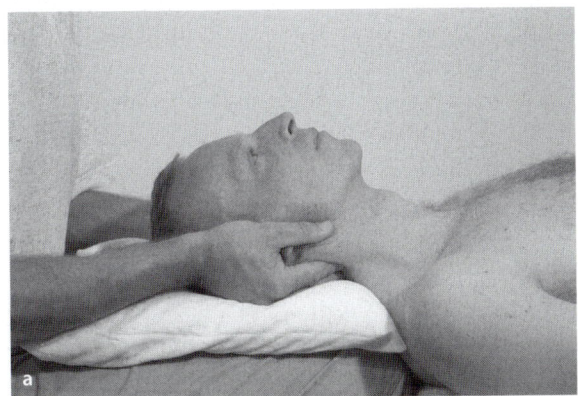

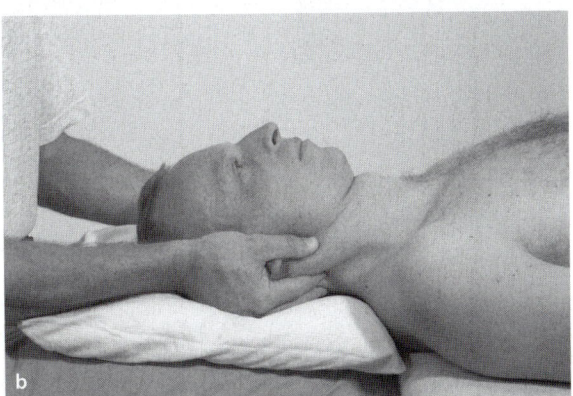

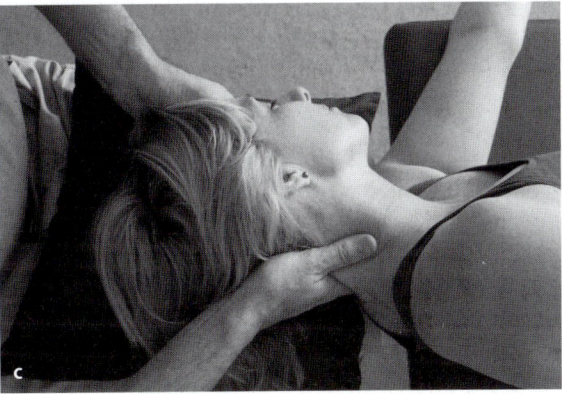

◨ **Abb. 4.24 a–c** Mobilisierende Massage des M. sternocleido-mastoideus: **a** Annäherung (Ventraltranslation), **b** Dehnung (Dorsaltranslation), **c** Variante.

Feinmobilisation

Die spezifische Feinmobilisation wird vorwiegend in die **Dorsaltranslation** durchgeführt. Um ein bestimmtes Bewegungssegment zu betonen, fixiert der Therapeut mit seiner Daumen-Zeigefinger-Gabel von dorsal den Dornfortsatz des kaudalen Wirbels. Die andere Hand umfasst den Hinterkopf und manipuliert zusammen mit der Abwärtsbewegung der Knie die dorsaltranslatorische Bewegung (◘ Abb. 4.25a). Die Führung kann auch an der Stirn des Patienten vorgenommen werden (◘ Abb. 4.25b).

Zur spezifischen **Mobilisation des zervikothorakalen Übergangs** kann die Begrenzung auch am Brustbein ansetzen, indem der Distanzpunkt Incisura jugularis nach ventral/kaudal tendiert, extensorisch in der oberen Brustwirbelsäule, flexorisch in der unteren Brustwirbelsäule (◘ Abb. 4.25c).

Für die **Mobilisation der Kopfgelenke** empfiehlt es sich, den Kopf des Patienten nur bis zur Mitte der Halswirbelsäule über die Bankkante hinausragen zu lassen. Dann kann der Therapeut mit seinem Gabelgriff C1 oder C2 fixieren und sich währenddessen mit seinem Handrücken an der Bankkante abstützen (◘ Abb. 4.25d).

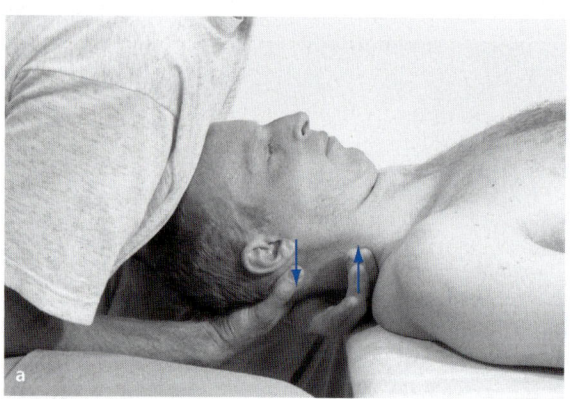

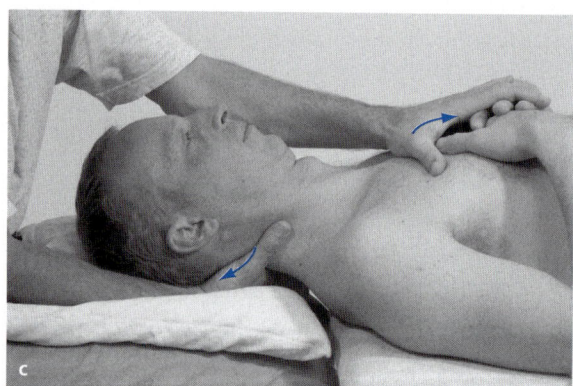

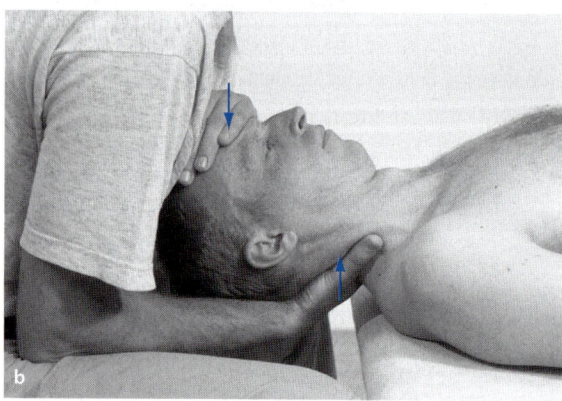

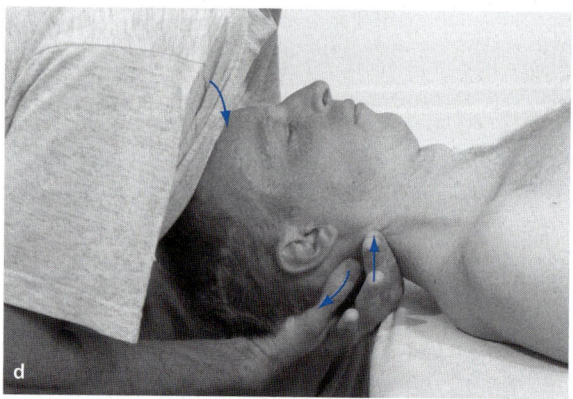

◘ **Abb. 4.25 a–d** Feinmobilisation in die Dorsaltranslation: **a** Führungshand im Nacken, **b** Führungshand an der Stirn, **c** Feinmobilisation am zervikothorakalen Übergang, **d** Feinmobilisation an den Kopfgelenken.

4.4.2 Translation des Kopfes nach rechts und links

Bewegungsablauf

Der Therapeut hält den Kopf des Patienten auf seinen Oberschenkeln und umfasst mit seinen Händen dorsal/lateral den Hals des Patienten. Mit Händen und Knien wird der Kopf alternierend nach links und rechts verschoben (■ Abb. 4.26). **Folgende Muskeln** werden **angenähert und gedehnt**:

- die lateralflexorisch wirkenden Anteile sämtlicher Schichten der autochthonen Rückenmuskulatur,
- M. sternocleidomastoideus und
- Mm. scaleni.

ⓘ Praxis-Tipp

Bei der Translation nach rechts erfolgt in der oberen Halswirbelsäule eine Lateralflexion nach links (links konkav), in der unteren Halswirbelsäule eine Lateralflexion nach rechts (rechts konkav).

❗ Bei der Ausführung ist besonders darauf zu achten, dass keine zusätzliche Neigung des Kopfes zur Seite manipuliert wird.

ⓘ Praxis-Tipp

Die translatorischen Bewegungen nach links und rechts stellen für die Weichteilstrukturen eine besonders schonende Behandlungstechnik dar, da aufgrund der gegenläufigen lateralflexorischen Bewegung innerhalb der Halswirbelsäule übermäßige Dehnstellungen vermieden werden.

Massage

Die mobilisierende Massage der seitlichen Halsmuskulatur erfolgt bilateral, weil beide Hände neben der Bewegungsführung gleichzeitig auch massieren. Bei der Translation nach links wird die in der Hohlhand liegende Muskulatur der rechten Seite durch einen sanften Druck komprimiert, auf der linken Seite durch

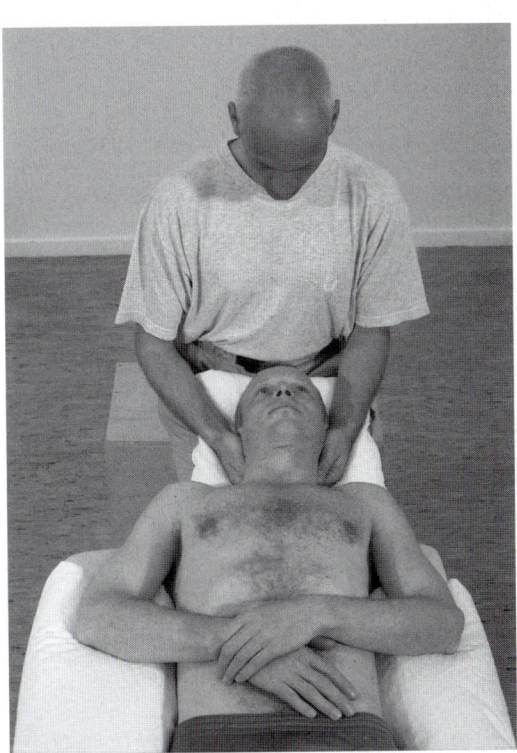

■ **Abb. 4.26** Translation nach links und rechts.

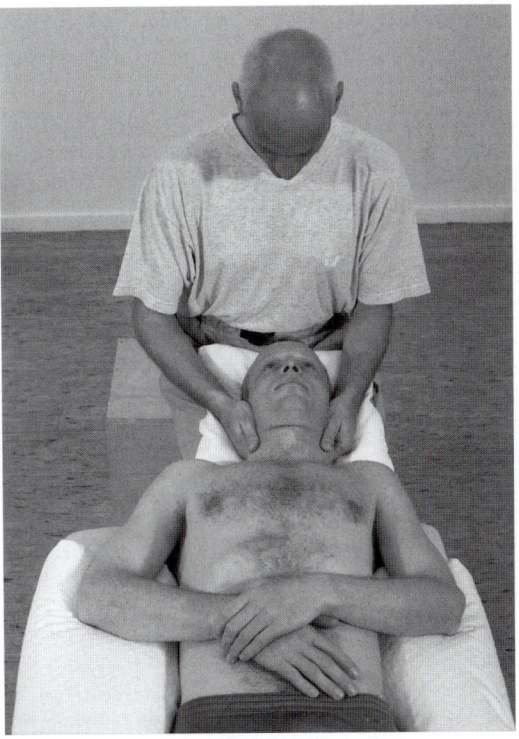

■ **Abb. 4.27** Translation nach links und rechts mit mobilisierender Massage.

einen leichten Zug in die Bewegungsrichtung nach lateral gezogen (�«■ Abb. 4.27).

ℹ Praxis-Tipp

Die schiebende Hand kann auch ausschließlich zur Bewegungsführung eingesetzt werden und dabei die Halswirbelsäule schienen. Dies empfiehlt sich, wenn Hypermobilitäten bestehen.

Feinmobilisation

Um die Bewegung auf die Halswirbelsäule zu begrenzen, muss die weiterlaufende Bewegung auf die Brustwirbelsäule verhindert werden. Der Therapeut führt die Verschiebung des Kopfes mit einer Hand durch, während die andere Hand den Brustkorb fixiert (■ Abb. 4.28a).

Soll die **Begrenzung in einem bestimmten Bewegungssegment** erfolgen, legt der Therapeut seine Hand auf die Schulter des Patienten und fixiert mit dem Daumen seitlich den kaudalen Dornfortsatz des gewünschten Segments. Dies eignet sich besonders im Bereich des zervikothorakalen Übergangs (■ Abb. 4.28b).

Variante

In der Ausgangsstellung der therapeutischen Übung »Der Taillentrimmer« kann die Translation vom Brustkorb eingeleitet werden (Klein-Vogelbach et al. 2005). Der Patient liegt in Rückenlage zwischen zwei Behandlungsbänken. Die mittlere und untere Brustwirbelsäule liegen frei. Der Therapeut sitzt seitlich neben dem Brustkorb des Patienten. Mit einer Hand von ventral und den Knien von dorsal wird der Brustkorb des Patienten nach links und rechts verschoben.

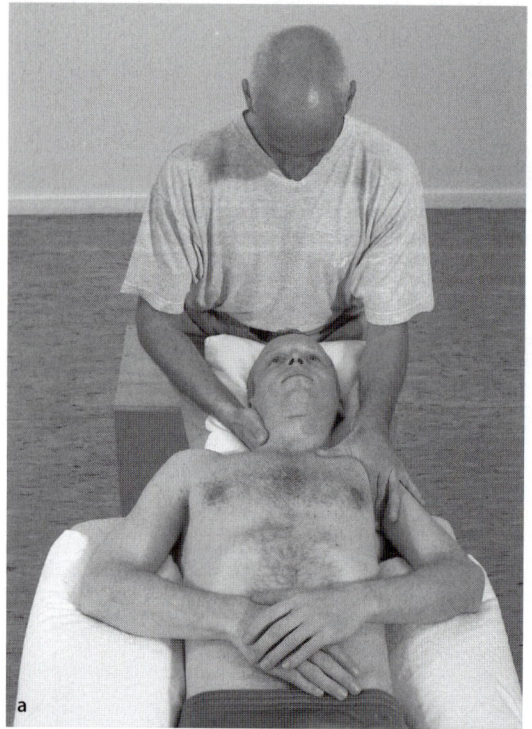 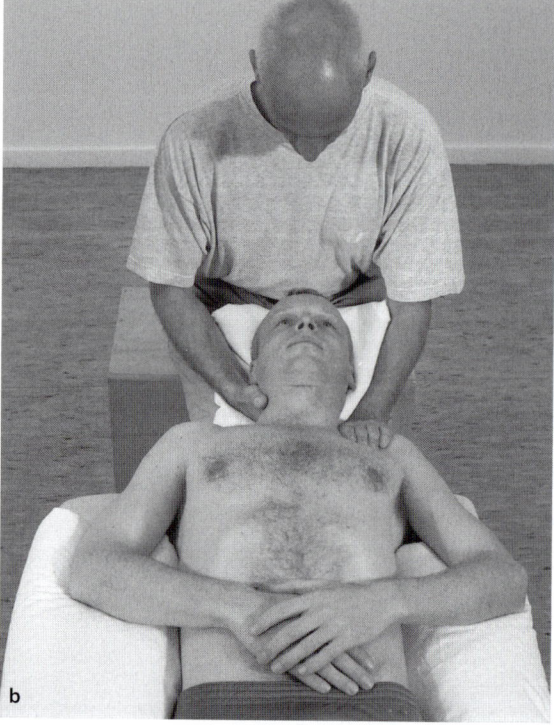

■ **Abb. 4.28a,b** Translation nach links und rechts mit Feinmobilisation: **a** mit Fixation am Brustkorb, **b** mit Fixation am Dornfortsatz.

4.4.3 Traktion und Kompression

Traktion und Kompression werden als Behandlungstechniken zur Entlastung der Halswirbelsäule eingesetzt. **Traktionstechniken** entlasten v. a. die Bandscheiben-Wirbel-Gelenke. Sie können jedoch auch durch die zusätzlich stattfindenden Bewegungen in den Wirbelgelenken und durch eine Dehnung der in Längsrichtung verlaufenden Weichteilstrukturen Abwehrspannungen hervorrufen.

❗ **In seltenen Fällen kann bei einem Bandscheibenvorfall durch die Traktion die Nervenwurzel komprimiert werden.**

Bei **Kompressionstechniken** werden die in Längsrichtung verlaufenden Weichteilstrukturen angenähert, wodurch es zu einer Abnahme der Gewebespannung kommt.

❗ **Kompressionsbelastungen sind durch die Auseinandersetzung des Körpers mit der Schwerkraft und durch die gelenkkomprimierende Komponente bei Muskelkontraktionen physiologischer als Traktionen.**

Voraussetzung für eine Entlastung und eine schmerzreduzierende Wirkung ist die Einordnung der Körperabschnitte Becken, Brustkorb und Kopf in die Körperlängsachse. Der Therapeut entscheidet von Fall zu Fall, ob er mit der Traktion und/oder der Kompression die größtmögliche Entlastung erreicht.

ℹ️ **Praxis-Tipp**
Traktions- und Kompressionstechniken können an allen Gelenken des Körpers durchgeführt werden.

Ausgangsstellung

In Rückenlage liegt der Kopf des Patienten auf der Behandlungsbank. Diese Lage ist stabiler und befreit den Therapeuten vom Kopfgewicht des Patienten. Der Therapeut sitzt oder steht am Kopfende der Behandlungsbank.

Traktion der Halswirbelsäule

Bei der Traktion wird vom Kopf aus ein nach kranial gerichteter Zug ausgeführt. Es gibt **3 Möglichkeiten:**

- Für eine **allgemeine Traktion** greift der Therapeut mit beiden Händen unter den Hinterkopf und den Hals des Patienten. Während des Zuges suchen die Zeigefingergrundgelenke einen Angriffspunkt am rechten und linken Processus mastoideus des Patienten (◘ Abb. 4.29a).

- Soll die Traktion **ausschließlich auf die Halswirbelsäule** wirken, muss sie durch eine Fixation begrenzt werden. Während der Therapeut mit einer Hand am Hinterkopf des Patienten die Traktion ausführt, setzt er mit der Zeigefingerkante der anderen Hand am Dornfortsatz von C7 oder TH1 einen nach kaudal gerichteten Gegenschub an. Liegt eine deutliche Nackenkyphose vor, muss das fixierte Segment vorab etwas nach ventral verschoben werden (◘ Abb. 4.29b,c).

- Für eine mehr **segmental** ausgerichtete Traktion werden Zug und Gegenzug jeweils mit den Zeigefingern an zwei benachbarten Dornfortsätzen oder mit einem zwischenliegenden Dornfortsatz angesetzt. Die übrigen Finger schienen dabei die Halswirbelsäule von kranial und kaudal (◘ Abb. 4.29d).

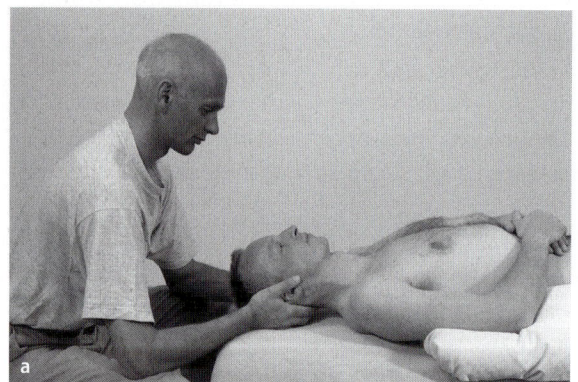
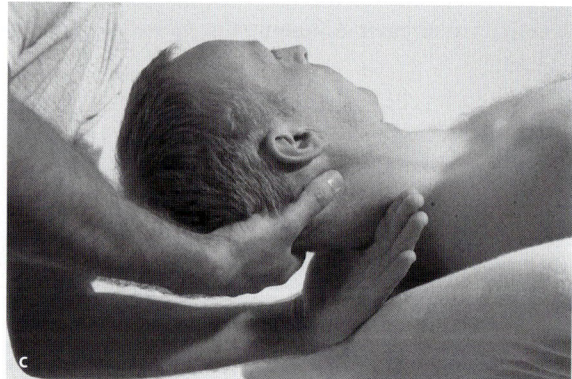
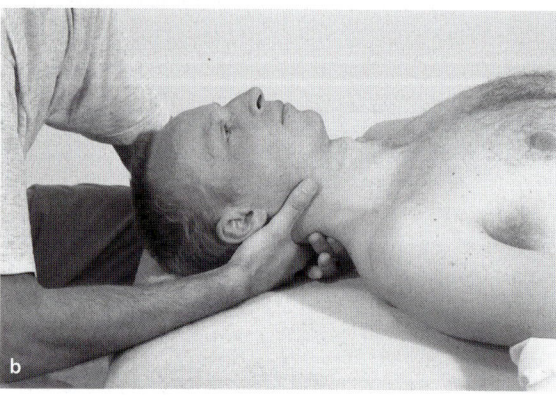
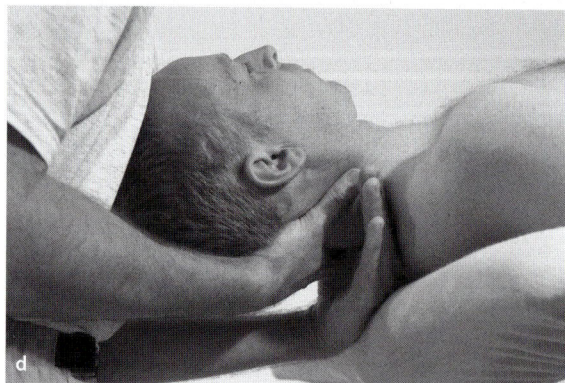

◘ **Abb. 4.29 a–d** Traktion: **a** allgemein, **b,c** auf die Halswirbelsäule begrenzt, **d** segmentspezifisch.

Praxis-Tipp

- Eine einleitende leichte Dorsaltranslation des Kopfes verbessert häufig die Einordnung der Körperabschnitte Kopf und Brustkorb in die Körperlängsachse.
- Durch Unterlagern der Arme wird die an der Halswirbelsäule ansetzende Schultergürtelmuskulatur entspannt (v. a. M. levator scapulae und M. trapezius pars descendens) (◘ Abb. 4.30a).
- Zur Kontrolle der Dorsaltranslation und der Flexion in den oberen Kopfgelenken umfasst eine Hand die Jochbeinbögen.
- Die Traktion wird intermittierend durchgeführt. Länger anhaltende Dauertraktionen sind unphysiologisch, vor allem für die unter Spannung stehenden Weichteilstrukturen.
- Der Zug wird nur mit so viel Kraft ausgeführt, dass der Patient eine Entlastung verspürt.

! Traktionsgriffe am Unterkiefer des Patienten sind nicht zu empfehlen, weil die Zähne aufeinander gepresst werden und auch der Unterkiefer verschoben werden könnte.

Kompression in der Halswirbelsäule

Nach einleitender korrigierender Dorsaltranslation gibt der Therapeut mit einer Hand vom Scheitel aus einen nach kaudal gerichteten Druck. Mit der anderen Hand umgreift er von dorsal die Halswirbelsäule und kontrolliert das Nachlassen der Muskelspannung und die Stabilität der Halswirbelsäule. Zusätzlich kann auch das in der Hohlhand liegende Weichteilgewebe durch einen sanften Druck massiert werden (◘ Abb. 4.30a).

Praxis-Tipp

- Der Druck ist nur so stark, dass der Patient eine Entlastung verspürt.
- Die Kompression wird intermittierend durchgeführt.
- Das Kopfgewicht des Patienten muss vollständig an die Unterlage und/oder den Therapeuten abgegeben werden.

Variante

Die Kompression wird aus der Ausgangsstellung Bauchlage durchgeführt. Während der Therapeut mit einer Hand vom Scheitel aus die Halswirbelsäule komprimiert, massiert die andere Hand durch leichtes seitliches Zusammendrücken und leichtes Abheben die dorsale Nackenmuskulatur in ihrer angenäherten Stellung (◘ Abb. 4.30b,c).

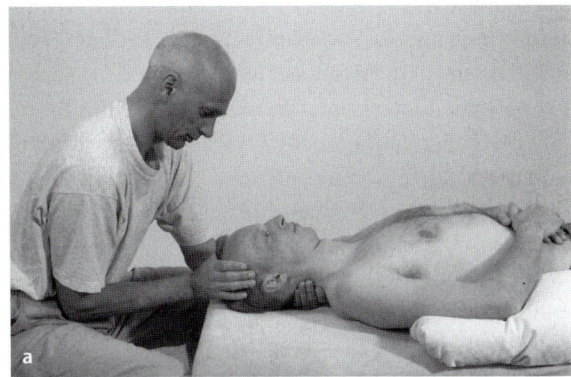

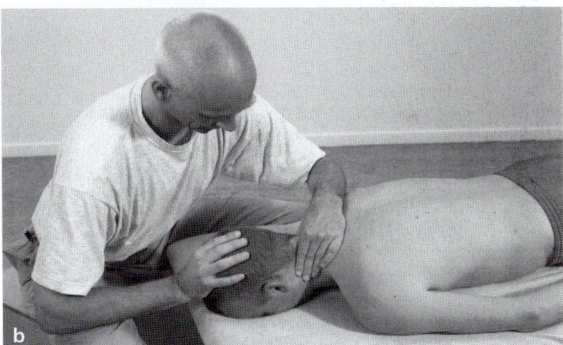

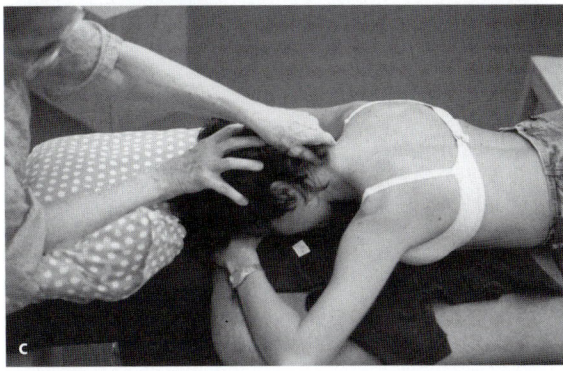

◘ **Abb. 4.30a–c** Kompression: **a** aus der Ausgangsstellung Rückenlage, **b** aus der Ausgangsstellung Bauchlage mit mobilisierender Massage, **c** Detailaufnahme.

4

4.4.4 Lateralflexion in der Halswirbelsäule

Statische Abweichungen der Halswirbelsäule und des zervikothorakalen Übergangs **in der Frontalebene** sind häufige Befunde

- als Schonhaltung nach Traumen,
- als skoliotische Fehlhaltung oder
- bei strukturellen Skoliosen.

Die daraus resultierenden **Teilsteifigkeiten und Blockierungen** und die **konsekutive Dysbalance der Halsmuskulatur** können mit der mobilisierenden Massage reduziert oder beseitigt werden. Hartnäckige Bewegungsstörungen werden durch gezielte, mehr segmental ausgerichtete lateralflexorische Feinmobilisationen und segmental ausgerichtete muskuläre Kontraktionen behoben.

Ausgangsstellung

Der Patient liegt in Rückenlage. Der Therapeut sitzt oder steht am Kopfende der Behandlungsbank.

Bewegungsablauf

Die Hände umgreifen dorsal/lateral den Hals des Patienten. Die Daumenballen haben Kontakt mit dem Processus mastoideus, die Fingerspitzen liegen seitlich an den Dornfortsätzen. Mit diesem Griff initiiert der Therapeut die alternierenden rechts und links konkaven lateralflexorischen Bewegungen in der Halswirbelsäule. Dabei werden die **lateralflexorisch wirkenden Anteile der autochthonen Rückenmuskulatur angenähert**, vor allem folgende Muskeln:

- M. longissimus capitis,
- M. splenius capitis und cervicis,
- M. obliquus capitis superior,
- M. sternocleidomastoideus und
- Mm. scaleni.

Massage

Wenn die Bewegung ohne Störung abläuft, umgreift der Therapeut mit seinen Händen die seitliche Halsmuskulatur und führt die mobilisierende Massage gleichzeitig auf beiden Seiten durch. Ein sanfter Druck auf die Muskulatur stellt in Verbindung mit der Bewegung allein schon eine Massage dar. Zusätzlich kann der Therapeut die Muskulatur noch quer zum Faserverlauf bearbeiten, indem er sie auf der angenäherten Seite etwas nach dorsal zieht und gleichzeitig mit der anderen Hand auf der gedehnten Seite nach ventral führt (❏ Abb. 4.31a).

ⓘ Praxis-Tipp

— Durch die Massagebewegung kommt es zu einer begleitenden Rotation in der Halswirbelsäule. Diese darf in einem geringen Ausmaß zugelassen werden, da sie dem physiologischen Bewegungsmuster der mittleren und unteren Halswirbelsäule entspricht und somit die Bewegungsausführung optimiert.

— Bei der Bearbeitung im Bereich der oberen Kopfgelenke wird die Muskulatur auf der angenäherten konkaven Seite nach oben und auf der gedehnten konvexen Seite nach unten geführt. Dadurch wird die Rotation zur Gegenseite initiiert, was für diesen Bereich physiologisch ist. Aus Platzgründen wird die Massage zwischen Daumen und Zeigefinger durchgeführt (❏ Abb. 4.31b).

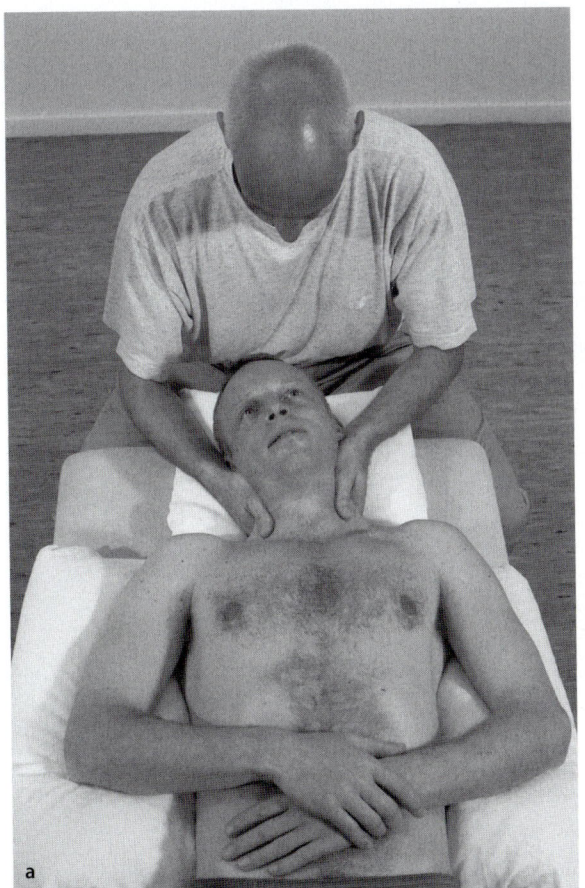
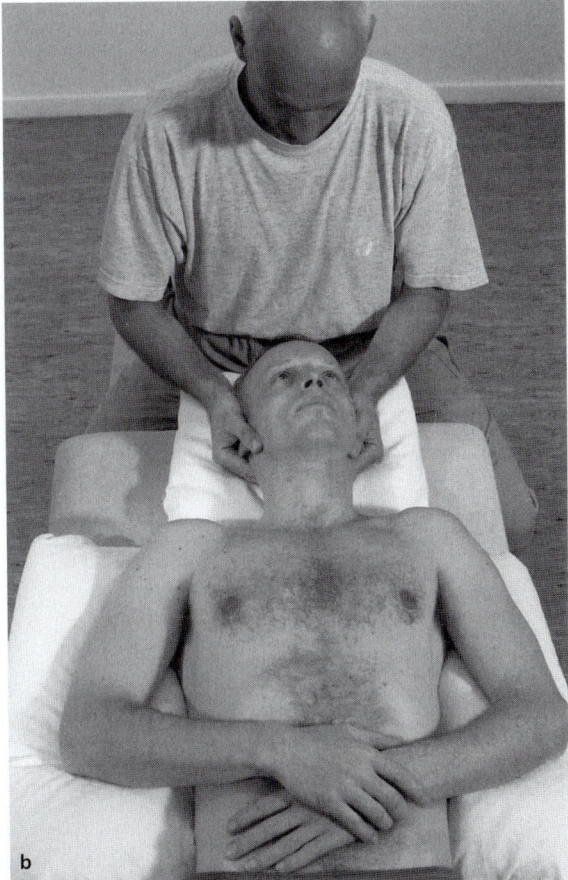

❏ **Abb. 4.31 a,b** Mobilisierende Massage der Halswirbelsäule in Lateralflexion: **a** mittlere und untere Halswirbelsäule, **b** Kopfgelenke mit Gegenrotation.

Feinmobilisation

Bei der oben beschriebenen Technik wird ein bewegungsgestörtes Segment leicht übersprungen, und die Bewegungen finden in den weiter kaudal gelegenen Segmenten statt. Um dieses Problem zu beheben, empfiehlt sich folgende **Vorgehensweise**:

1. Phase: Der Therapeut führt den Kopf unter Mithilfe des Patienten abwechselnd in die Lateralflexion nach links und rechts. Zusätzlich zur Neigung des Kopfes wird durch einen seitlichen Druck gegen den Gelenk- oder Dornfortsatz in Höhe des bewegungsgestörten Segments eine Drehpunktverschiebung zur Gegenseite manipuliert, wodurch die Bewegung in diesem Segment vergrößert wird (◘ Abb. 4.32a).

2. Phase: In der bestmöglichen Annäherungsstellung wird der Patient aufgefordert, diese Position auch dann beizubehalten, wenn der Therapeut versucht, den Kopf des Patienten wieder in Richtung Nullstellung zu bewegen.

3. Phase: In der anschließenden Entspannungsphase wird der Kopf zurück zur Nullstellung geführt, und die alternierenden lateralflexorischen Bewegungsausschläge werden fortgesetzt.

Dieser Vorgang wird ca. dreimal wiederholt. Anschließend wird unter **Beibehaltung der Drehpunktverschiebung** mit der mobilisierenden Massage fortgefahren (◘ Abb. 4.32b).

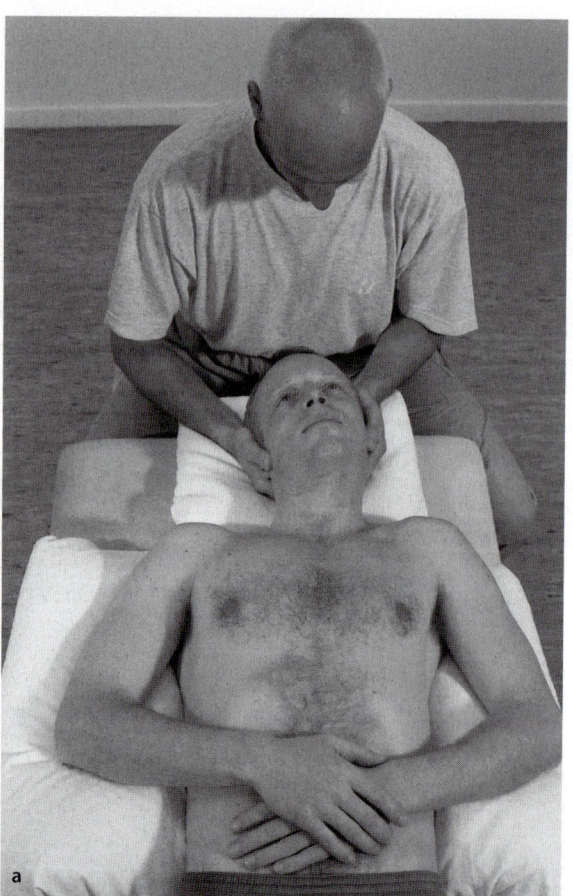
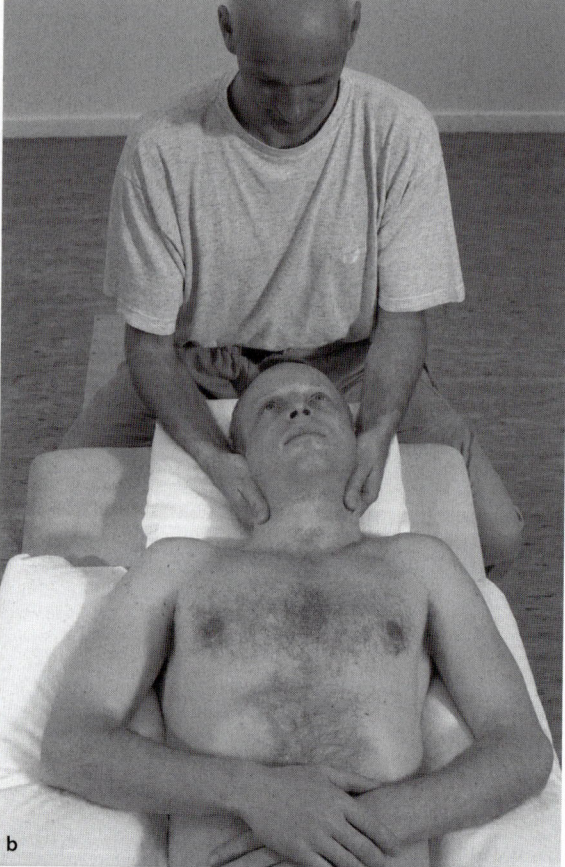

◘ **Abb. 4.32 a,b** Lateralflexion in der Halswirbelsäule: **a** Feinmobilisation mit Drehpunktverschiebung, **b** mobilisierende Massage mit Drehpunktverschiebung.

Praxis-Tipp

— Durch die Drehpunktverschiebung konzentriert sich die Hauptbewegung auf das bewegungseingeschränkte Segment.

— Die isometrischen Widerstände müssen sehr subtil gegeben werden, da sonst das Bewegungssegment schnell übersprungen wird. Durch die Instruktion: »Lass dir den Kopf nicht von mir zurückdrücken«, bestimmt der Therapeut die Stärke der Kontraktion.

— Bei muskulären Störungen kann alternativ Widerstand für die antagonistische Muskulatur gegeben werden.

Variante: Lateralflexion des zervikothorakalen Übergangs

Bei einer Bewegungseinschränkung im Bereich des zervikothorakalen Übergangs erfolgt die Drehpunktverschiebung dort, und es wird der **Brustkorb als kaudaler Hebel** bewegt (► Kap. 2.2.7, »Hubfreie Mobilisation der Brustwirbelsäule in Lateralflexion«). Zur Bewegungseinleitung legt der Therapeut die Daumen seitlich an einen Dornfortsatz (z. B. C7 oder TH1) und die übrigen Finger ventral auf den Brustkorb. Mit diesem Griff unterstützt er die lateralflexorische Bewegung des Brustkorbs und die Drehpunktverschiebung (◘ Abb. 4.33a). Anschließend legt der Therapeut seine

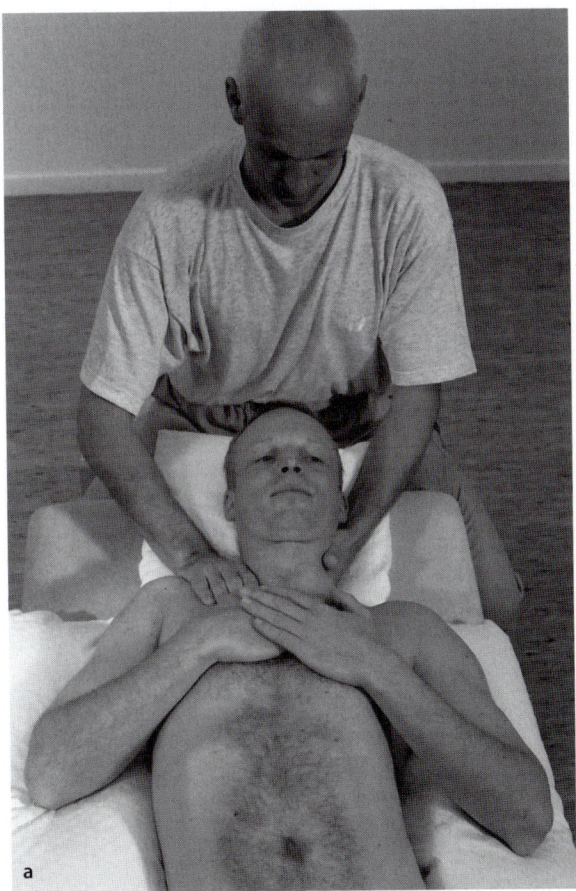

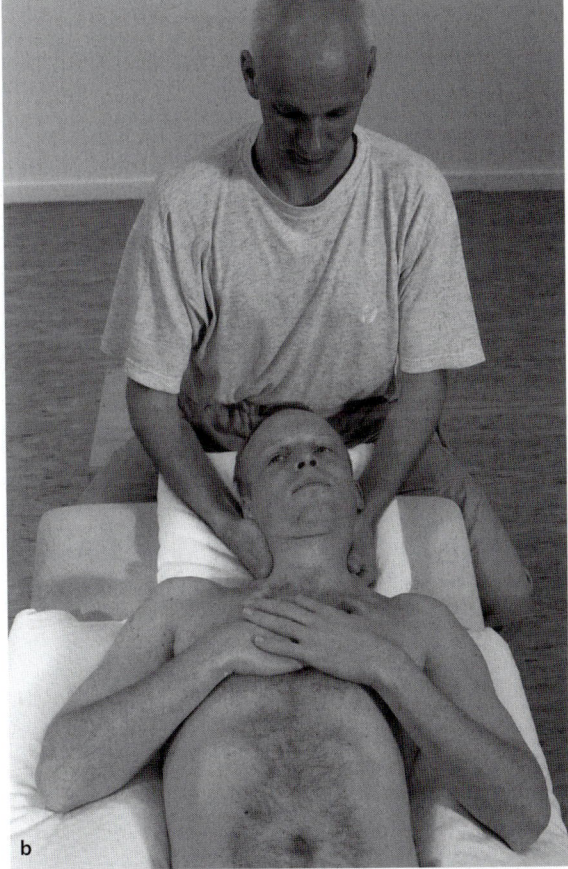

◘ **Abb. 4.33 a,b** Feinmobilisation des zervikothorakalen Übergangs in Lateralflexion: **a** Bewegung des Brustkorbes mit Drehpunktverschiebung

b Bewegung von Kopf, Brustkorb und durch Drehpunktverschiebung.

4

Hände wieder, wie oben beschrieben, an den Hals des Patienten mit den Fingerspitzen am zervikothorakalen Übergang und bearbeitet während der Bewegung das umgebende Gewebe.

> ❗ Die übrigen Segmente der Halswirbelsäule werden dabei von der Mobilisation ausgeschlossen. Durch die Fixation wird eine weiterlaufende Bewegung der mittleren/oberen Halswirbelsäule minimiert.

Für die **Feinmobilisation des zervikothorakalen Übergangs** wird zusätzlich der Kopf mitbewegt (Prinzip einer widerlagernden Mobilisation). Da der Anspruch an die Koordination für Patient und Therapeut sehr groß ist, sollte anfangs die Mobilisation nur in eine Richtung durchgeführt werden (❑ Abb. 4.33b).

4.4.5 Rotation in der Halswirbelsäule

In der hypothetischen Norm läuft die Rotationsbewegung der Halswirbelsäule bis in die obere Brustwirbelsäule weiter. Bei vielen Nackensyndromen bleibt sie auf die obere und mittlere Halswirbelsäule beschränkt und ist vom **Ausweichmechanismus einer Ventraltranslation** begleitet.

Ausgangsstellung

Liegende Ausgangsstellungen sind aufgrund der großen Unterstützungsfläche günstig für die Durchführung von Behandlungstechniken.

> ❗ Da im Liegen für die Rotation jedoch keine Hubfreiheit besteht, muss der Therapeut besonders achten auf
> — die Abnahme des Kopfgewichtes und
> — die Einhaltung der reinen axialen Rotation.

Die Rückenlage eignet sich besonders für die mobilisierende Massage, in der Seitlage können zusätzlich auch die Feinmobilisationstechniken durchgeführt werden.

Mobilisierende Massage aus der Rückenlage
Bewegungsablauf

Der Kopf des Patienten liegt wie in einer Schale in den Händen des Therapeuten und wird alternierend nach rechts und links gedreht. Während dieser Bewegung werden die **rotatorisch wirkenden Muskeln der autochthonen Rückenmuskulatur** abwechselnd angenähert und gedehnt. Bei einer Drehung des Kopfes nach rechts **nähern sich folgende Muskeln an**:
— die gleichseitigen M. semispinalis und M. splenius und
— der M. multifidus und der M. sternocleidomastoideus der Gegenseite.

Um eine unerwünschte Ventraltranslation zu vermeiden, führt der Therapeut bei einer Drehung des Kopfes nach rechts den Hinterkopf nach links und lässt den Patienten das Zurücknehmen des Blickes betont wahrnehmen.

Massage

Der Therapeut umfasst mit beiden Händen die dorsolaterale Halsmuskulatur und gibt dem Kopf des Patienten mit seinen Handgelenken und den Unterarmen eine zusätzliche Führung. Während der Kopf alternierend nach rechts und links gedreht wird, werden die Muskeln auf beiden Seiten bearbeitet. Bei der Rotation nach links wird die rechtsseitige Muskulatur quer zum Faserverlauf nach ventral und die linksseitige nach dorsal verschoben (❑ Abb. 4.34).

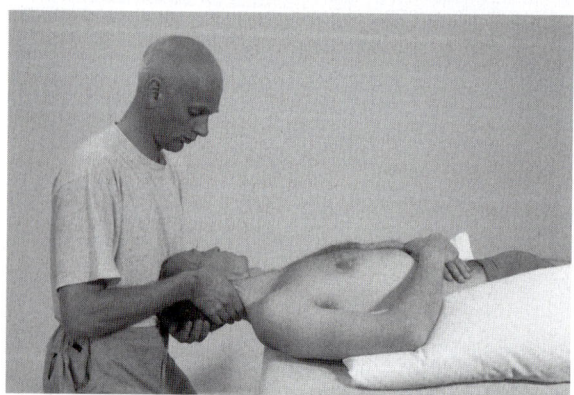

❑ **Abb. 4.34** Mobilisierende Massage der Halswirbelsäule in Rotation aus der Rückenlage.

Soll die **Rotation zu einer Seite** betont werden, übernimmt eine Hand ausschließlich die Bewegungsführung, und die Massage erfolgt auf der kontralateralen Seite. Für die gleiche Rotationsrichtung können so beide Seiten massiert werden.

ⓘ Praxis-Tipp

- Bei der Bearbeitung der Muskulatur kann der Schwerpunkt auf die obere, mittlere oder untere Halswirbelsäule gelegt werden.
- Für die Bearbeitung der Muskulatur im Bereich der Kopfgelenke bringt der Therapeut die übrige Halswirbelsäule in Flexion, wodurch die Rotation vorwiegend in der oberen Halswirbelsäule stattfindet. Die Massage erfolgt zwischen Daumen und Zeige-/Mittelfinger (◘ Abb. 4.35).
- Neben der paravertebralen Muskulatur kann auch der M. sternocleidomastoideus mobilisierend massiert werden.
- Da die Rotationsbewegung teilweise von der gleichseitigen Muskulatur und zum Teil von der Muskulatur der Gegenseite durchgeführt wird, sollten auch immer beide Seiten in die Bearbeitung einbezogen werden.

Mobilisierende Massage und Feinmobilisation aus der Seitlage

Ausgangsstellung

Der Patient liegt in Seitlage, der Kopf wird im Überhang vom Therapeuten gehalten. Der Scheitel hat Kontakt mit dem Bauch des Therapeuten.

Massage

Die Rotationsbewegung wird jeweils nur in eine Richtung durchgeführt.

Der Kopf dreht mit dem Gesicht zur Decke: Der Therapeut greift die Muskulatur der oben liegenden Seite mit seiner Hohlhand und führt sie, der Rotationsbewegung folgend, nach dorsal/unten. Da die Bewegungshand mit ihrem Griff auch die unten liegende Halsmuskulatur umfasst, wird gleichzeitig auch diese Muskulatur bearbeitet (◘ Abb. 4.36a,b).

Der Kopf dreht mit dem Gesicht zum Boden: Hier wird die stabilisierende Aktivität der Dorsaltranslatoren genutzt, um eine axiale Rotation zu initiieren. Eine Hand umfasst die Stirn des Patienten, die andere liegt am Hinterkopf und der Halswirbelsäule. Während vorwiegend die Stirnhand die Rotationsbewegung manipuliert, massiert der Therapeut mit der anderen Hand unilateral die Muskulatur der oben liegenden Seite oder paravertebral auf beiden Seiten (◘ Abb. 4.36c).

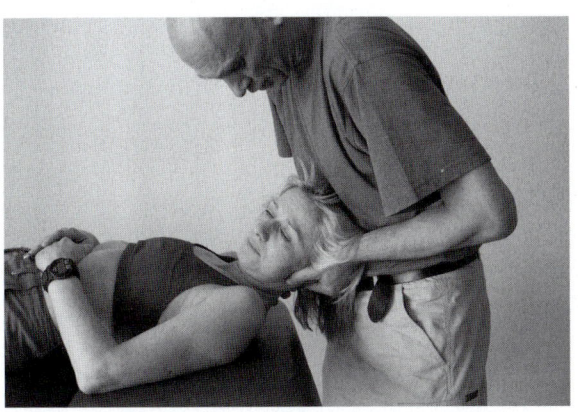

◘ **Abb. 4.35.** Mobilisierende Massage im Bereich der Kopfgelenke in Rotation.

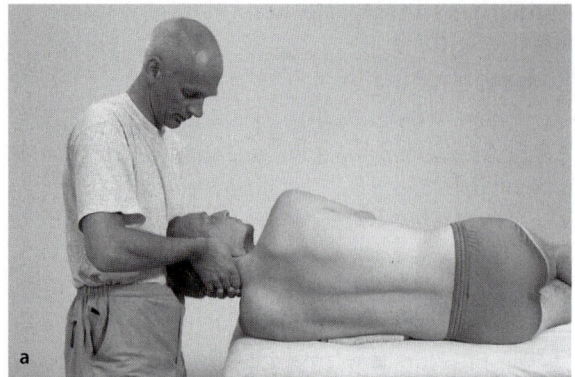

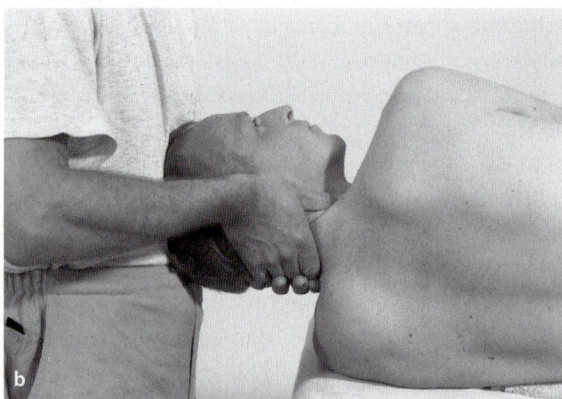

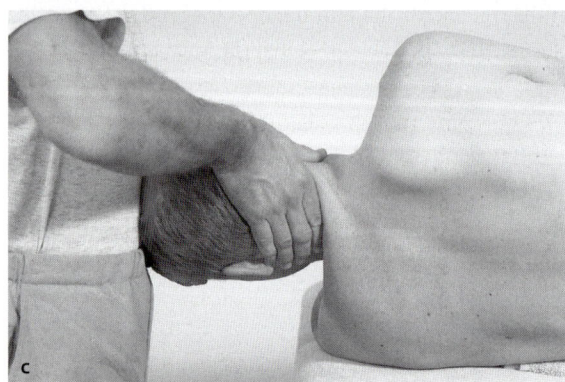

■ **Abb. 4.36 a–c** Mobilisierende Massage der Halswirbelsäule in Rotation aus der Seitlage: **a** Kopf dreht mit dem Gesicht zur Decke, **b** Detailaufnahme, **c** Kopf dreht mit dem Gesicht zum Boden.

Feinmobilisation

Zur Verbesserung der Beweglichkeit, speziell im **Bereich des zervikothorakalen Übergangs**, wird die weiterlaufende Bewegung begrenzt. Während der Kopf zur Decke dreht, fixiert der Therapeut mit dem Daumen von unten den Dornfortsatz kaudal des bewegungsgestörten Segments (■ Abb. 4.37). Bei ausreichender Größe der bewegenden Hand kann der Therapeut die Fingerspitzen von oben an die Dornfortsätze kranial des eingeschränkten Segments einhaken und diese nach unten ziehen.

> ❗ Wenn Fixation und manipulierende Bewegung an zwei benachbarten Dornfortsätzen durchgeführt werden, entsteht eine segmentspezifisch ausgerichtete Rotationsbewegung.

> ℹ **Praxis-Tipp**
>
> Die Einordnung des Kopfes in die virtuelle Körperlängsachse gelingt am besten mit den folgenden Instruktionshilfen:
> — »Der Hinterkopf wird schwer, während das Gesicht nach oben zur Decke dreht.«
> — »Der Blick weicht zurück, während das Gesicht nach unten zum Boden dreht.«

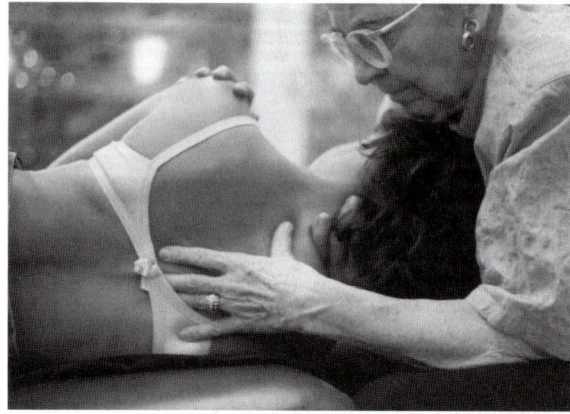

■ **Abb. 4.37** Feinmobilisation der Halswirbelsäule in Rotation

4.4.6 Extension und Flexion in der Halswirbelsäule

Bei nahezu allen Nackensyndromen findet man eine flexorische und extensorische Abweichung der Halswirbelsäule. Die Massage und die Feinmobilisation erfolgen in den **drei Abschnitten**

– zervikothorakaler Übergang,
– mittlere Halswirbelsäule und
– obere Kopfgelenke.

Während der Bewegungen werden **folgende Muskeln abwechselnd angenähert und gedehnt:**

– alle Muskeln der autochthonen Rückenmuskulatur und
– der M. sternocleidomastoideus.

Ausgangsstellung

Der Patient liegt in Rückenlage, die Arme neben dem Körper mit unterlagerten Ellbogen. Die Hände liegen auf dem Bauch oder auf dem Brustbein zur Wahrnehmung der Bewegung des Brustkorbes.

Mobilisierende Massage des zervikothorakalen Übergangs
Bewegungsablauf

Die Bewegungsausführung entspricht der hubarmen Mobilisation des zervikothorakalen Übergangs in Extension (► Kap. 2). Der Patient führt eine Wiegebewegung seines Brustkorbes durch, bei der sich die Incisura jugularis nach ventral/kaudal und gleichzeitig der Processus xyphoideus nach dorsal bewegt, extensorisch im zervikothorakalen Übergang, flexorisch im lumbothorakalen Übergang.

Massage

Der Therapeut legt seine Hände in den Nacken des Patienten mit den Fingerspitzen am zervikothorakalen Übergang. Durch **Druck gegen den Dornfortsatz von C7 nach ventral** unterstützt er den extensorischen Bewegungsausschlag und durch **Nachlassen des Druckes** die flexorische Einstellung. Dieser Vorgang wird einige Male wiederholt. Danach beginnt der Therapeut mit der mobilisierenden Massage, indem er mit den Fingerspitzen paravertebral die Nackenmuskulatur umfasst und sie während der extensorischen Bewegung nach late-

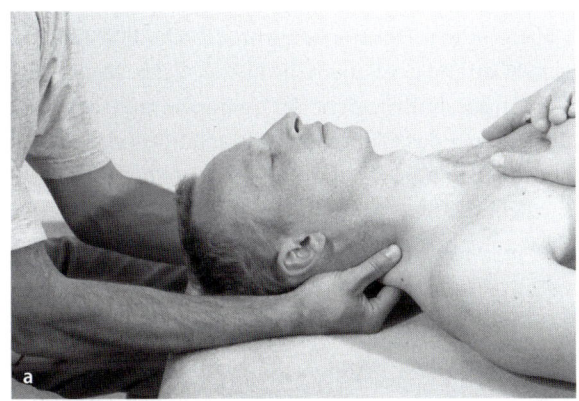

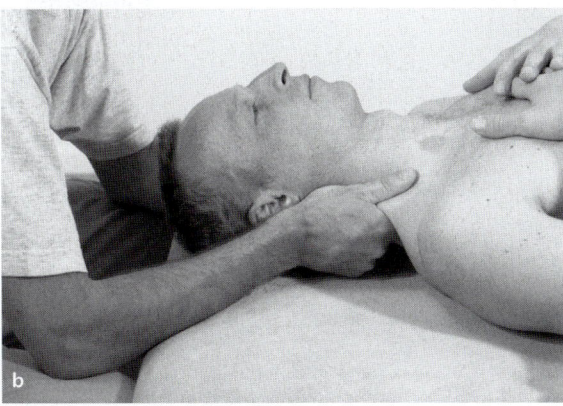

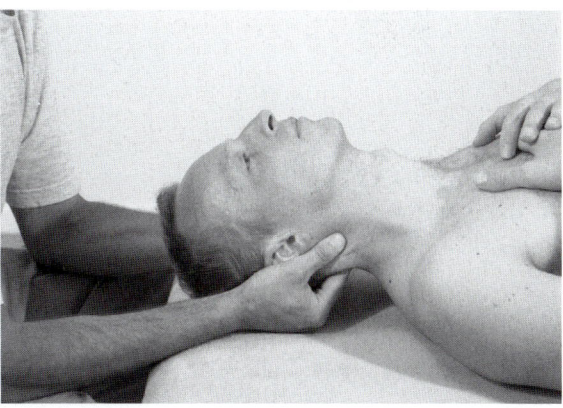

◻ **Abb. 4.38a,b** Mobilisierende Massage des zervikothorakalen Übergangs in Extension und Flexion: **a** Massage dorsal, **b** Massage lateral.

◻ **Abb. 4.39** Mobilisierende Massage der mittleren Halswirbelsäule in Extension und Flexion.

4

ral verschiebt (◨ Abb. 4.38a). Mit dem flächigen Hohl-handgriff kann auch die mehr lateral gelegene Musku-latur bearbeitet werden (◨ Abb. 4.38b).

Mobilisierende Massage der mittleren Halswirbelsäule

Die Hände des Therapeuten liegen am Hinterkopf mit den Fingerspitzen an der mittleren Halswirbelsäule. Während der Patient sein Hinterhaupt dem zerviko-thorakalen Übergang annähert, unterstützt der Thera-peut durch Druck gegen die Dornfortsätze nach ventral die extensorische Bewegung. Anschließend bearbeitet er beidseits die extensorische Nackenmuskulatur, in-dem er sie zwischen Daumen und Zeigefinger nach la-teral zieht (◨ Abb. 4.39).

Mobilisierende Massage und spezifische Feinmobilisation der oberen Kopfgelenke

Die Fingerspitzen des Therapeuten liegen paravertebral auf Höhe der Kopfgelenke und massieren die kurzen Nackenextensoren, während der Patient durch klei-ne Nickbewegungen mit dem Kopf die extensorischen und flexorischen Bewegungsausschläge unterstützt (◨ Abb. 4.40a). Bei **Verkürzungen der kurzen Nacke-nextensoren** empfiehlt sich die mobilisierende Massa-ge auch in der Dehnstellung. Dazu wird der Kopf et-was im Überhang gelagert, sodass neben der Nickbe-wegung noch eine leichte Dorsaltranslation durchge-führt werden kann. Während dieser Bewegung zieht der Therapeut mit den Fingerspitzen die Nackenmus-kulatur beidseits nach lateral (◨ Abb. 4.40b).

Feinmobilisation

Für die **spezifische Feinmobilisation der Kopfgelenke in Flexion** fixiert der Therapeut von dorsal mit seinem Gabelgriff den Dornfortsatz von C2 oder den Atlasbo-gen. Während der Patient die kleine Nickbewegung des Kopfes durchführt, zieht der Therapeut mit seiner an-deren Hand das Okziput nach kranial/dorsal. Mit dem Brustbein kann er an der Stirn des Patienten einen zu-sätzlichen Druck nach dorsal ausüben und damit den Bewegungsausschlag verstärken (◨ Abb. 4.40c).

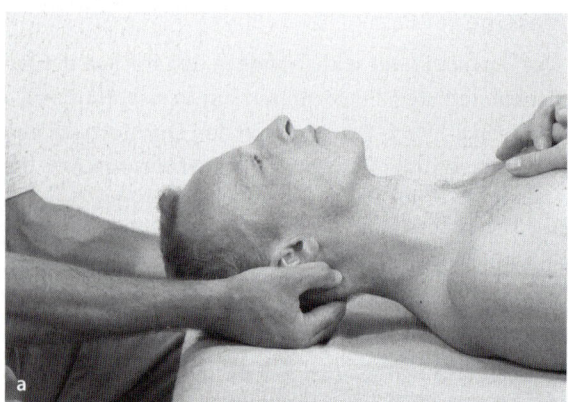

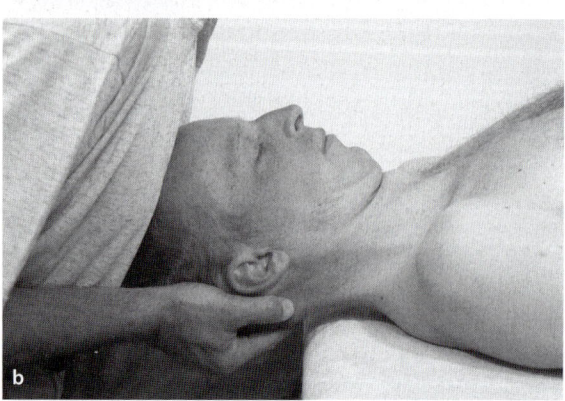

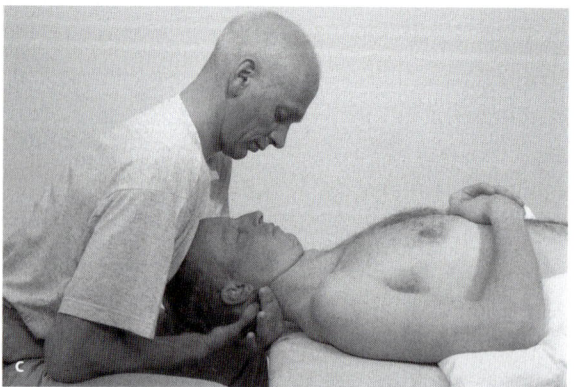

◨ **Abb. 4.40 a–c** Mobilisierende Massage und Feinmobilisation der Kopfgelenke in Extension und Flexion: **a** mobilisierende Massage der Kopfgelenke in Annäherung, **b** mobilisierende Massage der Kopfgelenke in Dehnstellung, **c** Feinmobilisation der Kopfgelenke in Flexion.

Mobilisierende Massage des M. sternocleidomastoideus

Die Kopfgelenkbewegungen eignen sich auch zur mobilisierenden Massage des M. sternocleidomastoideus an seinem Ursprung am Processus mastoideus, wo häufig Druckdolenzen vorliegen. Der Therapeut fasst den Muskel zwischen Daumen und Zeigefinger und massiert ihn während der Extension quer zum Faserverlauf (◘ Abb. 4.41a).

Variante

Kombiniert man die Extensionsbewegung des Kopfes mit einer Lateralflexion rechts konkav zur gleichen Seite und einer Rotation nach links zur Gegenseite, kann die Massage gleichzeitig auf der rechten Seite in **Annäherungsstellung** und auf der linken Seite in **Dehnstellung** durchgeführt werden. Die Richtung der Massage ergibt sich aus der Rotationskomponente (◘ Abb. 4.41b).

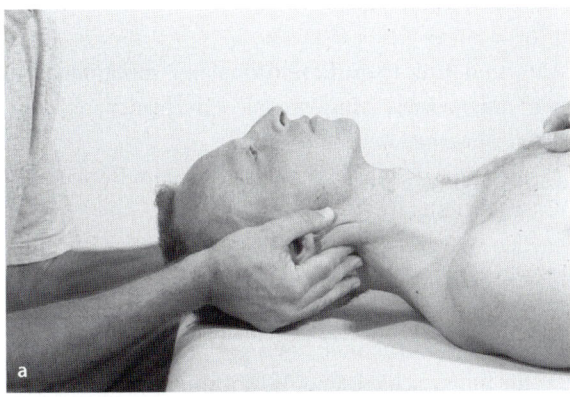

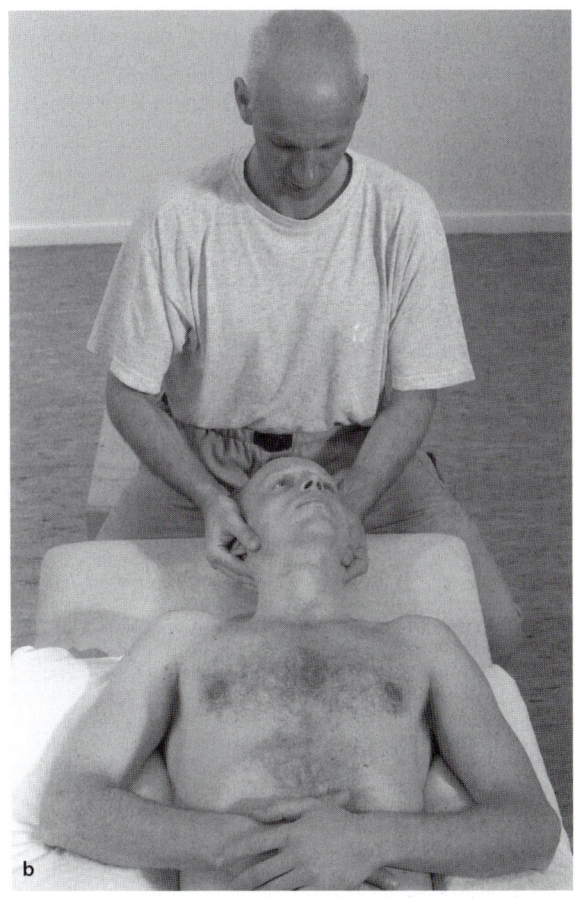

◘ **Abb. 4.41 a,b** Mobilisierende Massage des M. sternocleidomastoideus: **a** während der Extensionsbewegung, **b** mit Kombinationsbewegung Extension, Lateralflexion zur gleichen Seite und Rotation zur Gegenseite.

4

4.5   Bewegungsniveau Schultergürtel

Der Schultergürtel gehört funktionell zum Körperabschnitt Arme. Er hat **gelenkige und muskuläre Verbindungen**
— zum Brustkorb,
— zur Brustwirbelsäule,
— zur Halswirbelsäule,
— zu den Schultergelenken und
— zum Becken.

Wenn die Arme in aufrechter Haltung neben dem Körper hängen, soll der **Schultergürtel auf dem Brustkorb parkiert** (Klein-Vogelbach et al. 2000a) sein. Konstitutionelle und statische Abweichungen von der Norm sowie Beweglichkeitsdefizite in den genannten Bewegungsniveaus verhindern häufig, dass diese Ruhestellung eingenommen werden kann, und bringen die Muskulatur, die die Skapula umgibt, in einen **Daueraktivitätszustand**. Besonders betroffen sind die Muskeln, die den Schultergürtel nach hinten/oben ziehen. **Folgen** sind:
— Druck- und Spannungsschmerzen in der Muskulatur,
— Verlust der dynamischen Stabilisation der Brustwirbelsäule und
— Störung des freien Bewegens der Arme.

Das einleitende **Verschieben des Schultergürtels auf dem Brustkorb** in den drei Körperebenen schult die Wahrnehmungsfähigkeit der Patienten, mindert Abwehrspannungen in der Muskulatur und normalisiert den Spannungszustand der Muskulatur.

> ❗ **Für die spezifische Bearbeitung bestimmter Muskeln/Muskelgruppen werden die Bewegungsrichtungen teilweise modifiziert, um eine optimale Annäherung und Entfernung von Ursprung und Ansatz zu erreichen.**

Aufgrund ihrer **mehrdimensionalen Funktionen** können die meisten Muskeln bei verschiedenen Bewegungen bearbeitet werden.

Ziele der mobilisierenden Massage im Bewegungsniveau Schultergürtel:
— Die Wahrnehmung für das Bewegungsverhalten des Schultergürtels soll verbessert werden,
— die Koordination mit dem angrenzenden Körperabschnitt Brustkorb kann gefördert werden, und
— die Beweglichkeit und das koordinative Zusammenspiel zwischen Schultergürtel und Schultergelenk soll verbessert werden.

Ausgangsstellung

Der Patient liegt in Seitlage. Der Therapeut sitzt hinter dem Patienten und umfasst mit einer Hand flächig die Skapula und mit der anderen Hand von ventral die Schulter des Patienten (◘ Abb. 4.42a).

ℹ Praxis-Tipp

Um das freie Bewegen der Skapula auf dem Brustkorb zu gewährleisten, muss der Therapeut dem Patienten das Gewicht des oben liegenden Armes abnehmen (◘ Abb. 4.42b). Dadurch werden

- außenrotatorische Aktivitäten des Schultergelenkes und retraktorische Aktivitäten des Schultergürtels ausgeschaltet und
- eine Innenrotation im Schultergelenk vermieden, die durch den herabhängenden Unterarm entstehen würde.

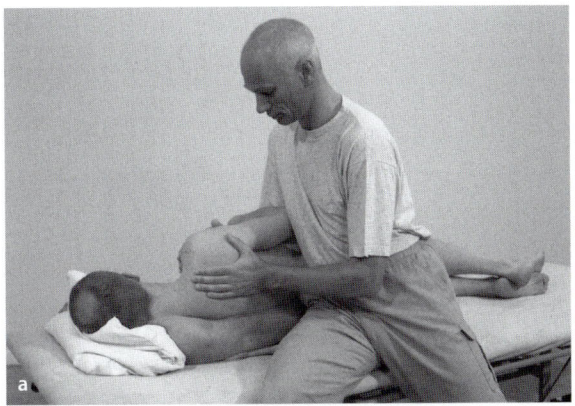 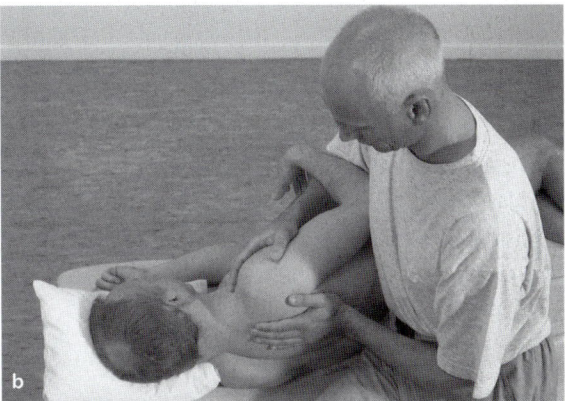

◘ **Abb. 4.42a,b** Mobilisierende Massage am Schultergürtel: **a** Ausgangsstellung, **b** Abnahme des Armgewichtes.

4

4.5.1 Einleitende Bewegungen des Schultergürtels auf dem Brustkorb

Der Therapeut führt den Schultergürtel in allen Ebenen in die **sechs möglichen Bewegungsrichtungen**. Durch eine geeignete Instruktion wird die Bewegung vom Patienten programmiert und der Bewegungsweg nachvollzogen.

- **Bewegung des Schultergürtels in der Frontalebene:** Das Akromion der oben liegenden Seite wird zum Ohr und vom Ohr weg geführt (**◘** Abb. 4.43a, b).
- **Bewegung des Schultergürtels in der Transversalebene:** Die Margo medialis wird zur Wirbelsäule und von dieser weg geführt (**◘** Abb. 4.43c,d).

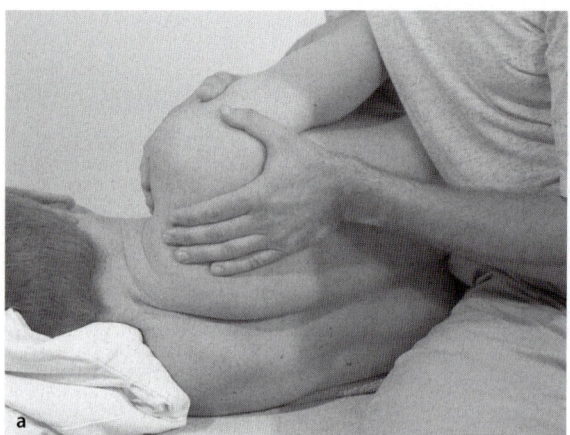

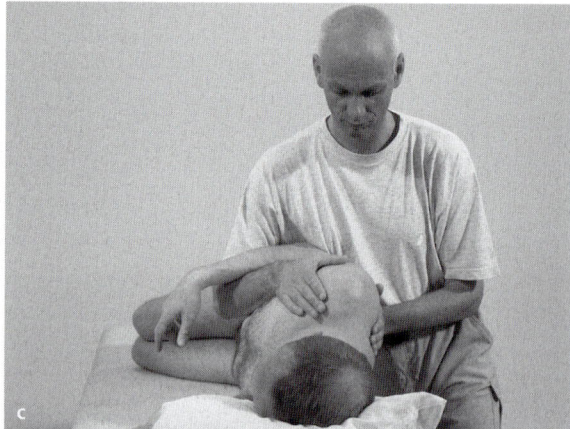

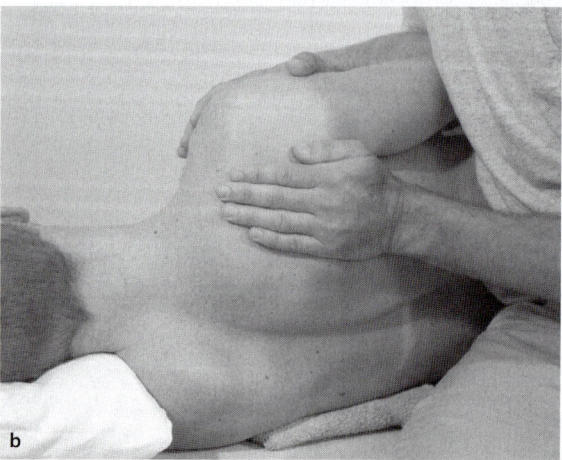

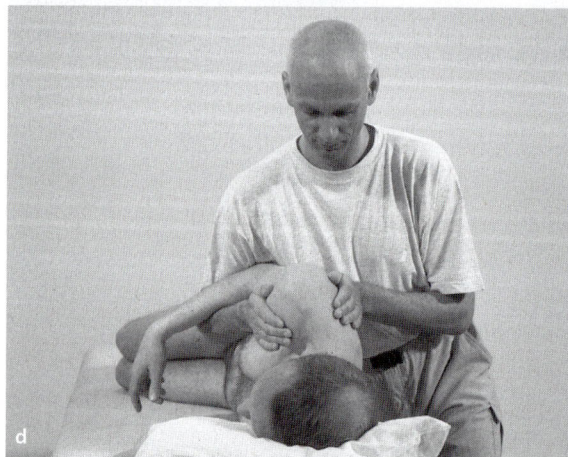

◘ Abb. 4.43 a–d Einleitende Bewegung des Schultergürtels: **a** Elevation, **b** Depression, **c** Retraktion, d Protraktion.

- **Bewegung des Schultergürtels in der Sagittalebene:** Das Akromion wird nach ventral/kaudal in Richtung Bauchnabel und auf dem Rückweg von diesem weg hinter das Ohr geführt (◘ Abb. 4.43e,f).

❗ – Die Bewegungen müssen auf den Schultergürtel begrenzt bleiben. Der Brustkorb darf nicht weiterlaufend mitbewegt werden.
– Es muss auf eine exakte Zentrierung des Humeruskopfes geachtet werden.

ℹ Praxis-Tipp

Das Bewegen des Schultergürtels auf dem Brustkorb ist auch eine gute Behandlungsmöglichkeit bei Problemen im Bereich des Schultergelenks.

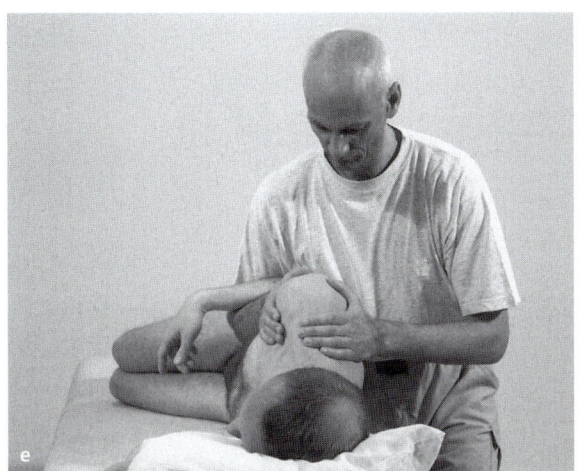 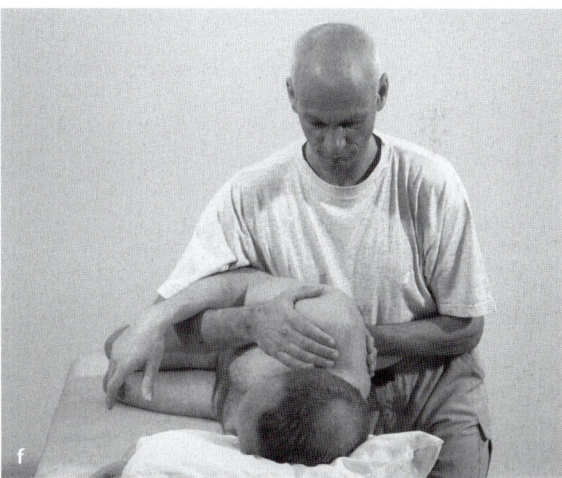

◘ **Abb. 4.43 e–f** Einleitende Bewegung des Schultergürtels: e Ventralrotation, f Dorsalrotation.

4.5.2 Elevation des Schultergürtels

Bewegungsablauf

Der Schultergürtel wird in der Frontalebene bewegt. Das Akromion geht dabei nach kranial/medial. **Folgende Muskeln** werden **angenähert** (◘ Abb. 4.44a,b):

- M. trapezius pars descendens und
- M. levator scapulae.

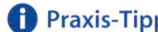 **Praxis-Tipp**

Diese Bewegung ist die **Kombination** aus einer Dreh- und einer Kranialbewegung der Skapula auf dem Brustkorb:

- Wird die **Drehbewegung** betont (◘ Abb. 4.45a), erfährt der M. trapezius pars descendens eine optimale Annäherung,
- bei Betonung der **Kranialkomponente** (◘ Abb. 4.45b) der M. levator scapulae.

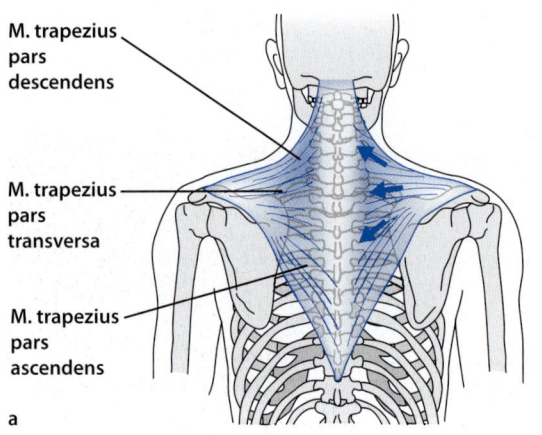
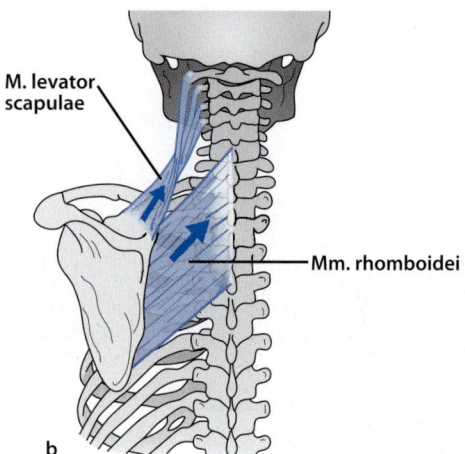

M. trapezius pars descendens

M. trapezius pars transversa

M. trapezius pars ascendens

a

M. levator scapulae

Mm. rhomboidei

b

◘ **Abb. 4.44a,b. a** M. trapezius, **b** M. levator scapulae, Mm. Rhomboidei.

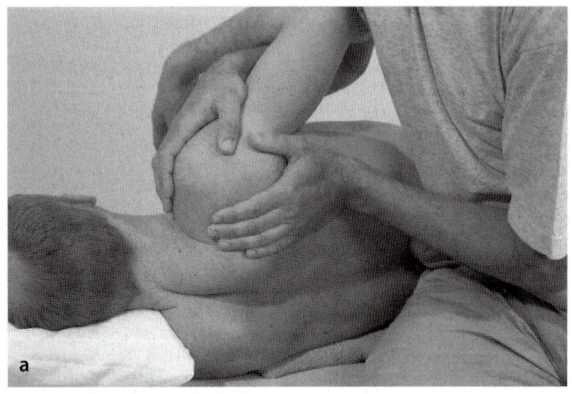
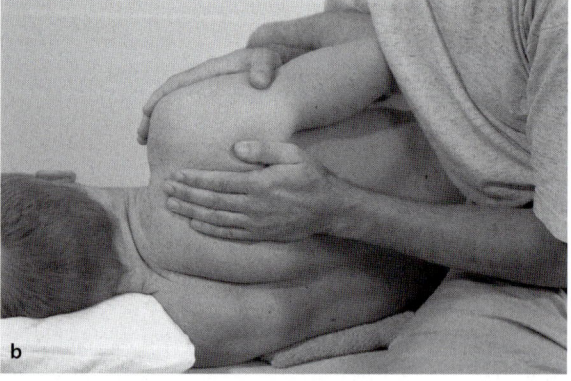

a

b

◘ **Abb. 4.45 a,b** Elevation: **a** Betonung der Drehbewegung, **b** Betonung der Kranialbewegung.

Mobilisierende Massage des M. trapezius pars descendens

Die von ventral an der Schulter greifende Hand führt nach sorgfältigem Einspielen der Bewegung die Manipulation allein weiter fort. Mit der anderen Hand greift der Therapeut den M. trapezius zwischen Schulter und Hals und zieht ihn während der Bewegung quer zum Faserverlauf nach dorsal/kaudal (◨ Abb. 4.46a). Ohne den Griff zu lösen, schiebt er ihn auf dem Rückweg mit dem Handballen wieder zurück.

Reicht der Platz nicht aus, um den Muskel in die Hohlhand zu ziehen, kann er stattdessen zwischen Daumen und Zeigefinger im lumbrikalen Griff bearbeitet werden (◨ Abb. 4.46b).

Variante

Alternativ kann der M. trapezius mit dem gleichen Griff bei der **dorsalrotatorischen Bewegung des Schultergürtels** massiert werden.

Mobilisierende Massage des M. levator scapulae

Mit der ventral an der Schulter fassenden Hand wird die Kranialbewegung der Skapula fortgesetzt. Die andere Hand umgreift von kranial in der Daumen- und Zeigefingergabel den M. levator scapulae am Angulus superior. Dabei liegt der Daumen an der Margo superior und die Zeigefingerkante an der Margo medialis. Mit dem Zeigefingergrundgelenk schiebt der Therapeut während der Kranialbewegung den Muskel quer zum Faserverlauf nach ventral/lateral (◨ Abb. 4.47a,b).

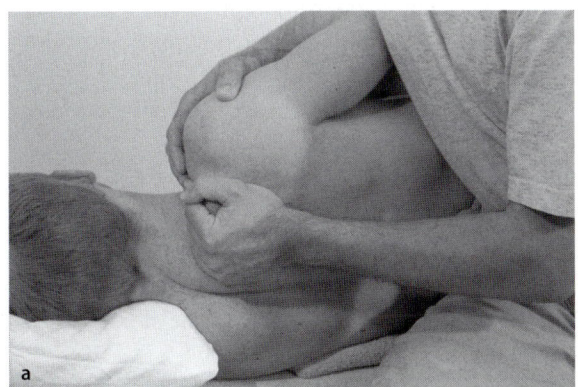

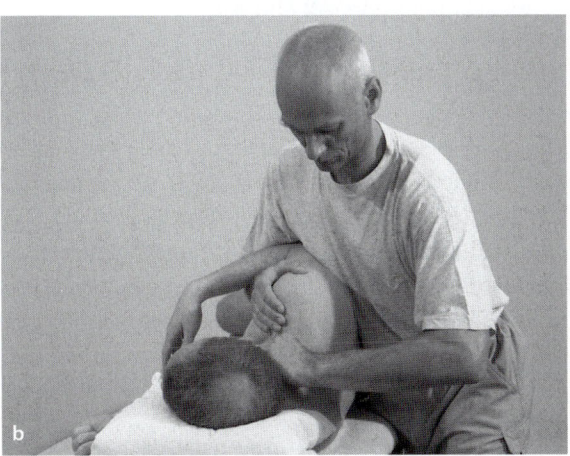

◨ **Abb. 4.46 a,b** Mobilisierende Massage des M. trapezius pars descendens: **a** Hohlhandgriff, **b** lumbrikaler Griff.

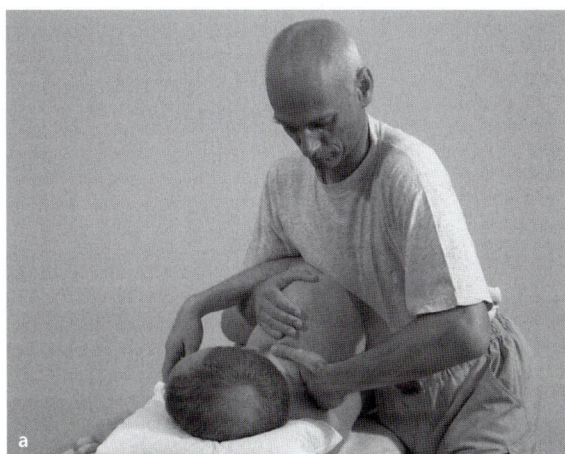

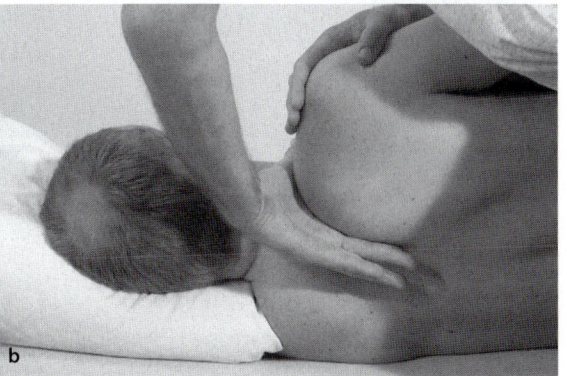

◨ **Abb. 4.47 a,b** Mobilisierende Massage des M. levator scapulae: **a** mit dem Zeigefingergrundgelenk. **b** Detailaufnahme.

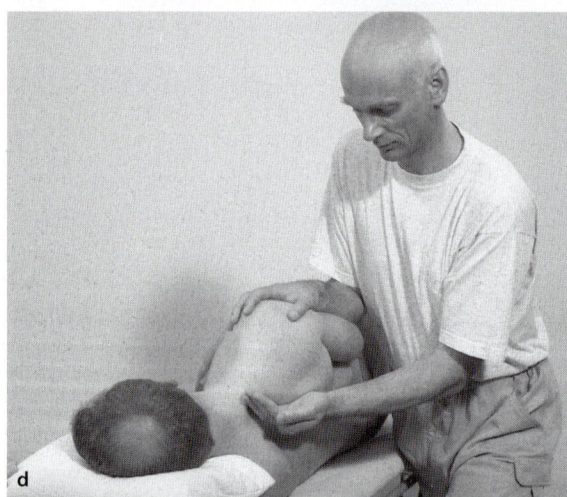

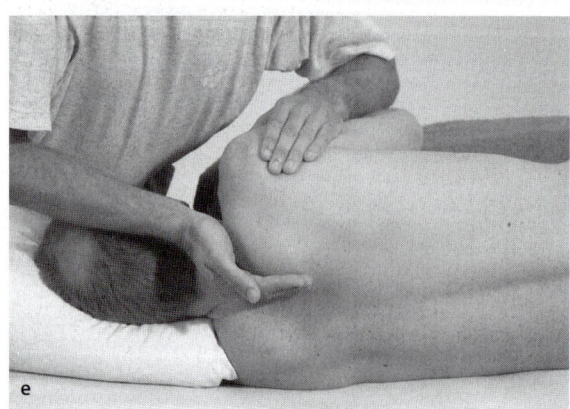

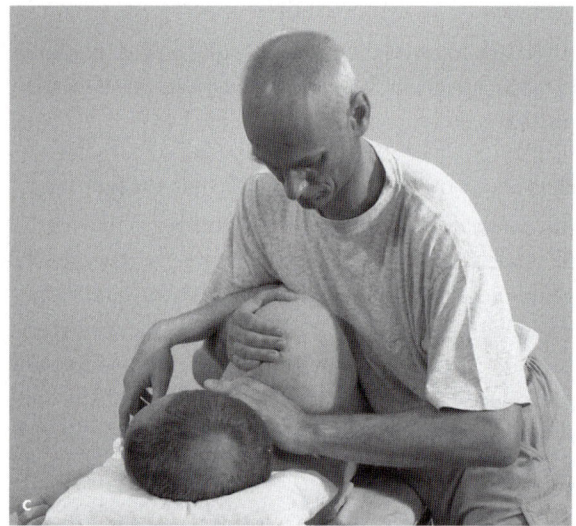

Abb. 4.47 c–e Mobilisierende Massage des M. levator scapulae: **c** mit dem Daumen, **d,e** mit der Kleinfingerkante.

ⓘ Praxis-Tipp

— Die Stellung der Massagehand kann Schwierigkeiten bereiten, hat aber den Vorteil, dass ein Abrutschen vom Muskel während der mobilisierenden Massage nicht möglich ist.

— Alternativ kann der Muskel mit lumbrikalem Griff gefasst und mit dem Daumen nach ventral/lateral verschoben werden (◘ Abb. 4.47c).

— Eine weitere Griffvariante besteht in der Bearbeitung der Sehne mit der Kleinfingerkante. Diese Technik ist weniger anstrengend für die Hand- und Unterarmmuskulatur des Therapeuten, dafür ist der Kontakt mit dem Muskel nicht so intensiv (◘ Abb. 4.47d,e).

Variante

Die mobilisierende Massage des M. levator scapulae kann in Verbindung mit einer **ventralrotatorischen Bewegung des Schultergürtels** (Bewegung in der Sagittalebene) ausgeführt werden.

4.5.3 Depression des Schultergürtels

Bewegungsablauf

Der Schultergürtel wird in der Frontalebene bewegt. Das Akromion geht dabei nach kaudal/lateral. **Folgende Muskeln** werden **angenähert:**

— M. trapezius pars ascendens (◘ Abb. 4.44a) und
— M. latissimus dorsi (◘ Abb. 4.48).

Mobilisierende Massage des M. trapezius pars ascendens

Mit seiner lateral an der Schulter des Patienten liegenden Hand unterstützt der Therapeut die Bewegung des Schultergürtels nach kaudal. Die Massagehand liegt flächig medial der Skapula mit der Zeigefingerkante an der Margo medialis. Durch leichtes Verschieben der Massagehand nach kranial und kaudal, entgegengesetzt der Verschiebung des Schultergürtels, wird der M. trapezius pars ascendens quer zum Faserverlauf mobilisierend massiert (◘ Abb. 4.49a).

Variante

Der M. trapezius pars ascendens kann auch durch eine **dorsalrotatorische Bewegung des Schultergürtels** mobilisierend massiert werden.

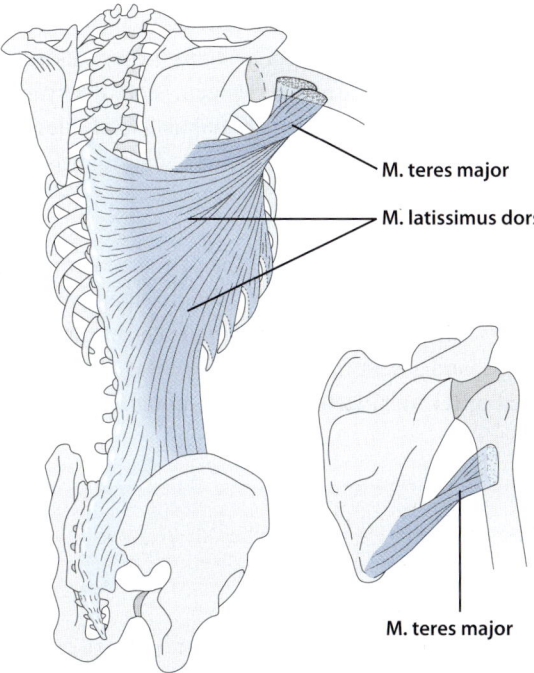

M. teres major

M. latissimus dorsi

M. teres major

▣ Abb. 4.48 M. latissimus dorsi

Mobilisierende Massage des M. latissimus dorsi

Um die kranialen Züge des M. latissimus dorsi zu bearbeiten, liegt die Massagehand am unteren Drittel der Margo medialis. Hier lässt sich die Skapula durch die Schultergürtelverschiebung besonders gut über den Zeigefinger schieben. Die Bearbeitung des Muskels erfolgt ebenfalls durch leichtes Verschieben der Massagehand nach kranial/medial und kaudal/lateral, entgegengesetzt zur Verschiebung des Schultergürtels (▣ Abb. 4.49b).

> **ⓘ Praxis-Tipp**
>
> Wenn die beschriebene Technik Irritationen auslöst, empfiehlt es sich, einleitend den Angulus inferior durch eine kombinierte Depressions-/Retraktionsbewegung von den Rippen zu lösen (▣ Abb. 4.49c).

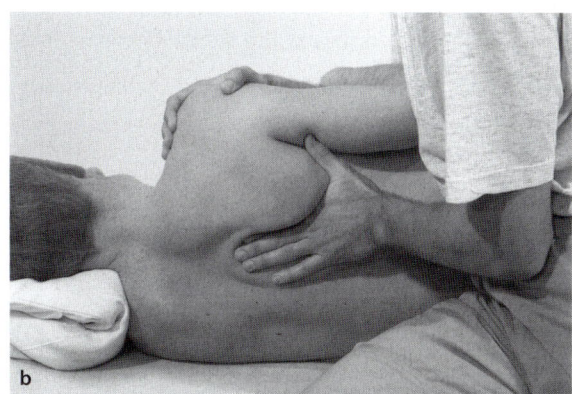

b

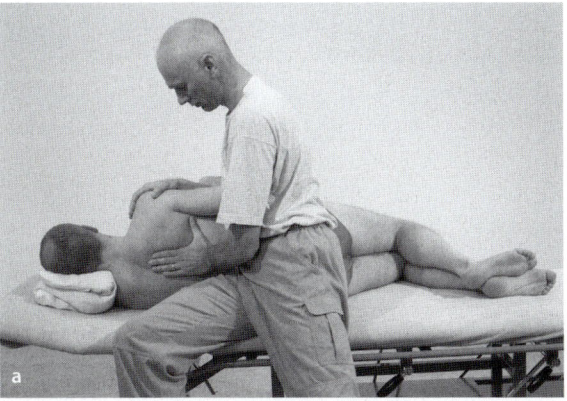

a

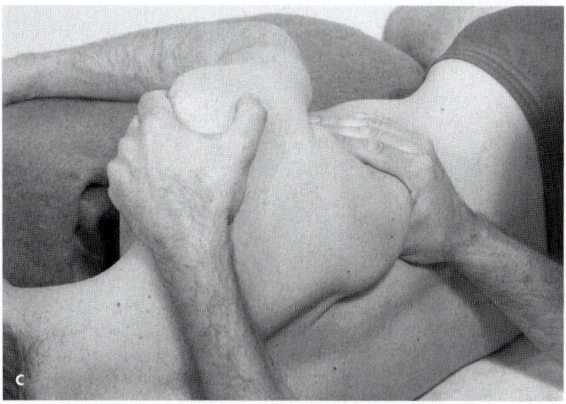

c

▣ Abb. 4.49 a–c Depression: **a** mobilisierende Massage des M. trapezius pars ascendens, **b** mobilisierende Massage des M. latissimus dorsi, **c** Lösen des Angulus inferior.

4.5.4 Retraktion des Schultergürtels

Bewegungsablauf

Der Schultergürtel wird in der Transversalebene nach dorsal/medial bewegt. Die Margo medialis nähert sich der Wirbelsäule, und der Winkel zwischen Skapula und Klavikula wird größer (Klein-Vogelbach et al. 2000a). **Folgende Muskeln** werden **angenähert** (◘ Abb. 4.44a,b):
- Mm. rhomboideus major und minor und
- M. trapezius pars transversa.

Die Retraktion kann durchgeführt werden
- mit Betonung der **Medialbewegung** oder
- mit Betonung der **Dorsalbewegung** des Schultergürtels.

Schultergürtel nach medial

Der Therapeut fasst den Schultergürtel von ventral und dorsal und drückt ihn durch Einsetzen seines Körpergewichts nach unten auf den Brustkorb (◘ Abb. 4.49a,b).

> ❗ Um eine Kompression im Sternoklavikulargelenk zu vermeiden, muss der Schultergürtel einleitend leicht nach dorsal geführt werden.

Anschließend wird der Schultergürtel nach lateral, etwas nach ventral gezogen. Die Margo medialis entfernt sich von den Dornfortsätzen, und der Winkel zwischen Skapula und Klavikula wird kleiner (◘ Abb. 4.50c,d).

Schultergürtel nach dorsal

Mit einer Hand unterstützt der Therapeut die Verschiebung des Schultergürtels nach dorsal. Dabei wird der mediale Schulterblattrand über den Zeigefinger der Massagehand gestülpt. Durch kleine Bewegungen nach kranial und kaudal werden die Rhomboideen und die

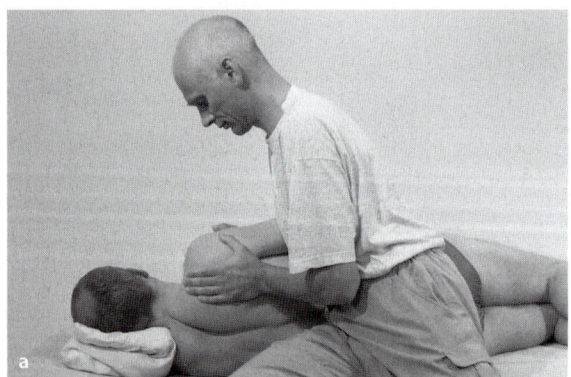
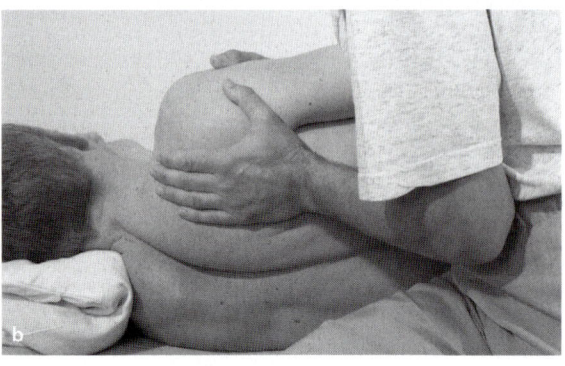
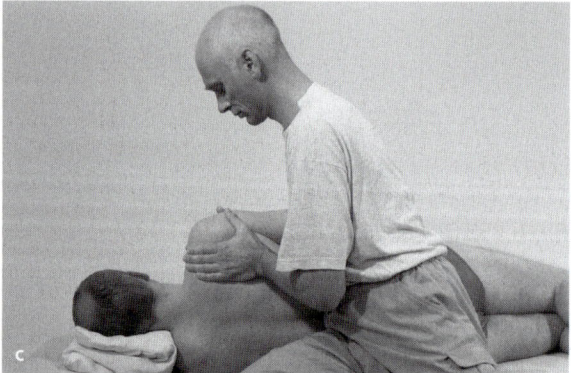
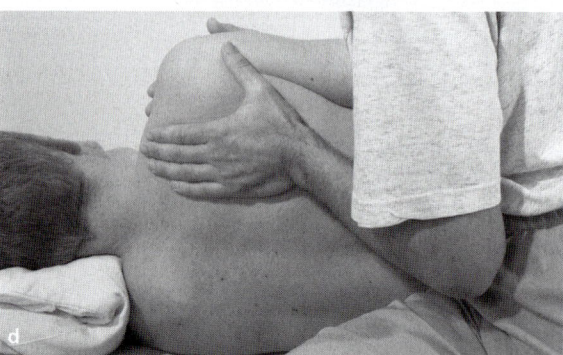

◘ Abb. 4.50 a–d Schultergürtel nach medial und lateral: **a,b** nach medial, **c,d** nach lateral.

Pars transversa des M. trapezius mobilisierend massiert (Abb. 4.51a).

Alternativ kann die »**Sägebewegung**« der Massagehand auch mit der Kleinfingerkante durchgeführt werden (Abb. 4.51b).

ℹ Praxis-Tipp

Patienten mit einem thorakalen Flachrücken sind häufig druckempfindlich zwischen den Schulterblättern, hervorgerufen durch einen erhöhten Spannungszustand der Muskulatur.

Wenn die Massage der Retraktoren Irritationen hervorruft, empfiehlt es sich, einleitend entweder die oben beschriebene Medialbewegung oder die folgende Technik durchzuführen.

Kontraktion und Dehnung der Retraktoren
Ausgangsstellung

Der oben liegende Arm wird auf einem großen Kissen gelagert, sodass während der Dehnung auch die Schulter darauf abgelegt werden kann.

Durchführung

Margo medialis und Dornfortsätze der Brustwirbelsäule werden angenähert, indem der Patient den Brustkorb ein wenig nach vorn in Richtung Bauchlage dreht und der Schultergürtel nach hinten geführt wird. In dieser Stellung gibt der Therapeut an beiden Gelenkpartnern einen Widerstand (Abb. 4.51c). In der anschließenden Lockerungs- und Dehnungsphase werden die Dornfortsätze nach unten geschoben (der Brustkorb dreht leicht zurück), und der Schultergürtel wird nach vorn gezogen und auf dem Kissen abgelegt (Abb. 4.51d). Die Dehnung wird einige Sekunden beibehalten.

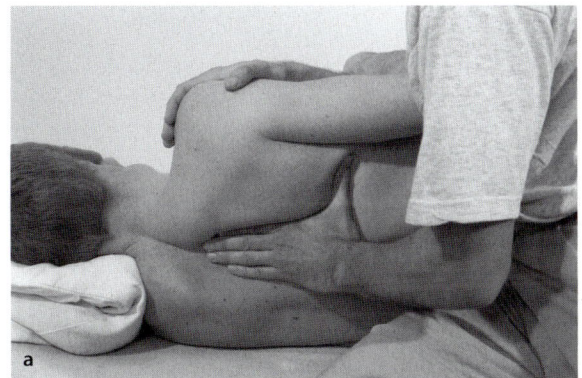
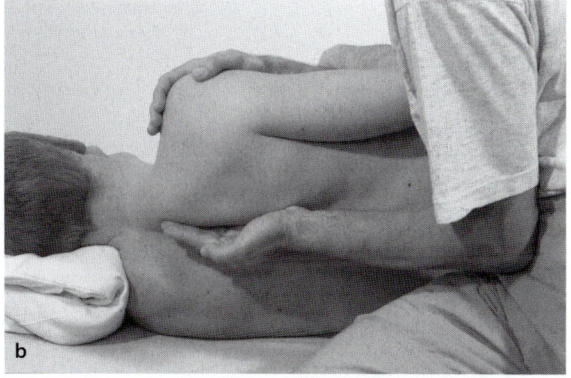
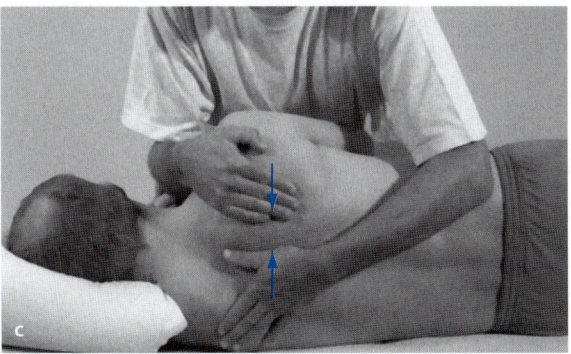
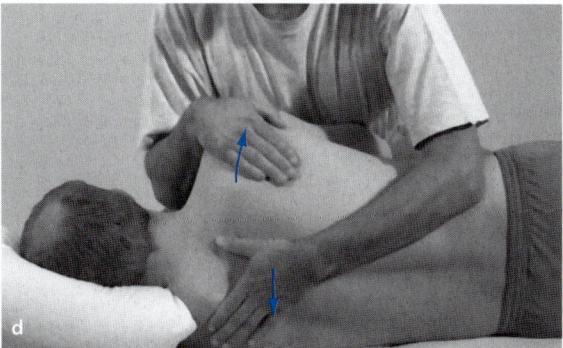

▣ Abb. 4.51 a–d Schultergürtel nach dorsal: **a** mobilisierende Massage der Retraktoren, **b** Massage mit der Kleinfingerkante. **c** Kontraktion der Retraktoren, **d** Dehnung der Retraktoren.

4

4.5.5 Protraktion des Schultergürtels

Ausgangsstellung

Der oben liegende Arm wird auf einem Kissen in bequemer Flexionsstellung von Schulter- und Ellbogengelenk gelagert. Der Therapeut sitzt hinter dem Patienten.

Bewegungsablauf

Der Schultergürtel wird in der Transversalebene nach ventral/medial bewegt. Die Margo medialis geht nach lateral und entfernt sich von der Wirbelsäule. **Folgende Muskeln** werden **angenähert**:

- M. serratus anterior, v. a. pars convergens (◻ Abb. 4.52),
- M. teres major und
- M. pectoralis major.

Mobilisierende Massage des M. serratus anterior

Der Therapeut umfasst den Angulus inferior zwischen Daumen und Zeigefinger. Während die andere Hand die Bewegung des Schultergürtels nach lateral/ventral unterstützt, wird der laterale Schulterblattrand über den Zeigefinger geschoben und der M. serratus anterior durch leichtes Verschieben der Massagehand nach dorsal/etwas nach kranial mobilisierend massiert (◻ Abb. 4.53a).

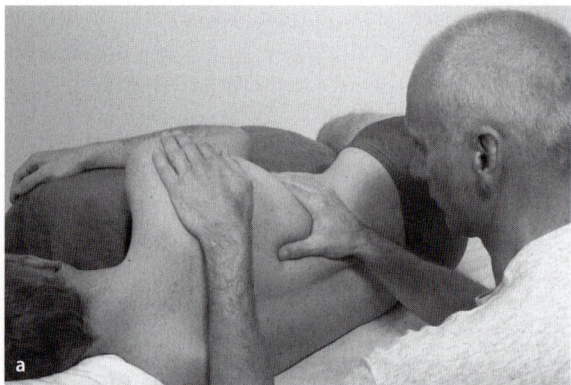

◻ **Abb. 4.53 a–d** Protraktion: **a** mobilisierende Massage des M. serratus anterior

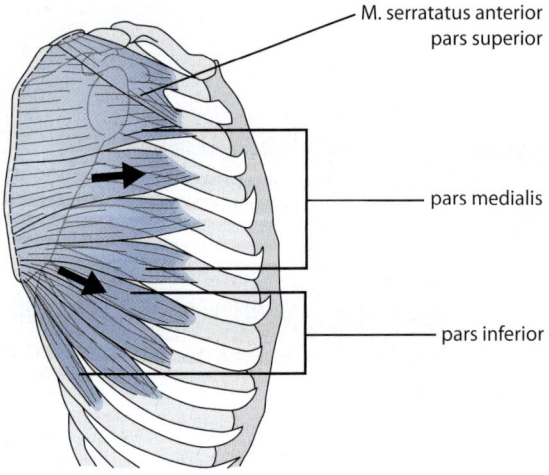

M. serratatus anterior
pars superior

pars medialis

pars inferior

◻ **Abb. 4.52** M. serratus anterior

Alternativ kann der Therapeut vor dem Patienten auf der Behandlungsbank sitzen und den Arm des Patienten auf seinem Oberschenkel lagern. Der Angulus inferior wird entweder zwischen Daumen und Zeigefinger umfasst (■ Abb. 4.53b) oder über die Zeigefingerkante geschoben (■ Abb. 4.53c).

ⓘ Praxis-Tipp

Mit der gleichen Technik können auch der M. teres major und der M. pectoralis major behandelt werden.

Variante: Kombinationsbewegung

Der M. serratus anterior ist der wichtigste Muskel des Schultergürtels für die Armhebung. Bei dieser Bewegung kommt es zu einer Dorsalrotation, Elevation und Protraktion der Skapula, die kombiniert genutzt werden kann, um speziell die Pars convergens des M. serratus anterior im Bereich des Angulus inferior scapulae zu bearbeiten.

Der Arm des Patienten wird in einer vermehrten Flexionsstellung des Schultergelenks auf einem Kissen gelagert. Während der Patient sich vorstellt, den Arm zu heben, führt der Therapeut den Angulus inferior scapulae nach lateral, kranial und ventral. Die Massage erfolgt auf die gleiche Weise, wie oben beschrieben (■ Abb. 4.53d).

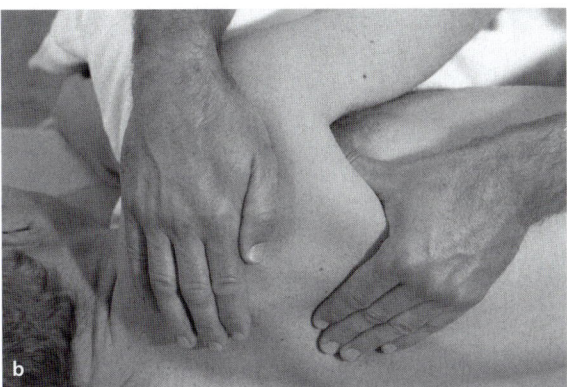

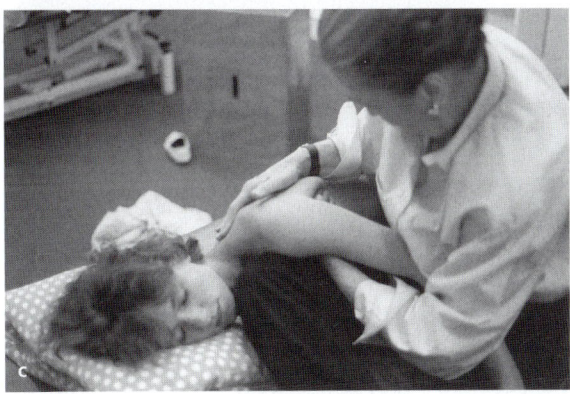

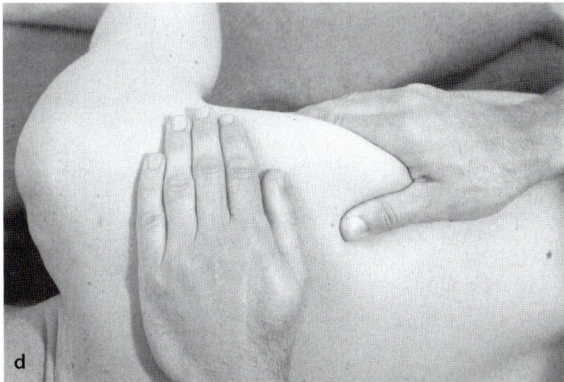

b, c Variante. Therapeut sitzt vor dem Patienten, **d** mobilisierende Massage des M. serratus anterior mit einer Kombinationsbewegung.

4

4.5.6 Ventralrotation des Schultergürtels

Ausgangsstellung

Der Patient liegt in Rückenlage. Der Therapeut hält den Arm des Patienten zwischen Brustkorb und Oberarm und umgreift mit einer Hand von dorsal das Schulterblatt.

Bewegungsablauf

Der Schultergürtel wird in der Sagittalebene bewegt. Das Akromion geht dabei nach ventral/kaudal. Bei der Ventralrotation wird v. a. der M. pectoralis minor angenähert (Abb. 4.54).

Mobilisierende Massage M. pectoralis minor
Massage

Die andere Hand fasst ventral/medial von der Axilla den M. pectoralis minor zwischen Finger und Daumen und massiert ihn während der ventralrotatorischen Bewegung durch leichtes Verschieben nach medial und lateral, quer zum Faserverlauf (Abb. 4.55a, b).

Alternativ kann die Technik auch aus der Seitlage durchgeführt werden (Abb. 4.55c).

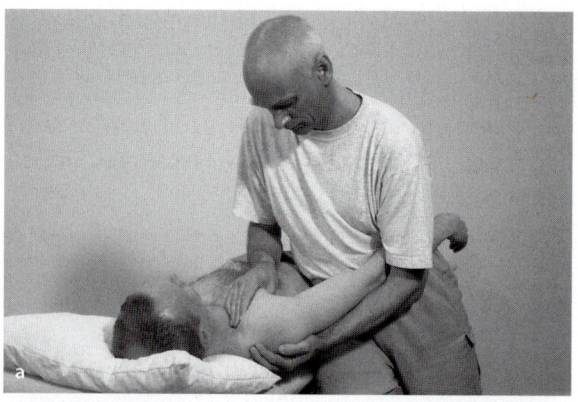

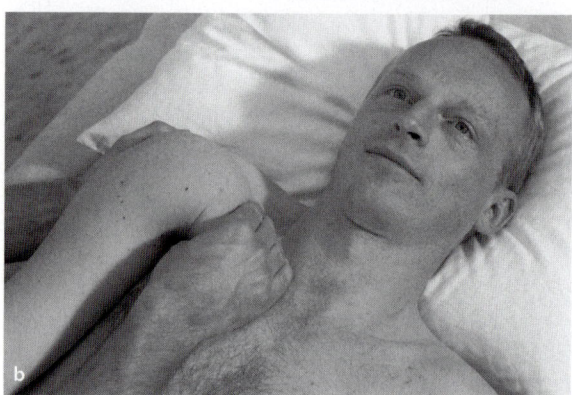

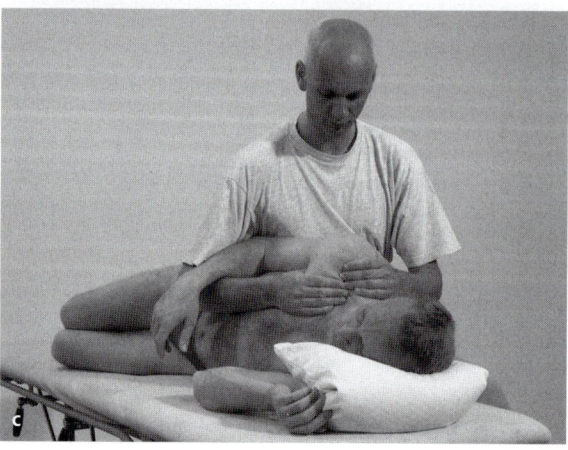

 Abb. 4.55 a–c Ventralrotation: mobilisierende Massage des M. pectoralis minor. **a,b** Ausgangsstellung Rückenlage, **c** Ausgangsstellung Seitlage.

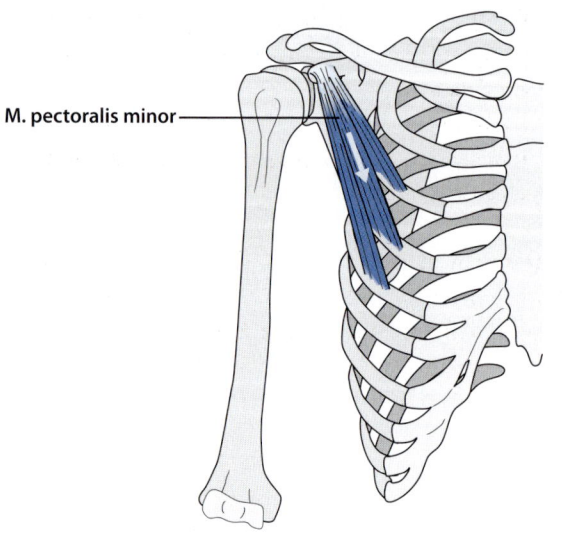

M. pectoralis minor

 Abb. 4.54 M. pectoralis minor

4.5.7 Dorsalrotation des Schultergürtels

Bewegungsablauf

Der Schultergürtel wird in der Sagittalebene bewegt. Das Akromion geht dabei nach dorsal/kranial. Bei der Dorsalrotation werden **folgende Muskeln angenähert**:

- Mm. trapezius pars ascendens und pars descendens sowie
- M. serratus anterior.

> ### ℹ Praxis-Tipp
> Die Beschreibung der mobilisierenden Massage dieser Muskeln erfolgte bereits in ▸ Kap. 4.5.2 und 4.5.3.

4.6 Bewegungsniveau Hüftgelenk

Die Hüftgelenke verbinden den Körperabschnitt Becken mit den Beinen.

> ❗ Da das Becken die Bewegungsausschläge von Hüft- und Lendenwirbelgelenken koordiniert, gibt es einen engen Zusammenhang mit der Behandlung des Bewegungsniveaus Lendenwirbelsäule.

Je nach Lage der Oberschenkellängsachse entstehen unterschiedliche weiterlaufende Bewegungen. Deshalb wird die mobilisierende Massage sowohl in Nullstellung als auch in ±90° Hüftflexion durchgeführt.

Die **Bewegungseinleitung** erfolgt

- vom Becken,
- vom Oberschenkel,
- als Drehpunktverschiebung von den Hüftgelenken.

Die **oberflächlichen Muskeln** können durch die mobilisierende Massage direkt bearbeitet werden. Liegt die ausführende Muskulatur in der Tiefe, erfolgt die Bearbeitung des **gesamten umliegenden Gewebes**.

Ziele der mobilisierenden Massage im Bewegungsniveau Hüftgelenke:

- Die Wahrnehmung für das differenzierte Bewegungsverhalten der Hüftgelenke kann verbessert werden, und
- die Beweglichkeit der Hüftgelenke soll verbessert und der Spannungszustand der Muskulatur normalisiert werden.

Dadurch wird es ermöglicht, eine **ökonomische Haltung** einzunehmen, und es werden die Voraussetzungen für eine **potenzielle Beweglichkeit des Beckens** in Hüft- und Lendenwirbelgelenken geschaffen.

4.6.1 Adduktion und Abduktion im Hüftgelenk

Ausgangsstellung

Der Patient liegt in Rückenlage auf einer Behandlungsbank. Der Therapeut steht seitlich neben dem Patienten.

Bewegungsablauf

Der Patient schiebt alternierend das rechte und das linke Bein in Richtung Fußende, abduktorisch/adduktorisch in den Hüftgelenken und lateralflexorisch in der Lendenwirbelsäule, und setzt so die gewünschte Bewegung in Gang.

Bei der **Abduktion** werden **folgende Muskeln angenähert** (◻ Abb. 4.56a):

- Mm. glutaeus medius und minimus,
- M. tensor fasciae latae,
- M. glutaeus maximus und
- M. piriformis.

Bei der **Adduktion** werden vorrangig angenähert (◻ Abb. 4.56b):

- Mm. adductor magnus, longus und brevis,
- M. gracilis und
- M. pectineus.

Der Therapeut umfasst von lateral das Becken des Patienten und unterstützt die Bewegung.

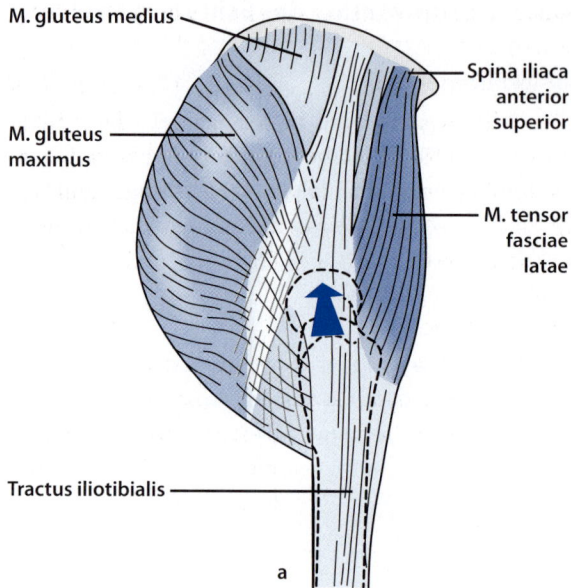

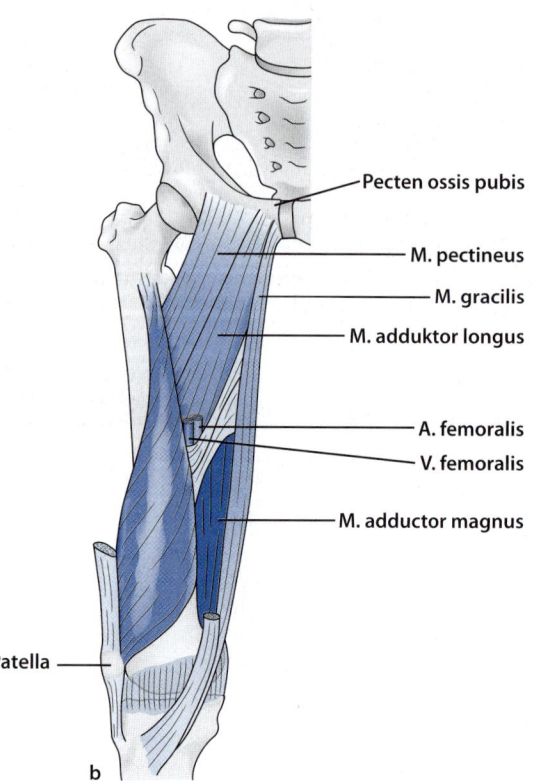

◻ **Abb. 4.56 a,b. a** Abduktoren des Hüftgelenks, **b** Adduktoren des Hüftgelenks

Adduktion des Hüftgelenkes aus der Nullstellung
Massage

Mit Beginn der Massage wechselt eine Hand an die mediale Seite des Oberschenkels und zieht die **Adduktoren** in die Hohlhand. Während der Adduktion wird die Muskulatur durch leichtes Anheben quer zum Faserverlauf walkend bearbeitet. Auf dem Rückweg wird sie wieder heruntergedrückt (◼ Abb. 4.57a,b).

> ℹ **Praxis-Tipp**
>
> Die lateral liegende Hand kann gleichzeitig die Bewegung führen und eine Massage im Bereich der Adduktoren durchführen, indem diese Muskulatur ebenfalls nach oben und unten geführt wird (jeweils entgegengesetzt zu der Bewegung der anderen Hand).

Abduktion des Hüftgelenkes aus der Nullstellung
Massage und Feinmobilisation

Der Therapeut sitzt seitlich neben dem Patienten, seine Hände liegen kranial und kaudal vom Trochanter major an der lateralen Seite des Oberschenkels. Während der Abduktion wird das gesamte umliegende Gewebe walkend zusammengeschoben (◼ Abb. 4.58a,b). Durch einen nach medial gerichteten Druck wird gleichzeitig eine Drehpunktverschiebung stimuliert. Mit dieser Technik können die Muskelansätze am Trochanter major bearbeitet und zusätzlich eine **Feinmobilisation des Gelenkes** erreicht werden.

> ❗ Um die Wirkung zu betonen, kann das Bein schon vor der Bewegung in Abduktion gelagert werden.

Für die **mobilisierende Massage** umfasst die kranial liegende Hand den M. gluteus medius und schiebt ihn mit der Bewegung nach kaudal, etwas ventral (durch ein leichtes Drehen der Hand).

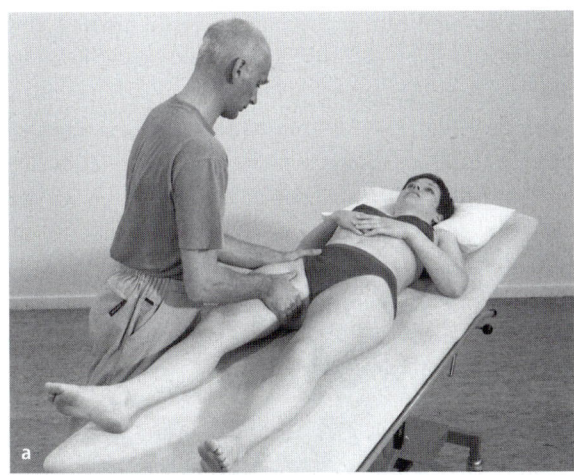

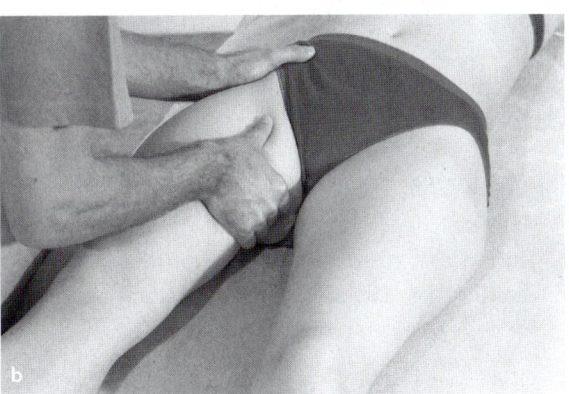

◼ **Abb. 4.57 a,b** Adduktion aus der Nullstellung: mobilisierende Massage der Adduktoren.

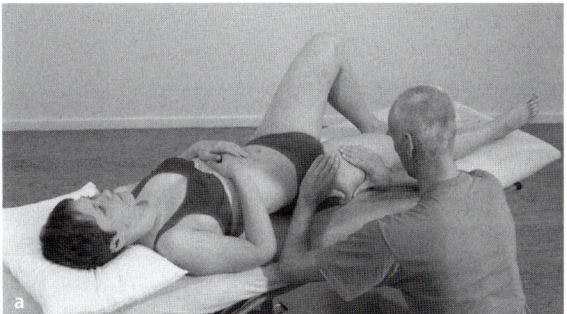

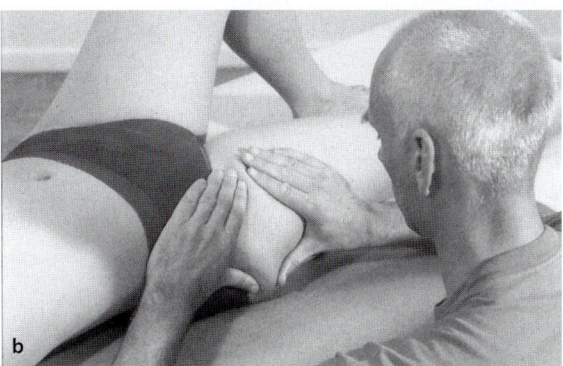

◼ **Abb. 4.58 a,b** Abduktion aus der Nullstellung: mobilisierende Massage und Feinmobilisation.

4

Adduktion des Hüftgelenkes aus der Flexionsstellung, Bewegung von distal

Ausgangsstellung

In Rückenlage ist ein Bein angestellt (das Ausmaß der Hüftflexion ist variabel).

Bewegungsablauf

Das Knie wird alternierend nach medial und lateral bewegt, adduktorisch/innenrotatorisch und abduktorisch/außenrotatorisch im Hüftgelenk vom distalen Gelenkpartner. Dabei rollt der Fuß auf der Behandlungsbank von seiner medialen auf die laterale Seite.

Massage

Der Therapeut sitzt oder steht neben dem angestellten Bein des Patienten und hält es zwischen Arm und Brustkorb. Während eine Hand das Knie nach medial und lateral führt, massiert die andere die Adduktoren im Rhythmus der Bewegung quer zum Faserverlauf (◘ Abb. 4.59).

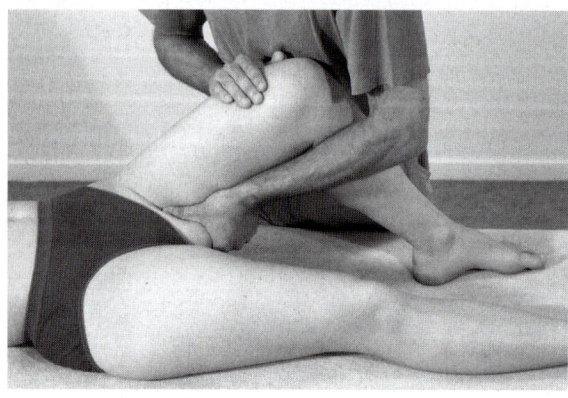

◘ **Abb. 4.59** Mobilisierende Massage der Adduktoren bei angestelltem Bein.

Abduktion und Adduktion des Hüftgelenkes aus ±90° Flexionsstellung

Ausgangsstellung

In Seitlage wird das oben liegende Bein in ca. 80° Hüft- und Knieflexion auf einem Kissen gelagert, das untere annähernd in Nullstellung.

Bewegungsablauf

Der Patient schiebt das oben liegende Knie alternierend nach vorn und hinten. Dabei bewegt sich das obere Hüftgelenk transversalabduktorisch/-adduktorisch, das untere Hüftgelenk und die Brustwirbelsäule bewegen sich rotatorisch.

Massage

Eine Hand des Therapeuten liegt auf der Glutäalmuskulatur und unterstützt die Bewegungen des Beckens nach vorn und hinten. Die andere Hand umfasst den Oberschenkel kaudal des Trochanter major mit der Daumen- und Zeigefingergabel. Bewegt sich das oben liegende Knie nach ventral, nähern sich die **Abduktoren** an und werden dabei walkend zusammengeschoben. Auf dem Rückweg ziehen die Hände sie wieder auseinander (◘ Abb. 4.60a, b).

> ❗ Der Therapeut kann mit dem gleichen Handgriff auch gezielt das Gewebe um den Trochanter major bearbeiten.

Die mobilisierende Massage der **Adduktoren** findet während der Rückwärtsbewegung des Beckens statt. Der Therapeut umfasst den Oberschenkel von innen und zieht die Muskulatur nach ventral/lateral. Mit dieser Technik kann die gesamte Muskulatur medial am Oberschenkel massiert werden (◘ Abb. 4.60c).

> ℹ **Praxis-Tipp**
>
> Da neben den Mm. glutaeus medius und minimus auch der M. glutaeus maximus an der Bewegung der transversalen Abduktion beteiligt ist, kann die Massage auch an diesem Muskel erfolgen.

Feinmobilisation

Für die spezifische Feinmobilisation wird das Bein mit in die Bewegung einbezogen und die **Drehpunktverschiebung** betont. Der Therapeut steht vor dem Patienten und hält dessen oben liegendes Bein. Den Unterschenkel hat er an seinen Brustkorb gelehnt. Die Höhe der Behandlungsbank wird so eingestellt, dass sich das Bein bereits in der Ausgangsstellung in transversaler Abduktion befindet.

Während der Patient das Knie nach vorn bewegt, schiebt der Therapeut mit seiner Kleinfingerkante den Trochanter major nach ventral/medial und bearbeitet gleichzeitig das umliegende Gewebe (◘ Abb. 4.60d).

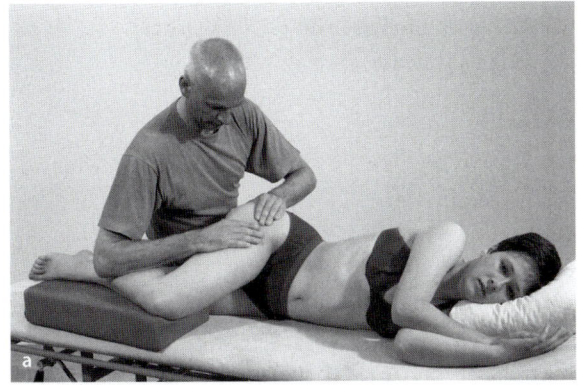
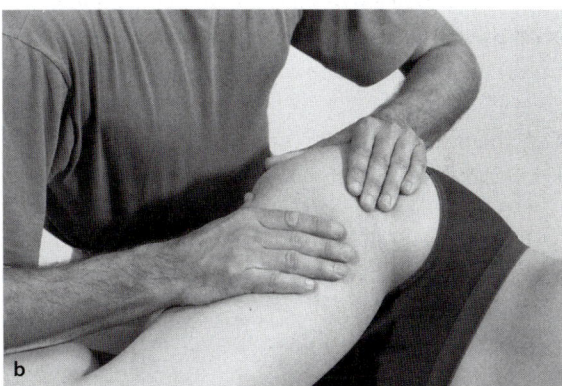
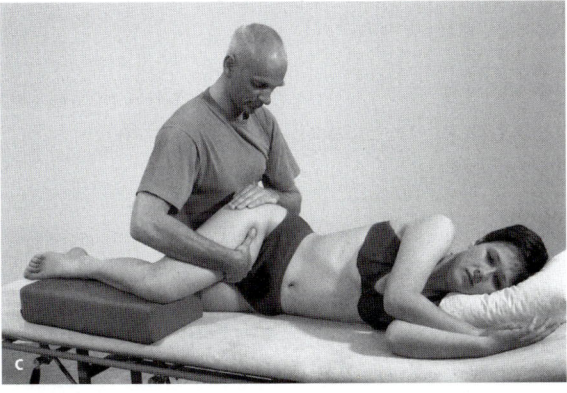
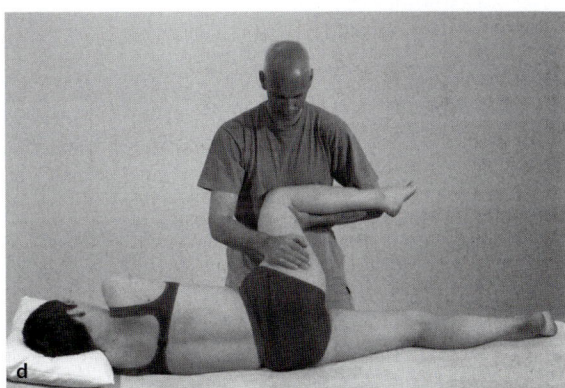

◘ **Abb. 4.60 a–d** Abduktion und Adduktion aus 90° Flexionsstellung: **a,b** mobilisierende Massage der Abduktoren, **c** mobilisierende Massage der Adduktoren, **d** Feinmobilisation der transversalen Abduktion.

4

4.6.2 Flexion und Extension im Hüftgelenk

Ausgangsstellung

Der Patient liegt in Seitlage auf einer Behandlungsbank. Je nach Lernziel variiert die Flexionsstellung der Hüftgelenke. Die mobilisierende Massage kann aus einer entspannten **Mittelstellung** oder in einer **Annäherungsstellung** durchgeführt werden.

> ❗ Wenn die mobilisierende Wirkung im Vordergrund steht, werden die Hüftgelenke annähernd endgradig eingestellt. Es müssen Bewegungstoleranzen in die geplante Richtung vorhanden sein.

Der Therapeut sitzt hinter dem Patienten in dem Winkel zwischen dessen Oberschenkel und Unterschenkel.

Bewegungsablauf

Die flexorischen und extensorischen Bewegungsausschläge erfolgen durch Bewegungen des Beckens und durch Drehpunktverschiebung.

Bei der **Flexion** bewegen sich die rechte/linke Spina iliaca anterior superior in der Sagittalebene nach ventral/kaudal und der Drehpunkt (Trochanter major) nach dorsal. **Folgende Muskeln** werden **angenähert** (◘ Abb. 4.61a):

- M. iliopsoas,
- M. sartorius,
- M. rectus femoris und
- M. tensor fasciae latae.

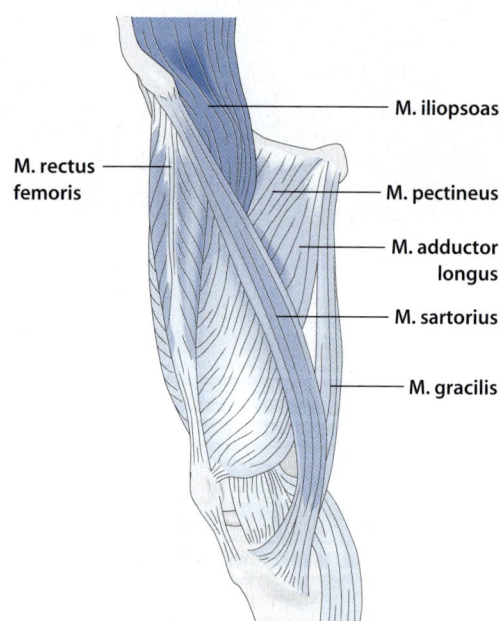

M. rectus femoris

M. iliopsoas

M. pectineus

M. adductor longus

M. sartorius

M. gracilis

◘ **Abb. 4.61 a** Flexoren des Hüftgelenks

Bei der **Extension** gehen die beiden Spinae iliacae nach dorsal/kranial und der Drehpunkt nach ventral. **Angenähert** werden (■ Abb. 4.61b):

— M. glutaeus maximus,
— Ischiokruralmuskulatur und
— Mm. glutaeus medius und minimus.

Die Hände des Therapeuten liegen flächig auf dem Becken und unterstützen die Bewegung.

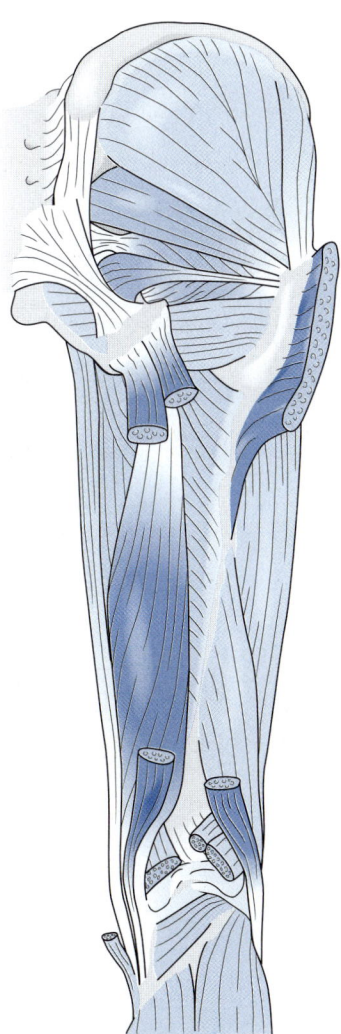

■ **Abb. 4.61 b** Extensoren des Hüftgelenks

Flexion im Hüftgelenk

Massage

Die Massage kann an der angenäherten und an der gedehnten Muskulatur durchgeführt werden. Der Therapeut greift die (oberflächlichen) Flexoren des Hüftgelenkes mit seiner Hohlhand. Während der Flexion wird die Muskulatur mit dem Kleinfingerballen nach lateral/dorsal gezogen. Die andere Hand unterstützt die Beckenbewegung und kann zusätzlich den M. glutaeus maximus in der Verlängerung bearbeiten (◘ Abb. 4.62a).

Auf dem Rückweg können beide Muskelgruppen mit dem gleichen Griff in ihrer Verlängerung bzw. Verkürzung bearbeitet werden (◘ Abb. 4.62b).

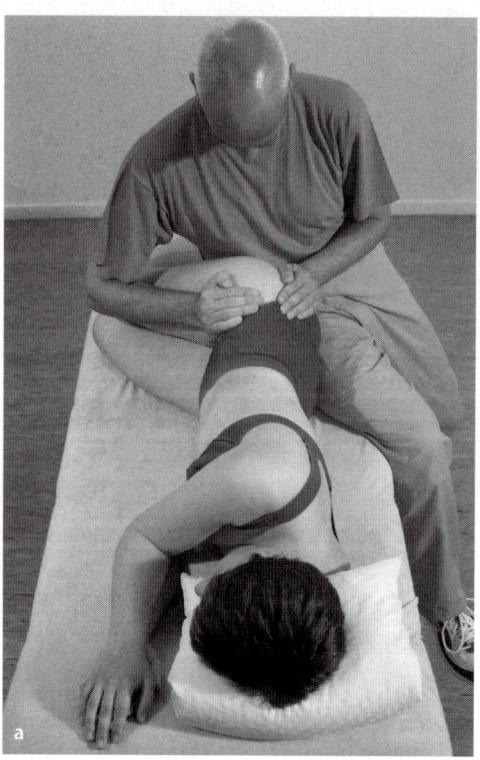 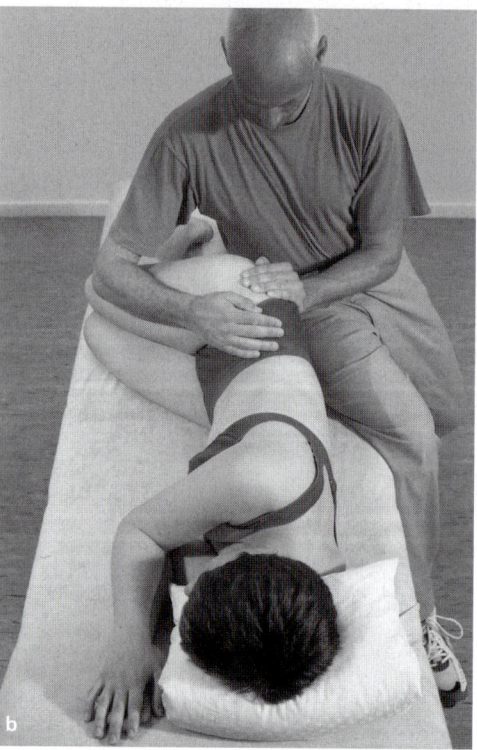

◘ **Abb. 4.62 a,b** Flexion im Hüftgelenk: **a** mobilisierende Massage der Flexoren in Annäherung und der Extensoren in Dehnstellung, **b** mobilisierende Massage auf dem Rückweg.

Variante

Der Therapeut sitzt vor dem Patienten. Mit beiden Händen umfasst er von ventral die Flexoren in der Leistengegend. Während der Bewegung schiebt er die Muskulatur walkend zusammen und hebt sie gleichzeitig mit den Daumen nach lateral an. Auf dem Rückweg zieht er sie mit dem gleichen Griff wieder auseinander (◘ Abb. 4.62c, d).

Feinmobilisation

Bei der Feinmobilisation wird die **Drehpunktverschiebung des Hüftgelenks** betont. Der Therapeut umfasst mit seinen Händen den Trochanter major und schiebt diesen während der Flexion mit seinen Daumen nach dorsal. Auf dem Rückweg zieht er ihn mit den Fingern nach ventral zu sich hin (◘ Abb. 4.62e). Das gelenknahe Bearbeiten des Gewebes um den Trochanter major während der Drehpunktverschiebung wirkt verstärkt mobilisierend. Zusätzlich kann der Therapeut mit seinem Unterarm die Flexion des Oberschenkels betonen (► Kap. 3, »Widerlagernde Mobilisation«).

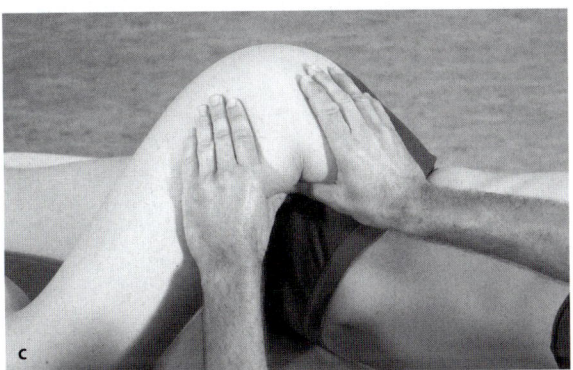

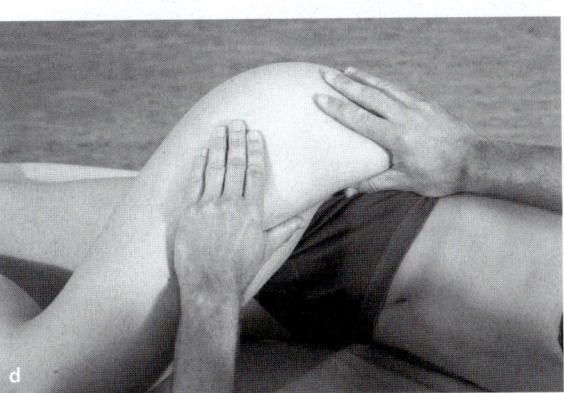

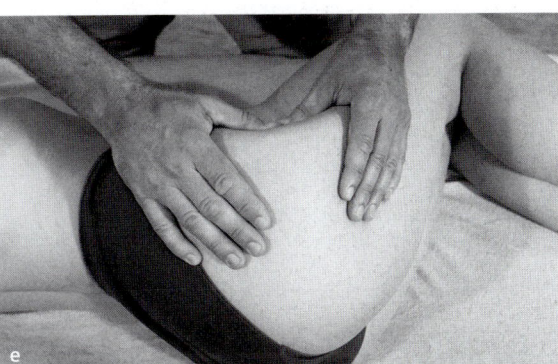

◘ **Abb. 4.62 c–e** Flexion im Hüftgelenk: **c** mobilisierende Massage der Flexoren in Annäherung, **d** mobilisierende Massage der Flexoren in Dehnstellung, **e** Feinmobilisation.

4

Extension im Hüftgelenk

Für die Feinmobilisation und die mobilisierende Massage aus der annähernden Nullstellung steht der Therapeut hinter dem Patienten. Seine Hände liegen an der lateralen Seite des Oberschenkels und Beckens (◘ Abb. 4.63a). Die proximal liegende Hand unterstützt die extensorische Bewegung des Beckens im Hüftgelenk und massiert gleichzeitig den M. glutaeus maximus (◘ Abb. 4.63b).

Feinmobilisation

Bei der Feinmobilisation greifen die Hände das Gewebe um den Trochanter major und schieben diesen mit den Daumen nach ventral, während die Finger das ventral liegende Gewebe auseinander ziehen (◘ Abb. 4.63c). Gleichzeitig kann die kaudal liegende Hand die extensorische Bewegung des Oberschenkels unterstützen.

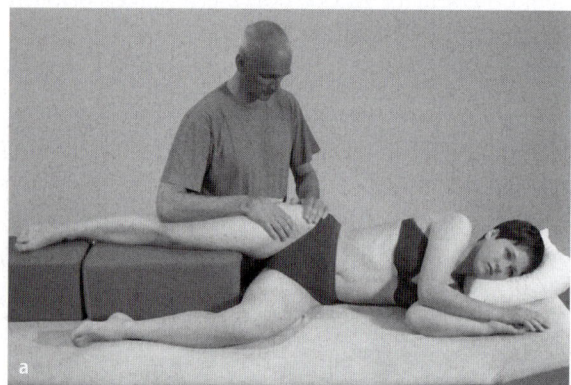

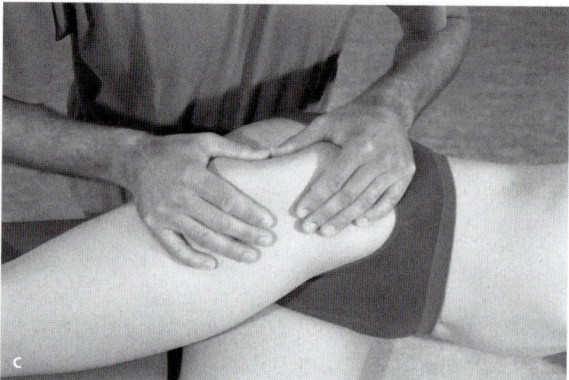

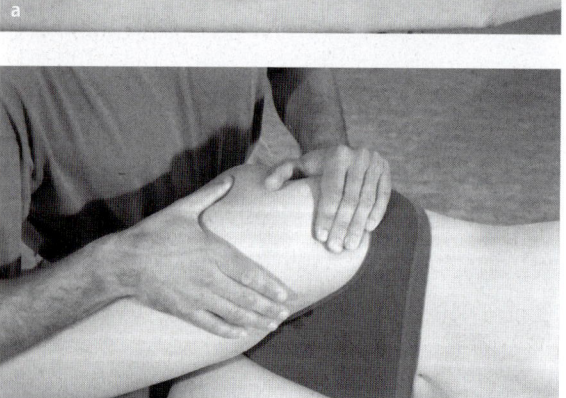

◘ **Abb. 4.63 a–c** Extension im Hüftgelenk: **a** Ausgangsstellung, **b** mobilisierende Massage der Extensoren, **c** Feinmobilisation.

4.6.3 Rotation im Hüftgelenk

Das Hüftgelenk kann aus der Nullstellung oder aus 90° Flexion rotatorisch bewegt und mobilisierend massiert werden.

> ℹ️ **Praxis-Tipp**
>
> Da sich die Techniken für die Innen- und Außenrotation teilweise unterscheiden, werden sie jeweils gesondert beschrieben.

Innenrotation im Hüftgelenk aus der Nullstellung

Es gibt keinen Muskel, dessen Hauptfunktion die Innenrotation des Hüftgelenks ist. Zu den **innenrotatorisch wirkenden Muskeln** gehören

- M. tensor fasciae latae,
- Mm. glutaeus medius und minimus sowie
- in 90° Flexion M. glutaeus maximus und M. piriformis.

> ❗ Aufgrund der häufigen Bewegungseinschränkungen in die Innenrotation steht bei den im Folgenden vorgestellten Techniken die Feinmobilisation mit ergänzender Bearbeitung der Muskulatur im Vordergrund.

Ausgangsstellung

In Seitlage befinden sich Hüft- und Kniegelenk des unten liegenden Beines annähernd in Nullstellung, das obere Bein ist in ca. 80° Flexion und leichter transversaler Adduktion gelagert. Der Therapeut steht hinter dem Patienten (◻ Abb. 4.64a).

Bewegungsablauf

Mit seiner am Becken liegenden Hand unterstützt der Therapeut die Bewegung des oberen Knies nach vorn. Dabei bewegt sich das untere Hüftgelenk innenrotatorisch vom proximalen Gelenkpartner.

Feinmobilisation und Massage

Mit der anderen Hand umfasst der Therapeut den Oberschenkel des unten liegenden Beins nahe der Leiste und zieht das Gewebe des Oberschenkels nach dorsal/medial (◻ Abb. 4.64a,b). Da die Massagebewegung gleichzeitig eine Innenrotation des Hüftgelenks veranlasst, findet neben der mobilisierenden Massage eine Feinmobilisation statt.

Variante

Der Patient liegt in Rückenlage auf einer Behandlungsbank. Der Therapeut manipuliert am leicht abduziert liegenden Oberschenkel des Patienten die innenrotatorische Bewegung des Hüftgelenkes vom distalen Gelenkpartner. Mit seiner Massagehand umgreift er den M. tensor fasciae latae zwischen Spina iliaca anterior superior und Trochanter major und schiebt während der Bewegung den Muskel mit der Hohlhand quer zum Faserverlauf nach ventral/medial (◻ Abb. 4.64c).

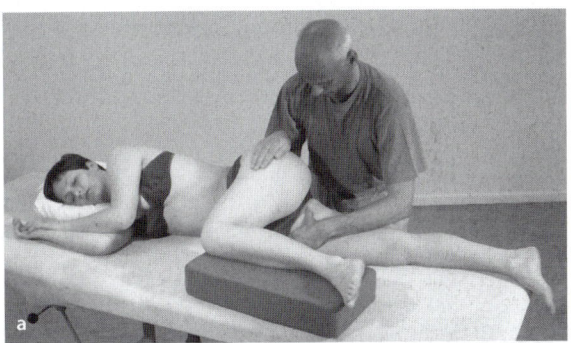

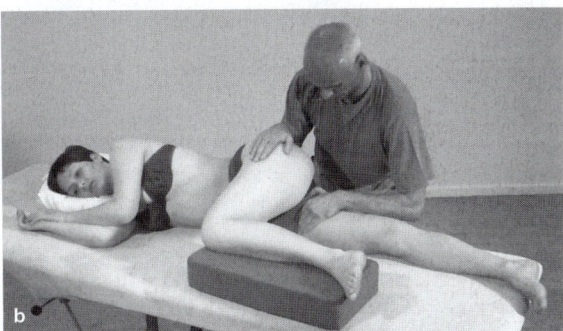

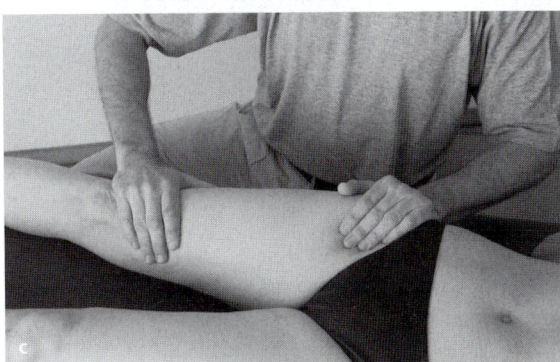

◻ **Abb. 4.64 a–c** Innenrotation im Hüftgelenk aus der Nullstellung: Feinmobilisation und mobilisierende Massage in **a** Annäherung, **b** Dehnung. **c** Variante in Rückenlage.

4

Innenrotation im Hüftgelenk aus ±90° Flexionsstellung

Ausgangsstellung

In Seitlage liegen beide Beine in ca. 80° Hüft- und Knieflexion.

Bewegungsablauf

Der Therapeut unterstützt die Bewegung des oben liegenden Beckenkamms in der Frontalebene nach kaudal/medial. Dabei bewegen sich das obere Hüftgelenk innenrotatorisch, das untere Hüftgelenk außenrotatorisch und die Lendenwirbelsäule lateralflexorisch (der Bewegungsablauf ist ausführlich in ▶ Kap. 4.2.1, »Lateralflexion in der Lendenwirbelsäule«, beschrieben).

Massage

Mit seiner Massagehand greift der Therapeut den M. tensor fasciae latae unterhalb seines Ursprungs zwischen Spina iliaca anterior superior und Trochanter ma-

jor und zieht ihn in seine Hohlhand. Während der Bewegung wird der angenäherte Muskel quer zum Faserverlauf nach dorsal gezogen (◘ Abb. 4.65a,b) und auf dem Rückweg wieder mit dem Handballen nach ventral geschoben.

Mit der gleichen Bewegung können auch die Mm. glutaeus medius und/oder glutaeus maximus bearbeitet werden. Diese Muskeln werden in der Annäherung von der Massagehand nach lateral/ventral geschoben (◘ Abb. 4.65c).

❶ Praxis-Tipp

Das Becken darf durch den Zug der Massagehand nicht von seiner Bewegungsrichtung abgelenkt werden.

Variante

Der Patient liegt in Bauchlage nahe der Längskante der Behandlungsbank. Das zu behandelnde Bein hängt

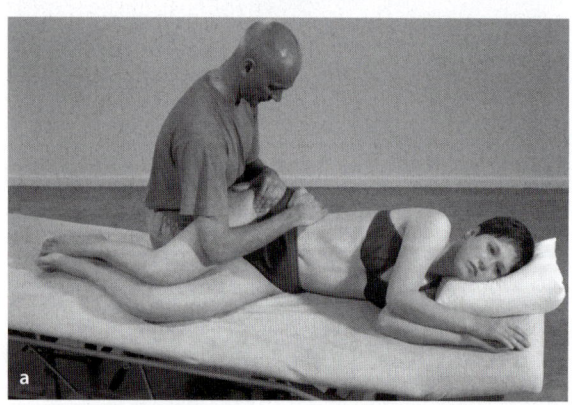

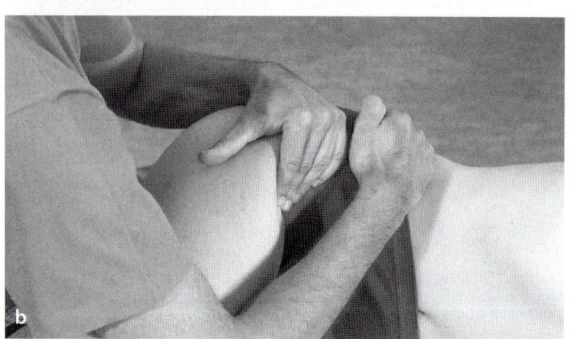

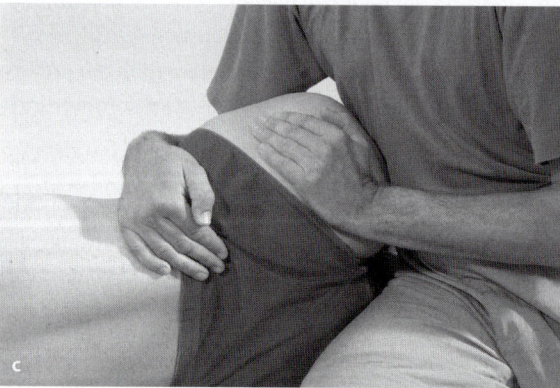

◘ **Abb. 4.65 a–c** Innenrotation im Hüftgelenk aus 90° Flexionsstellung: **a,b** mobilisierende Massage des M. tensor fasciae latae, **c** mobilisierende Massage der Glutäalmuskulatur

über die Kante der Bank herab, Hüft- und Kniegelenk sind ca. 90° flektiert. Der Unterschenkel ist auf einer Kiste gelagert, die auf dem Boden steht.

Der Therapeut steht kaudal vom Becken des Patienten und fixiert den Unterschenkel mit seinen Beinen.

Mit dem diagonal über dem Becken liegenden Unterarm und der Hand am gleichseitigen Beckenkamm unterstützt der Therapeut die Bewegung des Beckens. Die Massagehand greift in die Leiste des Patienten und zieht den Muskelbauch des M. tensor fasciae latae in seine Hohlhand. Während der Innenrotation wird der Muskel quer zum Faserverlauf nach lateral/dorsal gezogen und mobilisierend massiert (☐ Abb. 4.66a).

> **ⓘ Praxis-Tipp**
>
> Alternativ kann auch aus dieser Ausgangsstellung die Massage am M. gluteus medius oder maximus durchgeführt werden (☐ Abb. 4.66b).

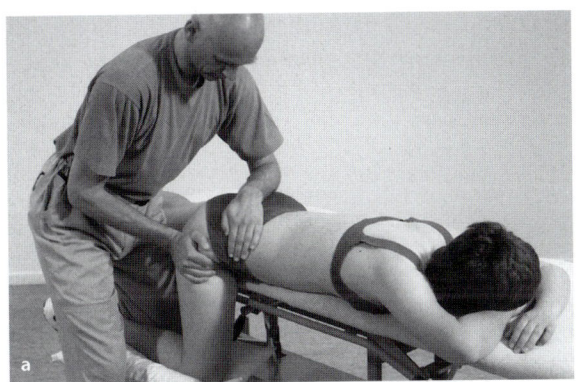

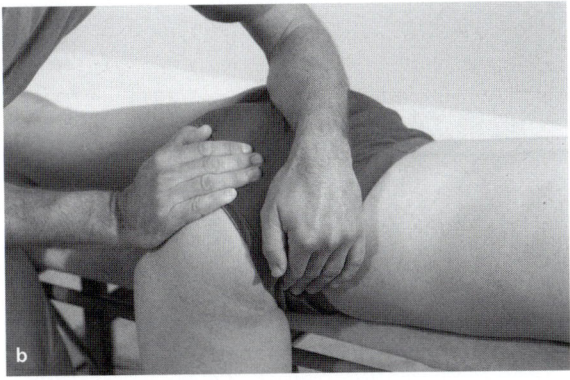

☐ **Abb. 4.66 a,b** Innenrotation im Hüftgelenk aus 90° Flexionsstellung, Variante der mobilisierenden Massage: **a** M. tensor fasciae latae, **b** Glutäalmuskulatur.

Außenrotation im Hüftgelenk aus der Nullstellung

Zu den außenrotatorisch wirkenden Muskeln gehören unter anderen:

- M. glutaeus maximus,
- Mm. glutaeus medius und minimus,
- die Adduktoren und
- die pelvi-trochantäre Muskulatur (☐ Abb. 4.67).

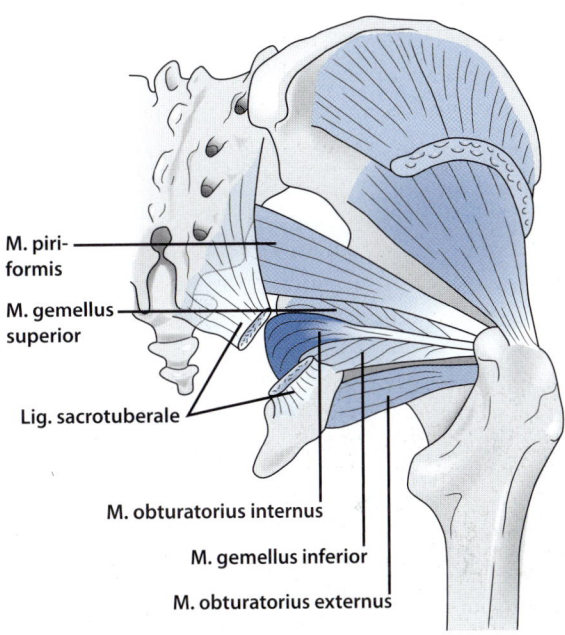

M. piri-formis

M. gemellus superior

Lig. sacrotuberale

M. obturatorius internus

M. gemellus inferior

M. obturatorius externus

☐ **Abb. 4.67** Pelvi-trochantäre Muskulatur.

4

Ausgangsstellung

In Seitlage liegen Hüft- und Kniegelenk des oben liegenden Beines annähernd in Nullstellung, das untere Bein in ca. 90° Flexionsstellung. Der Therapeut steht hinter dem Patienten.

Bewegungsablauf

Die Außenrotation kann von beiden Gelenkpartnern durchgeführt werden. Entweder wird die oben liegende Beckenseite nach ventral/medial geführt, oder der Oberschenkel dreht nach außen (◘ Abb. 4.68a,b).

Massage und Feinmobilisation

Die Hand am Becken kann den M. glutaeus maximus oder den M. glutaeus medius massieren, die Hand am Oberschenkel die Adduktoren bearbeiten. Steht die **Feinmobilisation** im Vordergrund, wird das Gewebe mit den Muskelansätzen um den Trochanter major herum bearbeitet, indem dieser mit dem Handballen nach vorn geschoben wird.

Außenrotation im Hüftgelenk aus ±90° Flexionsstellung

Ausgangsstellung ist die Seitlage. Wird bei flektierten Beinen die oben liegende Beckenseite nach kranial bewegt, erfolgt im gleichseitigen Hüftgelenk eine Außenrotation (◘ Abb. 4.69a,b). Für diese Bewegung sind in erster Linie die **Mm. glutaeus medius und minimus** zuständig. Muskelbäuche sowie Ansatzstellen am Hinterrand des Trochanter major, der Fossa trochanterica und der Crista intertrochanterica sind jedoch nicht direkt zugänglich, sodass diese Muskeln nur indirekt über die Bewegung und die mobilisierende Massage im Bereich des Trochanter major (wie oben beschrieben) beeinflusst werden können.

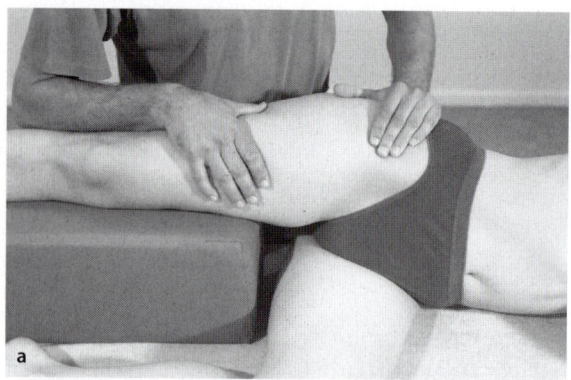

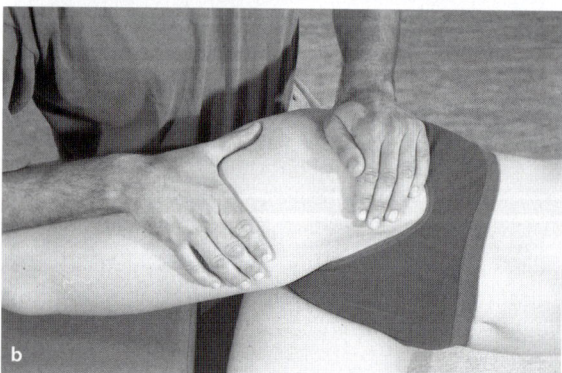

◘ **Abb. 4.68 a,b** Außenrotation im Hüftgelenk aus der Nullstellung: **a** mobilisierende Massage, **b** Detailaufnahme.

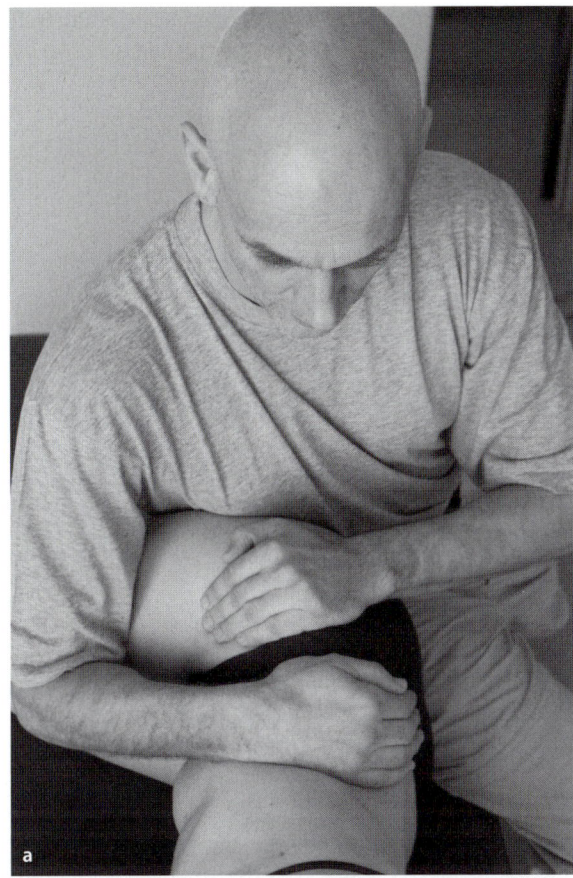

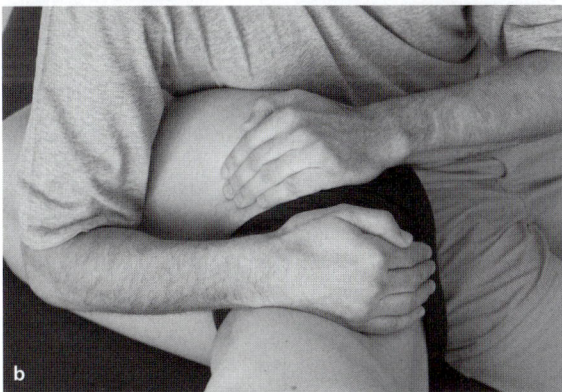

◘ Abb. 4.69 a,b. Außenrotation im Hüftgelenk aus ±90° Flexions-stellung: **a** mobilisierende Massage, **b** Detailaufnahme.

4.7   Bewegungsniveau Kniegelenk

❗ Durch die Inkongruenz der knöchernen Gelenkpartner kommt der bandhaften und muskulären Führung des Kniegelenkes eine besondere Bedeutung zu.

— Mechanische Scherbelastungen,
— Insuffizienzen der Weichteilstrukturen und
— konstitutionelle Abweichungen der Beinachsen

begünstigen die Entstehung von **Traumatisierungen und degenerativen Prozessen.**

Häufige **funktionelle Begleiterscheinungen** sind:
— Schmerzen,
— Schwellungen und
— Bewegungseinschränkungen im Gelenk.

Die wichtigste **Behandlungsstrategie** im akuten Stadium nach einem Trauma oder nach einer Operation besteht aus Bewegungen, die die Gelenk- und Weichteilstrukturen nicht belasten. Die mobilisierende Massage, extensorisch und flexorisch im Kniegelenk mit einer begleitenden **Rotationsbewegung**, stellt eine ideale Behandlungsmöglichkeit bei Verletzungen und schmerzhaften degenerativen Veränderungen dar, um vorhandene Bewegungseinschränkungen zu mindern und die Bewegungsfunktion wiederherzustellen.

ⓘ Funktion der Begleitrotation:
Die endgradige Extensionsbewegung im Kniegelenk erfolgt mit einer begleitenden Außenrotation (Schlussrotation). Folglich muss sich mit Beginn der Flexion das Kniegelenk innenrotatorisch bewegen, um die Außenrotation wieder aufzuheben (▶ Kap. 3.3). Begleitet man auch die weitere Flexion durch eine innenrotatorische Bewegung, so wird dies von den Patienten meist als sehr angenehm empfunden, und Abwehrspannungen lassen sich reduzieren. Diese Begleitrotationen werden vom Therapeuten manipuliert.

Ziele der mobilisierenden Massage im Bewegungsniveau Kniegelenk:
— Schmerz- und schwellungsbedingte Abwehrspannungen sollen reduziert und damit die Mobilität verbessert werden.

4.7.1 Flexion und Extension im Kniegelenk

Mobilisierende Massage an der medialen Seite
Ausgangsstellung

Der Patient liegt in Rückenlage. Der Therapeut umfasst gelenknah Ober- und Unterschenkel des Patienten und hält den Unterschenkel auf seinem Unterarm.

Bewegungsablauf

Durch seitliche Gewichtsverlagerung bewegt der Therapeut unter Mithilfe des Patienten das Kniegelenk alternierend flexorisch/innenrotatorisch und extensorisch/außenrotatorisch. Die **Rotationskomponente** kann dabei von beiden Gelenkpartnern manipuliert werden. Während der Flexion wird der Unterschenkel nach innen gedreht und/oder der Oberschenkel durch eine Lateralbewegung des Knies leicht abduktorisch im Hüftgelenk geführt. Bei der Extensionsbewegung (nahe der Nullstellung) können beide Hebel gegeneinander gedreht werden, der Oberschenkel nach innen und der Unterschenkel nach außen.

Bei der **Flexion** werden **folgende Muskeln angenähert** (■ Abb. 4.70a,b):
- Ischiokruralmuskulatur,
- M. gracilis,
- M. sartorius,
- M. popliteus und
- M. gastrocnemius.

Bei der **Extension** werden angenähert (■ Abb. 4.70c):
- alle Anteile des M. quadriceps femoris und
- im geringen Ausmaß der M. tensor fasciae latae.

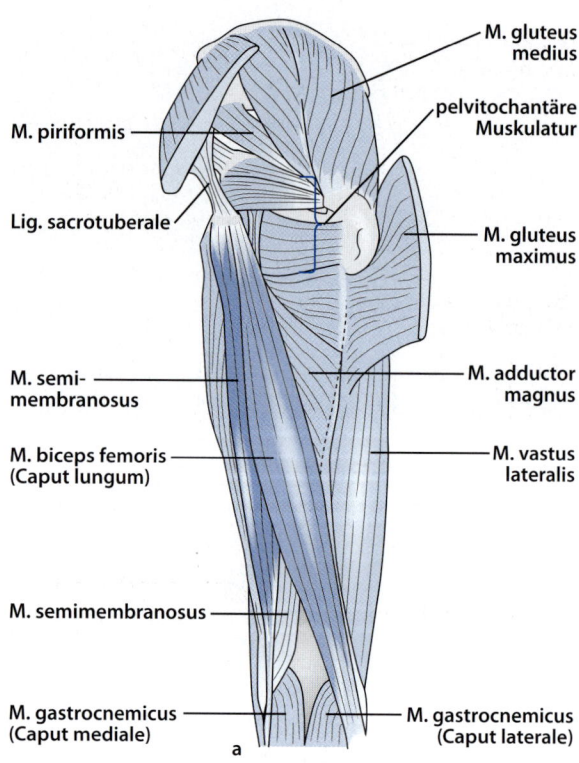

■ **Abb. 4.70a,b.** Flexoren des Kniegelenks.

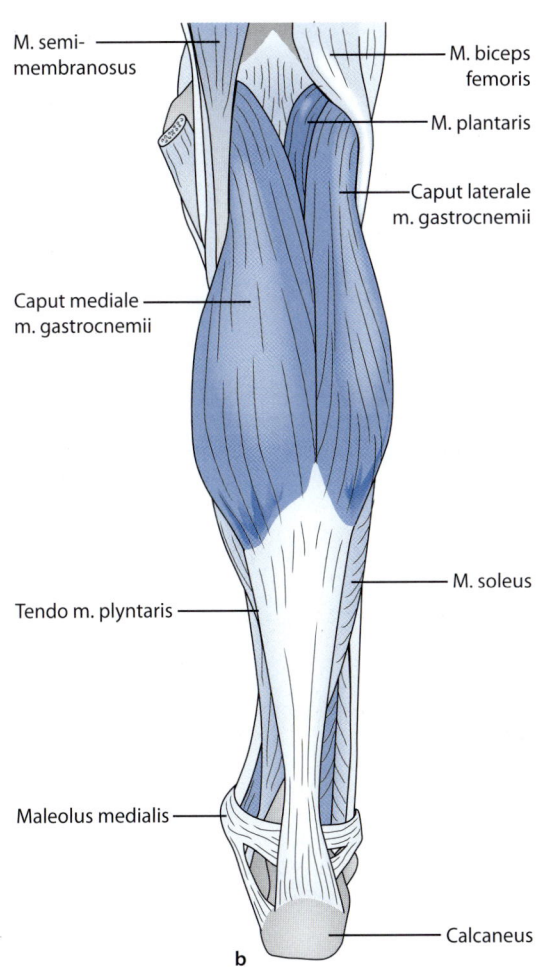

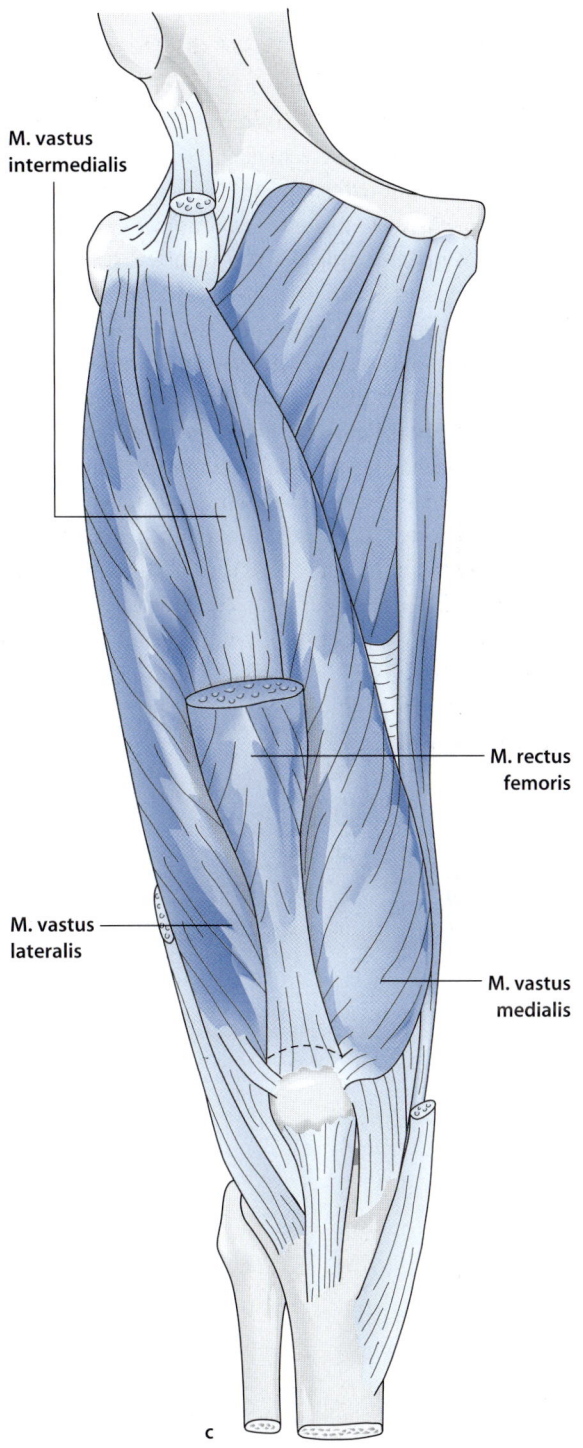

M. vastus intermedialis

M. semi-membranosus

M. biceps femoris

M. plantaris

Caput laterale m. gastrocnemii

Caput mediale m. gastrocnemii

M. rectus femoris

M. vastus lateralis

M. soleus

M. vastus medialis

Tendo m. plyntaris

Maleolus medialis

Calcaneus

b

c

◻ **Abb. 4.70c.** Extensoren des Kniegelenks.

Massage

Nach einigen Wiederholungen beginnt der Therapeut mit der mobilisierenden Massage an der medialen Seite von Ober- und Unterschenkel. Während der **Flexions-/Innenrotationsbewegung** wird die Muskulatur des Unterschenkels walkend nach dorsal geführt und damit die Innenrotation des Kniegelenkes unterstützt. Mit der anderen Hand wird gleichzeitig die Muskulatur des Oberschenkels quer zum Faserverlauf walkend nach kranial gezogen und dadurch die Flexion unterstützt (◧ Abb. 4.71a,b).

Bei der **mobilisierenden Massage in Extension** wird mit dem gleichen Griff die Muskulatur des Oberschenkels nach dorsal geschoben und die Unterschenkelmuskulatur nach ventral angehoben (◧ Abb. 4.71c,d).

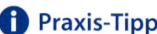 **Praxis-Tipp**

Beide Massagegriffe verstärken die Rotationskomponente.

Variante mit Traktion

Bei der beschriebenen Technik kann der Therapeut zusätzlich eine entlastende Traktion im Kniegelenk durchführen, indem er einen leichten Zug in Verlängerung des Unterschenkels ausübt. Bei der **Flexion** wird die nach kranial gerichtete Bewegung des Unterschenkels gebremst, bei der **Extensionsbewegung** die nach kaudal gerichtete Bewegung verstärkt, wodurch es jeweils zu einer Separation im Gelenk kommt.

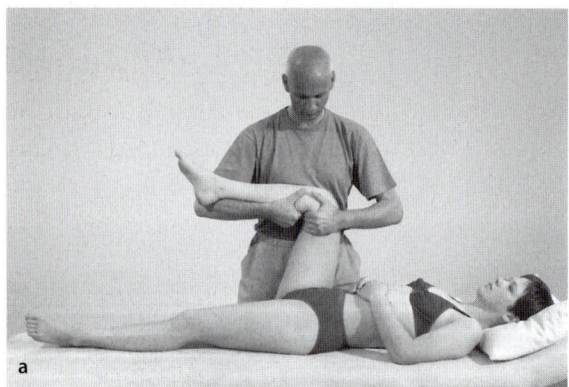
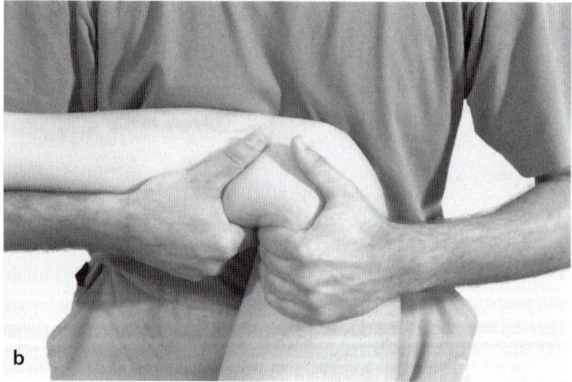

◧ **Abb. 4.71 a–d** Mobilisierende Massage an der medialen Seite des Kniegelenkes: **a,b** bei der Flexion/Innenrotation,

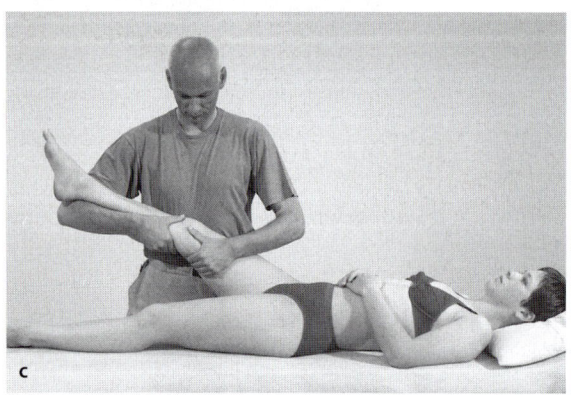
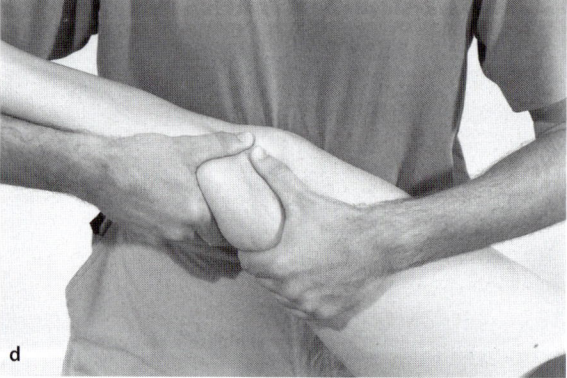

c,d bei der Extension/Außenrotation.

❗ Bei instabilen Kniegelenken sollte bei der Extensionsmobilisation die begleitende Außenrotation nicht manipuliert werden. Eventuell ist es in diesem Fall sogar günstiger, entgegen der biomechanischen Kopplung das Kniegelenk während der Extension innenrotatorisch zu verschrauben. Dadurch wird die für die Belastungsphase notwendige Stabilisierung programmiert.

ℹ **Praxis-Tipp**

— Da das Kniegelenk nur sehr wenig Innenrotationstoleranz besitzt, muss die Lateralkomponente des Oberschenkels sehr klein gehalten werden.

— Je nach Größe der Therapeutenhand und Umfang des Patientenbeines kann der Therapeut mit der am Oberschenkel greifenden Hand die Mm. semitendinosus und semimembranosus, die Adduktoren und den Vastus medialis des M. quadriceps femoris bearbeiten und mit der am Unterschenkel fassenden Hand die Muskulatur vom Pes anserinus bis zum Caput mediale des M. gastrocnemius.

Mobilisierende Massage an der lateralen Seite
Ausgangsstellung

In Seitlage ist das untere Bein extendiert, das oben liegende Bein in Hüft- und Kniegelenk flektiert. Der Therapeut steht vor dem Patienten, den Unterschenkel auf seinem Unterarm abgelegt und gegen seinen Brustkorb gelehnt (◾ Abb. 4.72a).

Massage

Während der Therapeut die Flexion vorwiegend mit diesem Arm steuert, massiert er mit der anderen Hand das Caput laterale des M. gastrocnemius. Dazu greift er den Muskel flächig in der Nähe seiner proximalen Ansatzstelle und führt ihn quer zum Faserverlauf nach lateral/ventral. Die Massagebewegung unterstützt gleichzeitig die Innenrotation des Kniegelenks (◾ Abb. 4.72a).

Anstelle der Muskulatur kann auch das Gewebe um das Fibulaköpfchen bearbeitet werden, indem man es zwischen Daumen und Fingerspitzen greift und während der flexorischen Bewegung ebenfalls nach lateral/ventral schiebt und bei der Extension wieder zurückzieht (◾ Abb. 4.72b).

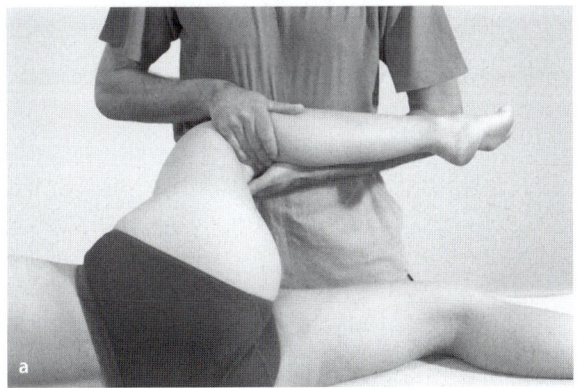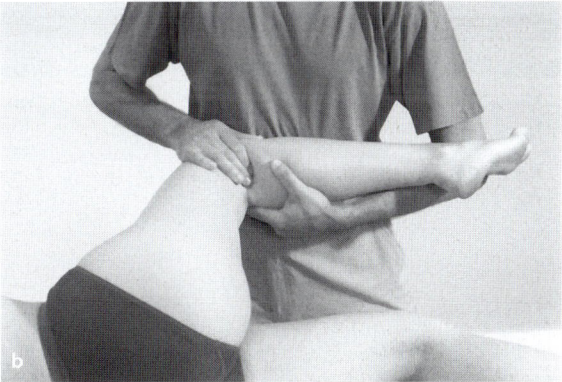

◾ **Abb. 4.72 a,b** Mobilisierende Massage an der lateralen Seite des Kniegelenkes bei der Flexion: **a** am M. gastrocnemius, **b** am Gewebe um das Fibulaköpfchen.

Variante

Der Unterschenkel wird in Flexionsstellung auf einem Kissen gelagert. Der hinter dem Patienten stehende Therapeut greift mit einer Hand den M. biceps femoris und mit der anderen Hand das Caput laterale des M. gastrocnemius. Das Knie wird durch Drehpunktverschiebung nach vorn, etwas nach kranial geschoben. Währenddessen führt der Therapeut die Massage durch, indem er die beiden Muskeln walkend aufeinander zu bewegt (◘ Abb. 4.73a).

Auch bei dieser Variante kann man mit den Fingerspitzen das Gewebe um das Fibulaköpfchen herum bearbeiten (◘ Abb. 4.73b).

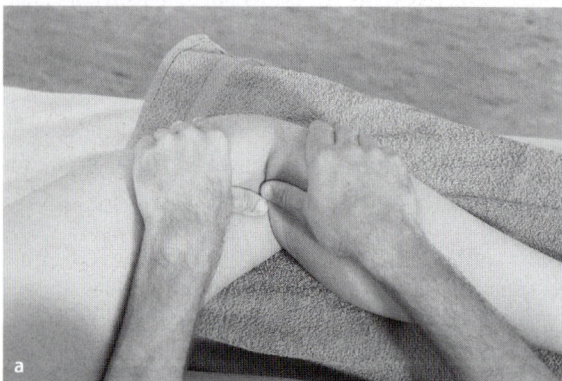 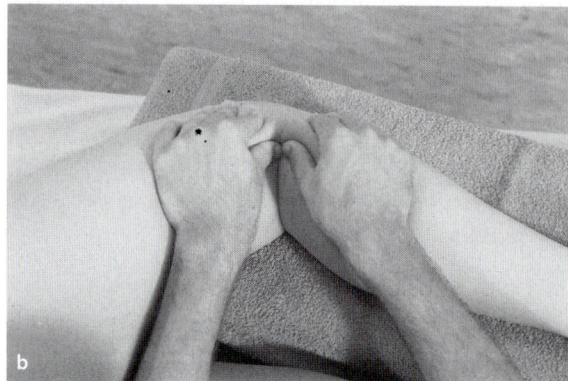

◘ **Abb. 4.73 a,b** Variante der mobilisierenden Massage an der lateralen Seite des Kniegelenkes bei der Flexion: **a** am M. gastrocnemius und am M. biceps femoris, **b** am Gewebe um das Fibulaköpfchen.

Literatur

Beeton K S (2003) Manual therapy masterclasses – the peripheral joints. Churchill Livingstone, Edinburgh

Bronner O (1989) Der Ellbogen und seine funktionelle Nachbehandlung nach Verletzungen. Pflaum, München

Comerford MJ (2000) Dynamic stability and muscle balance of the sacro-iliac joint and pelvis: kinetic control movement dysfunction course. Kinetic Control, Southampton

Comerford MJ (2001) Dynamic stability and muscle balance of the lower quadrant: kinetic control movement dysfunction course. Kinetic Control, Southampton

Corrigan B, Maitland G (1994) Musculoskeletal & sports injuries. Butterworth-Heinemann, Oxford

Dvorák J et al. (1997) Manuelle Medizin. Therapie. Thieme, Stuttgart New York

Frisch H (1991) Programmierte Untersuchung des Bewegungsapparates. Springer, Berlin Heidelberg New York

Funke EM (1994) Krankengymnastik bei Koxarthrose. Gustav Fischer, Stuttgart

Gifford L (1998) Topical issues in pain 1. CNS Press, Falmouth

Greenman PE (1997) Clinical aspects of the sacroiliac joint in walking. In: Vleeming A et al. (eds) Movement, stability low back pain: the essential role of the pelvis. Churchill Livingstone, New York

Grieve G (1994) Modern manual therapy. The vertebral column. Churchill Livingstone, Edinburgh

Grillo T (2000) Motorisches Lernen, Abschlussarbeit Instruktorenlehrgang

Hochschild J (1998) Strukturen und Funktionen begreifen. Thieme, Stuttgart New York

Kapandji IA (1985) Funktionelle Anatomie der Gelenke, Bd.3. Enke, Stuttgart

Klein-Vogelbach S (1995) Gangschulung zur Funktionellen Bewegungslehre. Springer, Berlin Heidelberg New York

Klein-Vogelbach S, Werbeck B, Spirgi-Gantert I (2000a) Funktionelle Bewegungslehre: Bewegung lehren und lernen, 5. Aufl. Springer, Berlin Heidelberg New York Tokyo

Klein-Vogelbach S, Lahme A, Spirgi-Gantert I (2000b) Musikinstrument und Körperhaltung. Springer, Berlin Heidelberg New York Tokyo

Klein-Vogelbach S, Suppé B (2007) FBL Klein-Vogelbach. Functional Kinetics: Die Grundlagen, 6. Aufl. Springer, Heidelberg

Klein-Vogelbach S, Eicke-Wieser K (2006) Funktional Kinetics: Therapeutische Übungen, 5. Aufl. Springer, Berlin Heidelberg New York Tokyo

Klein-Vogelbach S, Bürge E (2003) Funktionelle Bewegungslehre: Ballübungen, 4. Aufl. Springer, Berlin Heidelberg New York Tokyo

Lee D (1999) The pelvic girdle. An approach to the examination and treatment of the lumbo-pelvic-hip region. Churchill Livingstone, Edinburgh

Maitland GD (2004) Manipulation der peripheren Gelenke. Springer, Berlin Heidelberg New York Tokyo

Mulligan BR (1995) Manual therapy, »NAGS«, »SNAGS«, »MWMS«, etc. Plane View Services Ltd., Wellington

Perry J (1992) Gait analysis normal and pathological function. SLACK, Thorofare

Pfund R, Zahnd F (2001) Leitsymptom Schmerz: Differenzierende manualtherapeutische Untersuchung und Therapie bei Bewegungsstörungen. Thieme, Stuttgart New York

Sahrmann S (2001) Diagnosis and treatment of movement impairment syndromes. Mosby, St. Louis London Philadelphia Sydney Toronto

Schomacher J (2003) SIG – Handeln trotz fehlender Evidenz? Manuelle Therapie 7:197–208

Van den Berg F (1998) Angewandte Physiologie Band 1: Das Bindegewebe des Bewegungsapparates verstehen und beeinflussen. Thieme, Stuttgart New York

Van den Berg F (2001) Angewandte Physiologie Band 3: Therapie, Training, Tests. Thieme, Stuttgart New York

Vleeming A et al. (1997) Movement, stability low back pain: the essential role of the pelvis.

Wappelhorst U, Kittelmann A, Röbbelen C (2006) Funktionelle Anatomie. Urban & Fischer

Sachverzeichnis

N

O

P

R

T

U

V

W

Z